Schachtelhalm

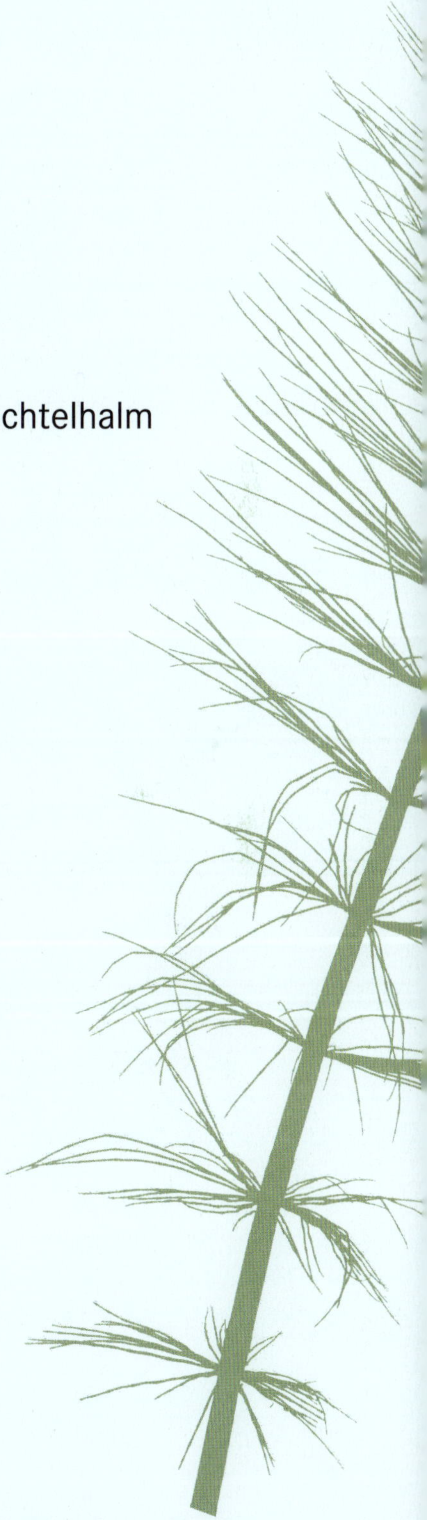

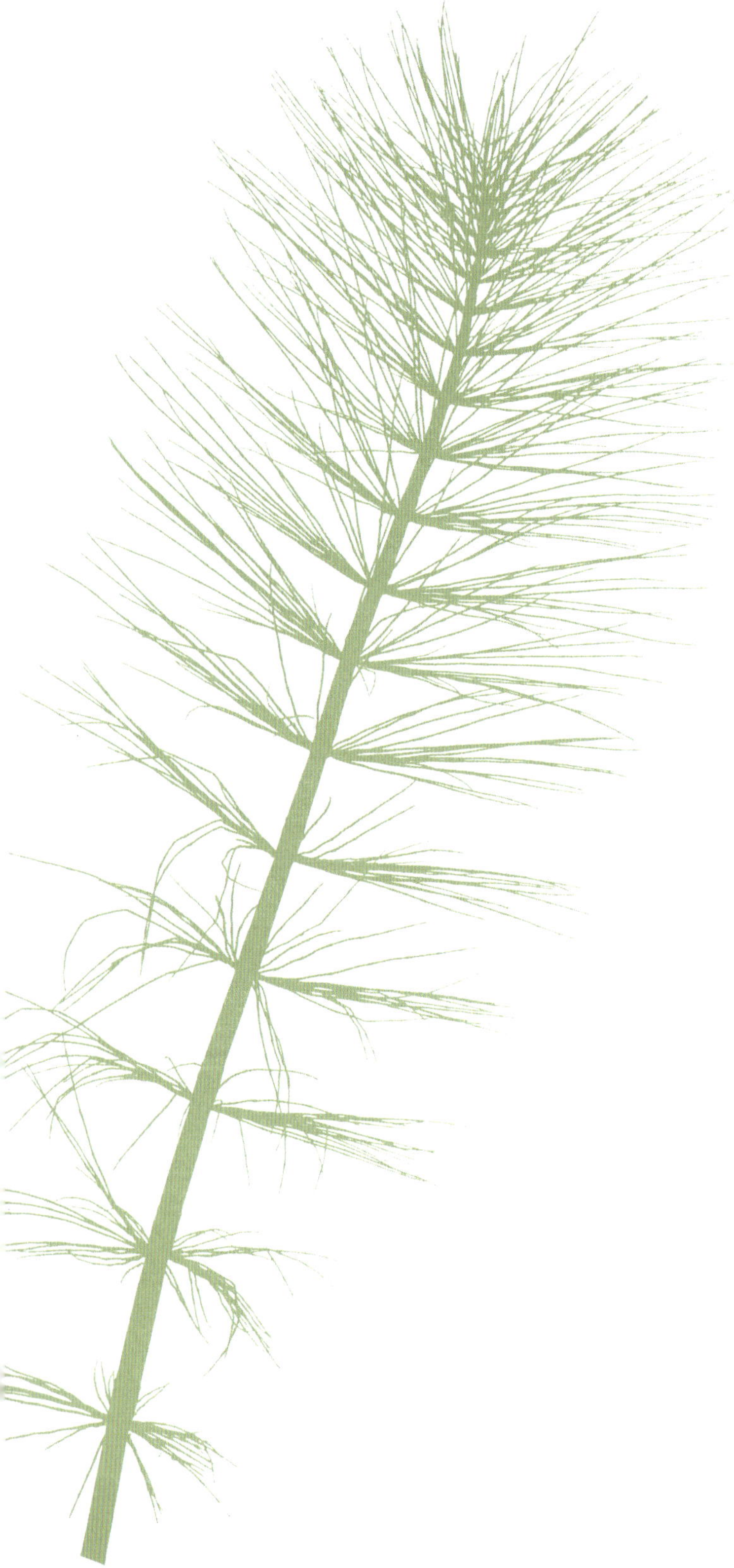

Marianne Ruoff

Schachtelhalm

Drachenmedizin
aus der Urzeit
Mit vielen Rezepten
und Anwendungen

Mit einem Vorwort
von Wolf-Dieter Storl

at VERLAG

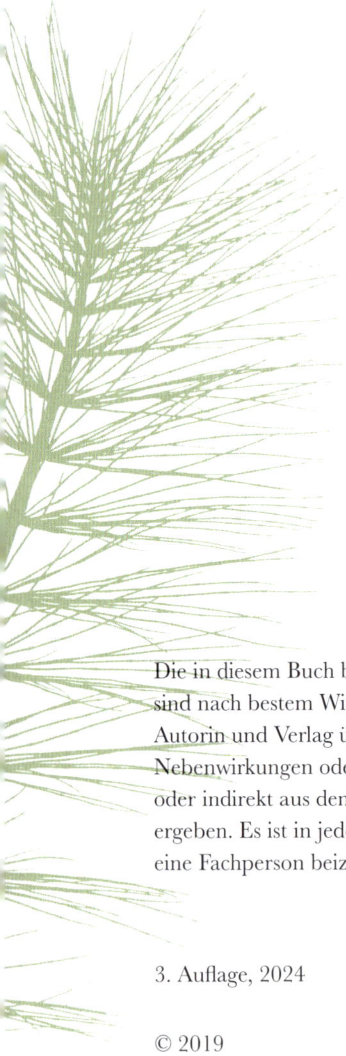

3. Auflage, 2024

AT Verlag AG, Aarau und München
Lektorat: Diane Zilliges, Murnau
Fotos: Marianne Ruoff, sofern nicht anders angegeben
Druck und Bindearbeiten: Firmengruppe APPL, aprinta druck, Wemding
Printed in Germany

ISBN 978-3-03800-999-3

Dieses Buch ist auch als E-Book erhältlich.

www.at-verlag.ch

Der AT Verlag wird vom Bundesamt für Kultur für die Jahre 2021–2025 unterstützt.

INHALT

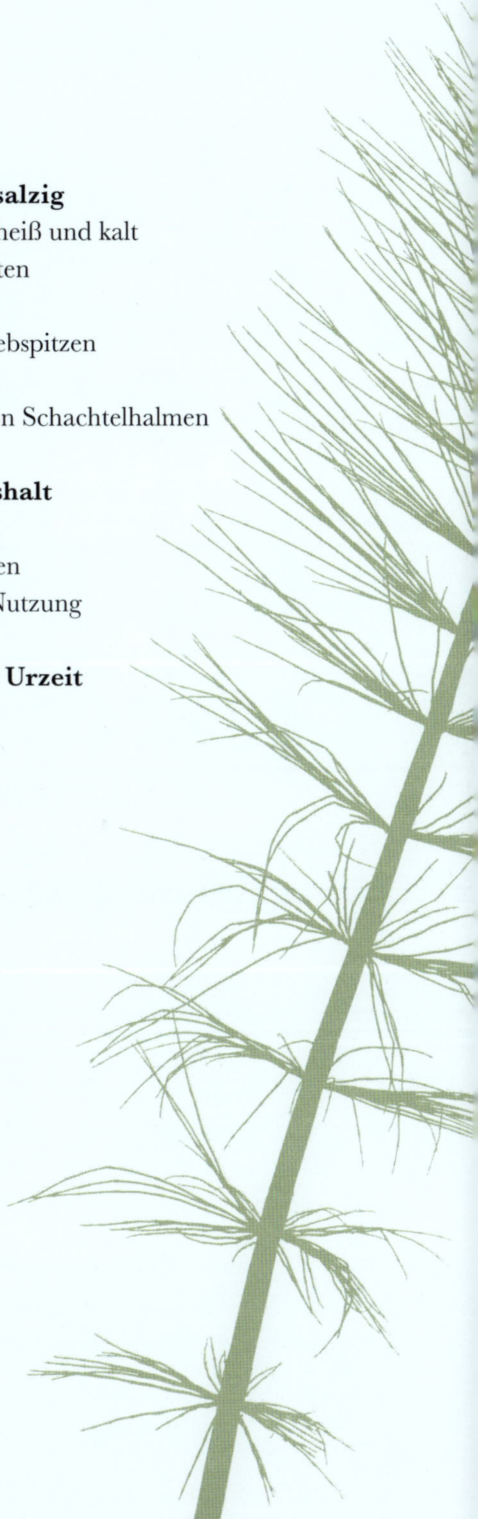

Den Ahnen gewidmet

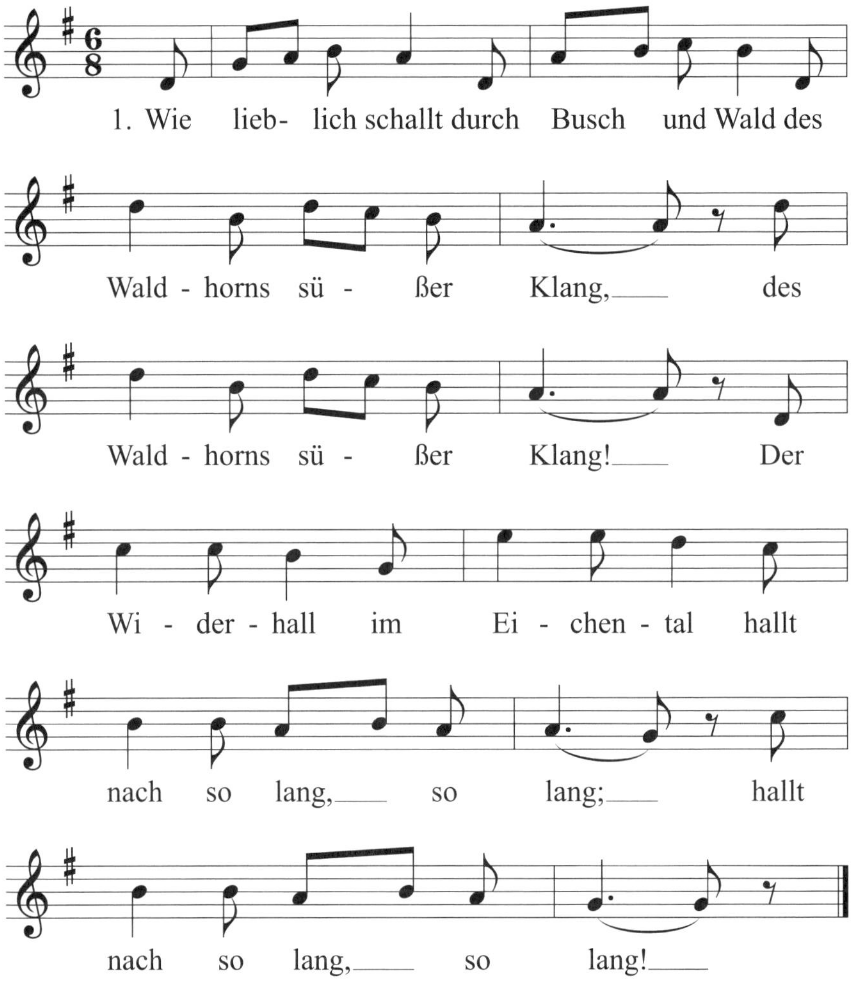

Wie lieblich schallt durch Busch und Wald
des Waldhorns süßer Klang!
Der Widerhall im Eichental
hallts nach so lang, so lang.
Und jeder Baum im weiten Raum
dünkt uns wohl noch so grün;
es wallt der Quell wohl noch so hell,
durchs Tal dahin, dahin.
Und jede Brust fühlt neue Lust
beim frohen Zwillingston;
es flieht der Schmerz aus jedem Herz
sogleich davon, davon.

Text Christoph von Schmid, Melodie Friedrich Silcher
Quelle: www.lieder-archiv.de

Dieses »Ahnenlied« hat mein Großvater Karl Ruoff mit seiner Okarina im Wald oft gespielt. Er hat die Liebe zur Natur in mir geweckt und mir manches über Pflanzen und Tiere vermittelt. Das Lied trägt für mich eine reiche Symbolik: Das Waldhorn bedeutet den eigenen Lebenston, der im früher heiligen Hain der Eichen widerhallt. Die Eiche galt als Baum der Ewigkeit, der immergrünen Kraft, auch Symbol des Goldenen Zeitalters oder Sitz der Ahnengötter. Es ist das Echo der Ahnen, der Ewigkeit, ein Zwillingston des Dahingehens und Wiederkehrens, wie der Lebensfluss. Dieses Ahnen-Echo macht froh, da es sich über den Tod hinwegsetzt, so, wie es auch der Schachtelhalm mit seiner Geschichte tut.

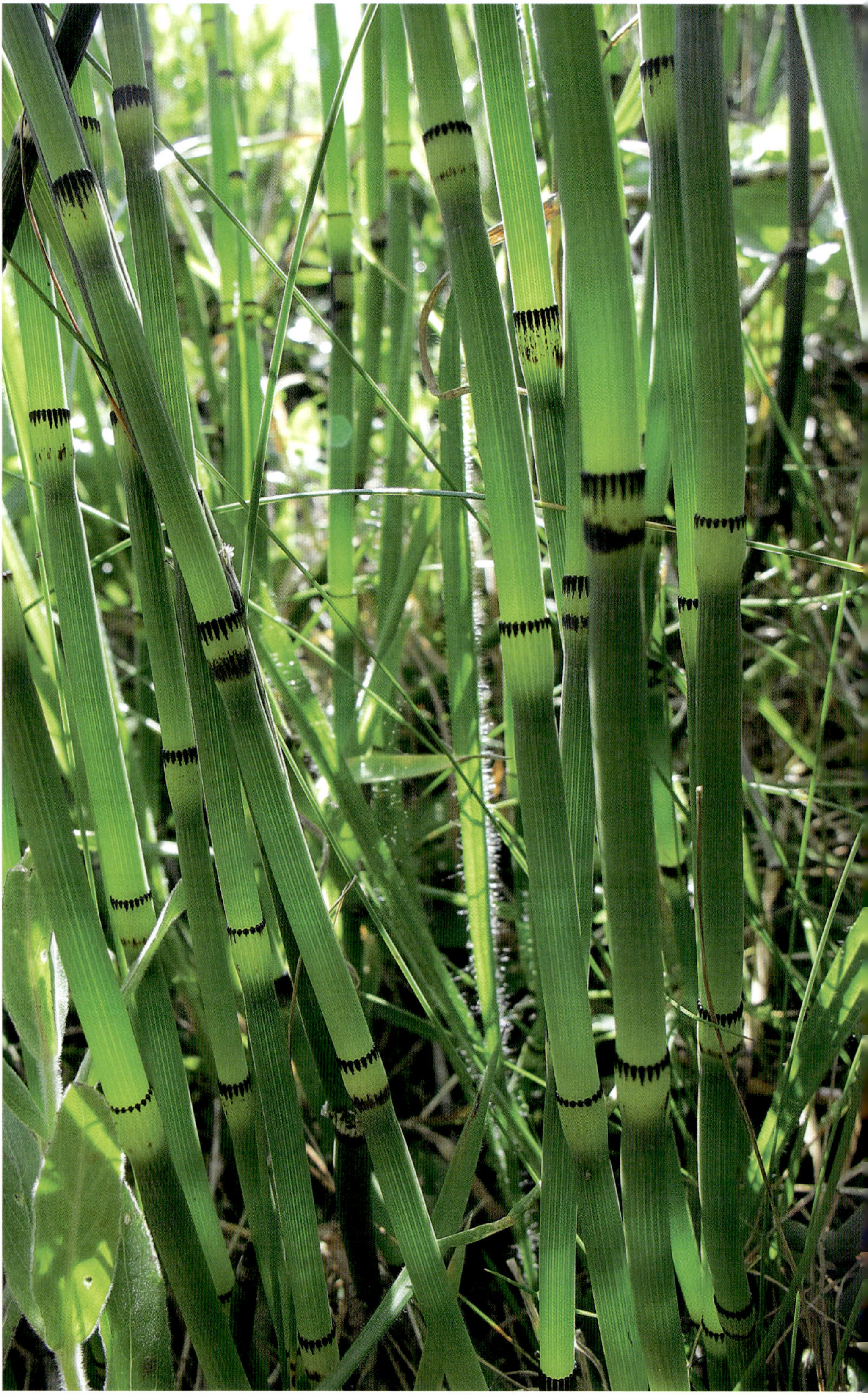

VORWORT

»Es rauscht in den Schachtelhalmen,
verdächtig leuchtet das Meer.
Da schwimmt mit Tränen im Auge
Ein Ichthyosaurus daher.«

Joseph Victor von Scheffel (1854)

Es sind schon einige Jahrzehnte her, da zogen wir auf einen abgelegenen alten Hof im Allgäu. Eine Priorität war es, die mit zähen Wildkräutern und Brennnesseln überwucherte Wildnis urbar zu machen und einen Selbstversorgergarten anzulegen. Das wilde Gestrüpp samt Wurzeln wurde zum Kompost aufgehäuft. Mit genügend Masse erhitzt sich ein solcher Komposthaufen, sodass sämtliche Wurzelsprossen und Samen absterben und schließlich zu gutem Dünger verrotten. Über die Handvoll Ackerschachtelhalm-Rhizome, die ich mit in den Haufen warf, machte ich mir keine Gedanken – die Hitze, die zersetzenden Pilze und Kompostbakterien würden sie, wie das andere Pflanzenmaterial, verdauen. Im nächsten Jahr brachte ich den Kompost auf den Acker. Bald merkte ich, dass plötzlich hier und da frisch und munter Schachtelhalmpflänzchen hervorsprossen. Es war, als sagten sie mir: »Deine lächerliche Kompostierung kann mir nichts antun. Mich gibt es schon seit über vierhundert Millionen Jahren; ich habe alle Klimaextreme überlebt. Ich war schon da, als deine Vorfahren als primitive Lurche aus den Ursümpfen krochen. Und nun wirst du mich nicht wieder los, denn meine Speicherknollen befinden sich anderthalb Meter unter der Erdoberfläche. Die kann man zwar gut essen, aber da müsstest du fleißig schaufeln ...«

Ich kenne Gärtner und Bauern, die die Wuchsfreudigkeit dieses Urzeitgewächses fast in den Wahnsinn treibt. Die Rhizome sind schwarz, oft sieht man sie beim Umgraben oder Pflügen nicht, und jedes Wurzelstückchen wird, ähnlich wie die Queckenwurzel, zu einer neuen Pflanze. Und da die Pflanze so tief wurzelt, helfen auch keine Herbizide.

Mich konnte der Schachtelhalm jedoch nicht ärgern. Er war nämlich, wie es die Indianer sagen würden, einer meiner »pflanzlichen Verbündeten«. Ich kann mir auch kein Frühjahr vorstellen, ohne dass ich die saftigen, blass beige-braunen, chlorophylllosen Sporentriebe sammle und sie in ein köstliches Rührei oder Pfannengericht schnipsle. Schon die Römer schätzten dieses Wildgemüse. Die Triebe sind ein Gruß des Frühlings; sie erscheinen vor den grünen Wedeln.

So richtig kennen lernte ich den Schachtelhalm in dem zwei Hektar großen biodynamischen Gemüsegarten in der Schweiz, wo ich Gärtner war. Der Gärtnermeister, Manfred Stauffer, weichte ganze Schubkarren voll Schachtelhalmwedeln in Tonnen mit Regenwasser ein und ließ sie zu Jauche vergären. Diese Jauche stärkt in verdünnter Form die Widerstandskraft der Pflanzen, vor allem gegen Pilzerkrankungen. Auf der Oberfläche der Jauche bildete sich eine grobe, kristalline, kieselhaltige Schicht. »Zinnkraut steckt voller Kieselsäure, Silizium«, dozierte der Gärtnermeister, »wenn man die Pflanze verascht, bestehen bis zu siebzig Prozent der Rückstände aus reinem Silizium. Kiesel vermittelt Lichtkräfte; dank der Kieselsäure können die Lichtkräfte tiefer in die Pflanzenphysiologie eingreifen. Parasiten und Pilze mögen kein Sonnenlicht, daher kann der Schachtelhalm diese vertreiben.« Bei Stängel- oder Wurzelhalsfäule der jungen Keimlinge im Saatbeet, besprühte Stauffer die Pflänzchen mit einer Schachtelhalmabkochung, der er kurz nach dem Kochen noch eine Handvoll Kamillenblüten hinzugab. Das wirkte sofort.

Ein anderes Mal erklärte der Gärtnermeister: »Der Schachtelhalm ist eine Saturnpflanze. Saturn ist der äußerste, am weitesten entfernte sichtbare Wandelstern; er ist das Tor zum Fixsternhimmel. Er vermittelt die archetypischen Kräfte des Himmels. Dabei hilft ihm die Strahlkraft des Siliziums. Der entfernteste Planet des sichtbaren Makrokosmos wirkt in die tiefsten Schichten des Mikrokosmos – des Menschen – hinein, bis in die Knochen. Saturnpflanzen, wie auch der Beinwell oder der Vogelknöterich, sind Kieselpflanzen. Deswegen ist eine Abkochung von Schachtelhalm einer der besten Knochenheiler!«

Was der Gärtnermeister da erzählte, kam mir eher mystisch oder esoterisch vor. Aber eigentlich beruhten seine Aussagen auf den astrologisch-wissenschaftlichen Erkenntnissen der Gelehrten der Renaissance. Diese hatten ein schlüssiges, phänomenologisches Erklärungsmodell, das sich auf die planetarischen Einflüsse und deren Signaturen bei den Pflanzen bezog. Mit diesem System konnten die damaligen Ärzte, Apotheker und Gärtner gut arbeiten.

Was die Knochenheilkraft des Ackerschachtelhalmsuds betrifft, habe ich im Laufe der Jahre viel Erfahrung sammeln können. Ohne Zweifel unterstützt die innerlich eingenommene *Equisetum*-Abkochung bei der Granulation und Wiederkalzifizierung gebrochener Knochen. Das wurde auch in klinischen Versuchen mit Ratten bestätigt.

Als meine Mutter, die in Illinois lebt, sechsundachtzig Jahre alt war, rief sie mich an und sagte, sie wäre hingefallen, hätte sich Speiche und Elle des Unterarms gebrochen und trage nun einen Gipsverband. Ob es da irgendein Kraut gebe, das die Heilung unterstützen könne? Da es in den USA praktisch unmöglich ist, Heilkräuter zu bekommen, schickte ich ihr eine Apothekerpackung *Equisetum*. Sie trank fleißig jeden Tag das Schachtelhalm-Dekokt, und als der Arzt den Gips abnahm und sie untersuchte, sagte er der alten Dame: »Das ist ja erstaunlich, wie gut und schnell die Fraktur verheilt ist – wie bei einem jungen Menschen!« Was sie dem Arzt nicht sagte, war, dass ihr der Schachtelhalm dabei geholfen hatte, denn Heilkräuter gelten in Amerika allgemein als entweder unwirksam oder gefährlich und giftig.

Auch bei Schleimbeutelentzündung kann Schachtelhalm helfen. Als wir im trüben, feuchtkalten Spätherbst auf unseren abgelegenen Berg zogen, war es absolut notwendig, für den Winter Holz zu sägen. Eine Motorsäge konnte ich mir damals nicht leisten, also arbeitete ich wie ein Wahnsinniger mit einer Schwedensäge und Axt. Nach einiger Zeit schwollen die Ellbogen schmerzhaft an, dann auch die Unterarme, und die Finger sahen aus wie Bockwürste. Aus war es mit Arbeiten. An einem der folgenden Tage wanderten wir ins Tal hinab, um bei einem Bauern etwas Milch für unser Kleinkind zu holen. Als mich die Bäuerin sah, rief sie aus: »Das isch Schleimbeutelentzündung, das hett mei Mann au g'hett. Er hat sogar im Krankenhaus dafür operiert werden müssen!« Nun hatte ich wenigstens einen Namen für das Leiden, war aber sonst nicht klüger. Was sollte ich tun? Als Erstes betet man, hofft auf Hilfe aus der geistigen Welt und dass einem die richtigen Eingebungen kommen. Heilkräuter hatten wir noch keine sammeln können, aber wir hatten einen Sack voll getrockneten Schachtelhalm. Wir machten heiße Umschläge mit dem Kraut, und nach einigen Tagen war die Schwellung weg und die Ellbogen wieder in Ordnung. Was ich damals noch nicht wusste, war, dass man bei Schleimbeutelentzündung üblicherweise Kaltpackungen zur Linderung anwendet.

In der Antike, etwa bei Dioskurides, dem Arzt und Kräuterkundigen des 1. Jahrhunderts, galt *Equisetum* vor allem als blutstillendes Mittel. Dass da etwas dran ist, habe ich öfter bei Schnittwunden erfahren, etwa als mich beim Sägen ein gezackter Fichtenast erwischte und mir einen Hautlappen vom Finger riss. Schachtelhalmabsud stillte die Blutung, und Schafgarbe und Spitzwegerich ließen die Wunde verheilen, ohne dass ich sie nähen lassen musste. Der Universalgelehrte Albertus Magnus erwähnt übrigens ebenfalls die blutstillende Wirkung des *cauda equi* (Pferdeschweif).

Auch als Milzmittel verwendete man das Kraut, da die Milz in der astrologischen Kräutermedizin dem Saturn zugeordnet ist. Der Gallier Marcellus Empiricus (4. Jh.), der ein Werk über die keltische Volksheilkunde hinterließ, nennt die *herba hippuris (Equisetum)* als Mittel für Milzkranke. Später ging das Wissen um diese Pflanze allmählich verloren. Für Hildegard von Bingen ist der *Katzenzagel* – so nennt sie den Schachtelhalm – kaum noch der Rede wert: »Er entsteht aus den schlechten Säften der Erde und vermittelt dem Menschen, der ihn isst, keine Kraft. Doch wenn ihn jemand auf solche Weise zubereitet, dass Fliegen von ihm kosten, dann tötet er sie mit seiner Schlaffheit und seinen üblen Säften.«

Es war Kräuterpfarrer Sebastian Kneipp, der diese alte Heilpflanze der Vergessenheit entriss. Er benutzte die Abkochung als Hilfsmittel bei der gefürchteten Lungenschwindsucht (Tuberkulose), an der er als Student selbst gelitten hatte. Die Kieselsäure hilft die Tuberkulose-Herde abzukapseln. Bei Gicht und Rheuma, setzte Kneipp den Zinnkraut-Tee – den Aufguss, nicht die Abkochung (Dekokt)! – als Mittel zur entschlackenden Durchspülung ein.

Auch für offene Beine und bei krebsigen Geschwüren soll, nach Kräuterpfarrer Kneipp, die Schachtelhalmabkochung helfen. Da könnte etwas dran sein. Sonnenlicht ist, wie der Physiker Hans-Peter Dürr zeigte, »die ordnende Kraft in lebenden Organismen«. Eine Funktion des Siliziums ist es, den Zellen Lichtenergie zu vermitteln; Lichtenergie wurde messbar gemacht durch die Photonen-Forschung des Physikers Fritz-Albert Popp. Im Vergleich zu gesunden Zellen enthalten Krebszellen wenig Silizium und wenig Lichtenergie (Photonen).

Neuere Studien zeigen, dass der harntreibende Schachtelhalm-Tee auch Aluminium aus dem Körper ausleiten kann. Das Leichtmetall wird normalerweise problemlos ausgeschieden, aber es ist häufig in Deodorantien, im Kochgeschirr, in Alufolie und – falls die sogenannten Verschwörungstheoretiker recht haben – in den Kondensstreifen (Chemtrails) von Flugzeugen enthalten. Aluminium in Nanodosierung kann Gedächtnis- und Sprachstörungen hervorrufen und könnte möglicherweise ein Faktor bei der Alzheimer-Demenz sein.

Nun will ich aber nicht weiter über die Heilkraft des Schachtelhalms sprechen, denn das tut die Autorin, die Ärztin Marianne Ruoff, eine kompetente und erfahrende Phytotherapeutin, in diesem Werk ausführlich für uns.

Ich bin sehr froh, dass sich Marianne Ruoff des Schachtelhalms angenommen hat, denn diese Pflanze ist ein wahrer Gigant, was seine Heilkraft betrifft. In Mitteleuropa verwendet man vor allem den Ackerschachtelhalm *(Equisetum arvensis)* als Heilmittel, alle anderen Schachtelhalmarten gelten als giftig. Zwar wusste ich aus der Literatur, dass die Indianer und Sibirier häufig auch den Winterschachtelhalm und andere *Equisetum*-Arten als Heilpflanze benutzten, aber was die Praxis betraf, hatte ich meine Vorbehalte. Diese Bedenken hat Marianne Ruoff mit ihrer gut recherchierten ausführlichen Arbeit zerstreuen können. Überhaupt hat sie mir diesen »pflanzlichen Verbündeten« in diesem Buch noch näher bringen können.

Wolf-Dieter Storl, Ethnobotaniker

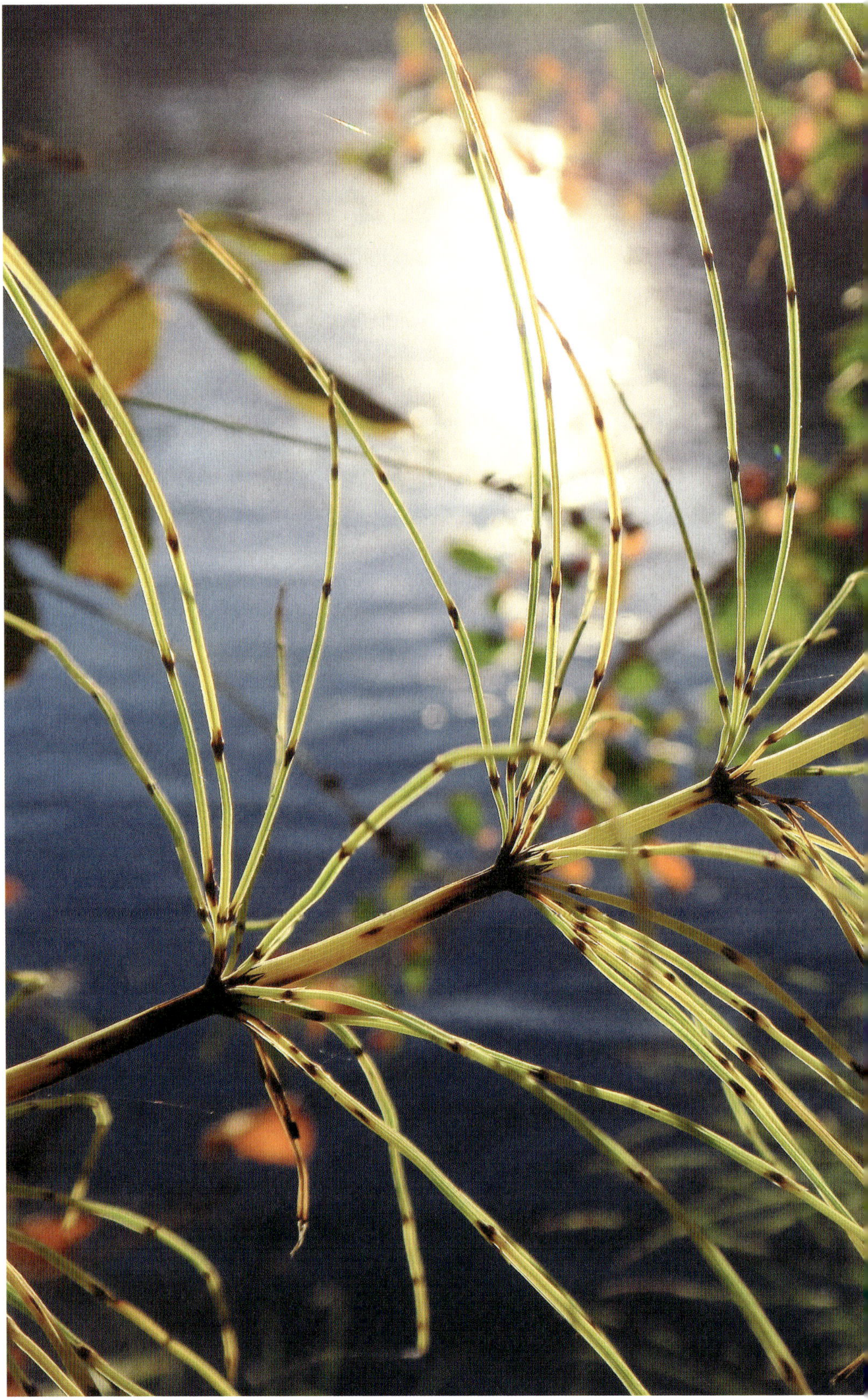

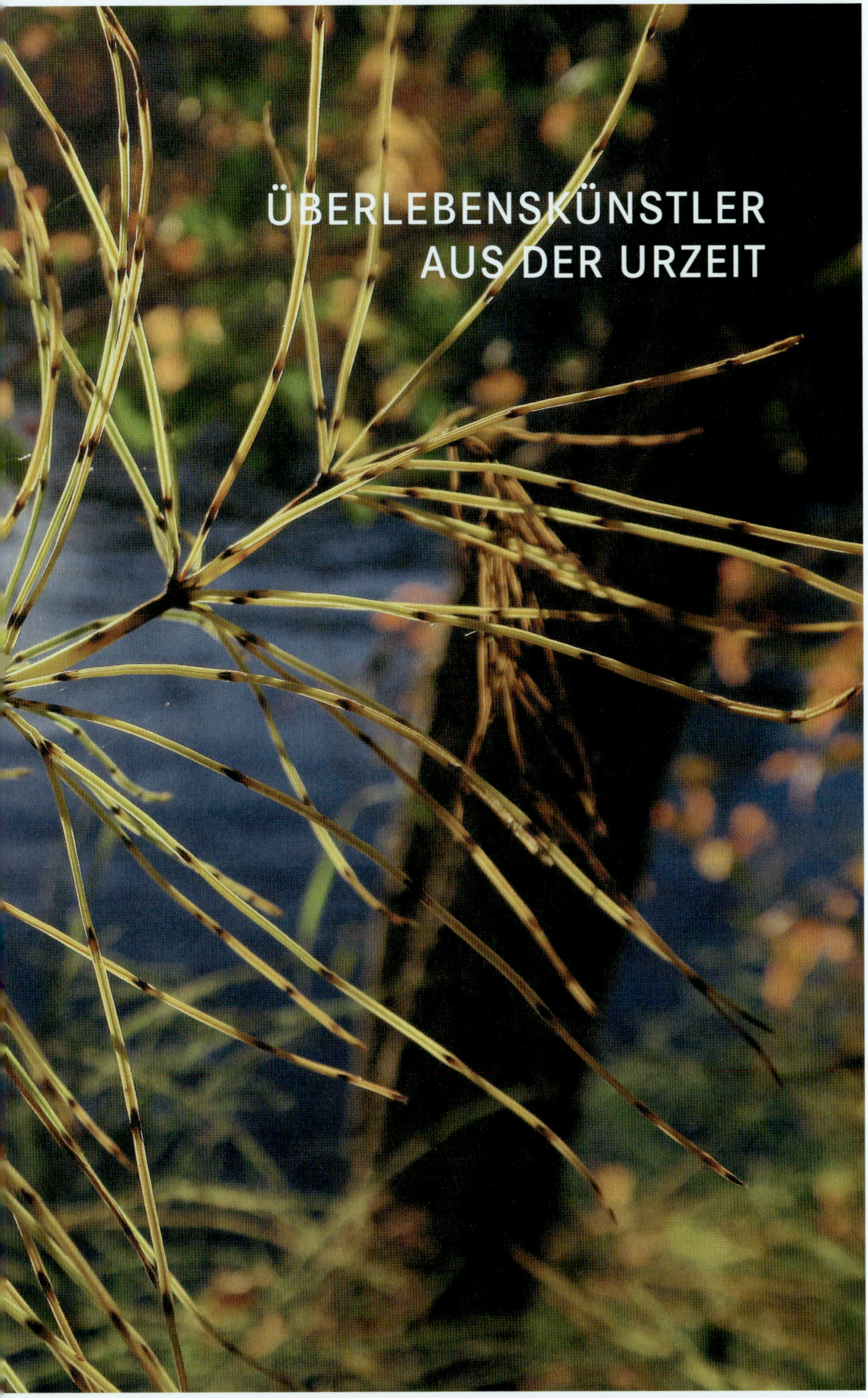
ÜBERLEBENSKÜNSTLER
AUS DER URZEIT

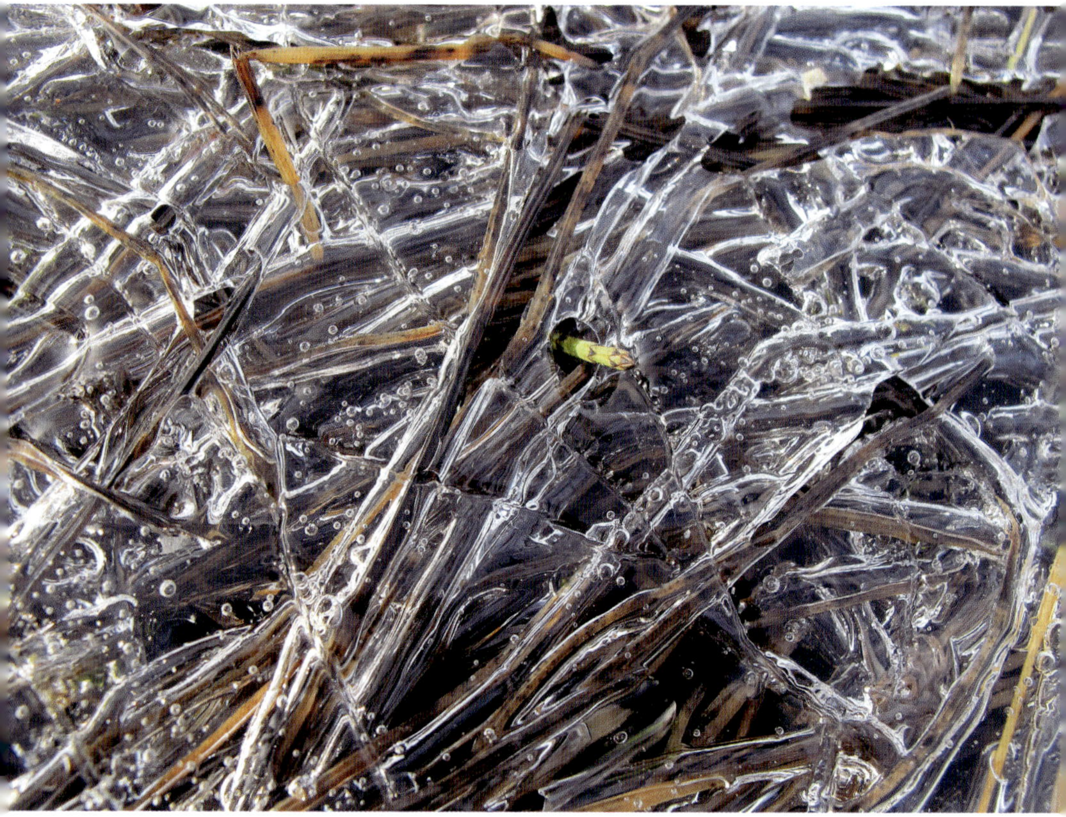

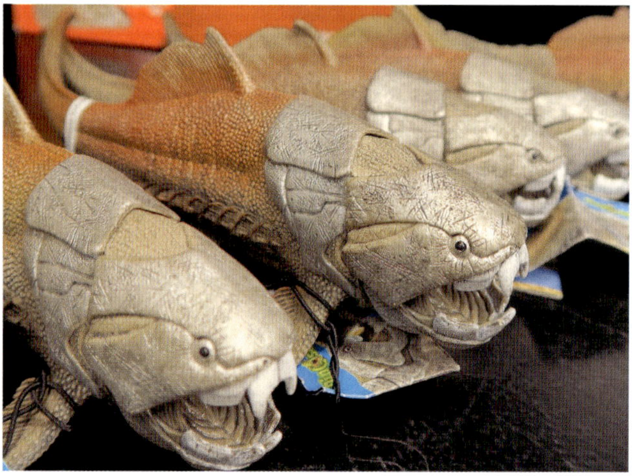

Sumpfschachtelhalme durchwachsen im Frühjahr das Eis.

Spielzeugnachbildungen von Panzerfischen, Naturhistorisches Museum Basel.

EINE ZEITREISE MIT UNVORSTELLBAREN DIMENSIONEN

Die Schachtelhalme führen auf dem Weg zu ihren Ursprüngen unwillkürlich auf eine Zeitreise, die spannender nicht sein könnte: Man gleitet hinein in Erdzeitalter mit sciencefictionartigem Charakter, Monsterelementen und klimatischen Zuständen, deren Dimensionen die Vorstellungskraft zu sprengen scheinen. Man zieht vorbei an Kontinenten, Tier- und Pflanzenwelten, die längst im Sog der Zeit verschwunden sind. Tief hinein geht es durch Eiszeiten und Heißzeiten, zu Urpflanzen und Urwesen aus weit zurückliegenden Epochen der Erdgeschichte. Zu riesigen Dinosauriern, denen die saftig-grünen Schachtelhalme während der gesamten Saurierära als Futterpflanze zur Verfügung standen.[1] Doch noch einmal 160 Millionen Jahre weiter zurück als die Dinosaurierzeit, an einigen Erdkatastrophen und Szenen des Massensterbens vorbei hin zum Urmeer führt die Reise, bis man schließlich bei den Zeitgenossen der ersten Schachtelhalme landet. Das war ungefähr vor sagenhaften 419 Millionen Jahren, als die Erde fast ausschließlich von Wasserlebewesen bewohnt war.

Und schwups, taucht man ein in das warme Urmeer. Im türkisfarbenen Licht der Unterwasserwelt schwimmen Scharen seltsamer Fische, wogen riesenhafte bunte Blumentiere, Schwämme, Algen, Wasserpflanzen, Plankton und Kopffüßer gemeinsam im Takt der Wellen. Dieses pralle, vielgestaltige, bunte Leben findet sich auch am Meeresboden, wo unter anderem rätselhafte Gliederfüßer und Seeschnecken krabbeln und kriechen.

Forscher bezeichnen das Geburtszeitalter der Schachtelhalme als Zeitalter der Fische, so artenreich und zahlreich müssen diese Meeresbewohner damals gewesen sein. Markante Vertreter waren die bis zu zehn Meter langen Panzerfische *(Placodermi)*, sie besaßen einen Kiefer und gehörten zu den Wirbeltieren. Ihr durch Knochenplatten geschützter Kopf und Rumpf wirkte wie eine Ritterrüstung. Sie schwammen in einer Vielfalt von mindestens hundert unterschiedlichen Arten im Urmeer. Manche davon müssen gefürchtete Jäger gewesen sein.

Auch bis zu zweieinhalb Meter lange Stachelhaie *(Acanthodii)*, die den heutigen Haien ähnlich sahen und am Vorderrand ihrer Flossen einen stützenden und wohl auch wehrhaften spitzen Stachel besaßen, bevölkerten in großen

Mengen und vielen Arten das Urmeer. Quastenflosser *(Coelacanthiformes)* dagegen besaßen mit Knochen und Muskeln versehene kräftige Brust- und Bauchflossen, die in ihrem Bau den Gliedmaßen von Landtieren sehr ähnlich waren. Ganz besonders ausgestattet waren die mit den Quastenflossern verwandten Lungenfische *(Dipnoi)*, konnten sie doch sowohl im Wasser wie auch außerhalb davon atmen: Sie hatten Lungen und Kiemen. Ihre Erbsubstanz stand nach genetischen Forschungen den stammesgeschichtlichen Wurzeln aller Wirbeltiere nahe. Deshalb geht man heute davon aus, dass Lungenfische die Vorfahren der ersten landbewohnenden Wirbeltiere, der Säugetiere bis hin zum Menschen sein könnten.

Die Mannigfaltigkeit des damaligen Urmeers wurde geschmückt von einer Armada von bunt schillernden Kopffüßern, zu denen Ammoniten, Perlboote und Geradhörner gehörten. Dazwischen wuchsen vielgestaltige Wasserpflanzen, bunte Blumentiere wie Korallen, farbenfrohe Seeanemonen, zarte Seelilien und Schwämme. Plankton mit Algen und Kleinstlebewesen standen an der Basis der Nahrungspyramide. Der Boden war außerdem belebt durch bis zu zwei Meter lange Seeskorpione und dreilappige Trilobiten – das sind panzerbewehrte Gliederfüßer, deren Aussehen an Kellerasseln erinnert.

Mit zunächst ungefähr zweihundert Arten begannen in diesem Zeitalter die Ammoniten, sich weltweit massenhaft auszubreiten. Ammon war die griechisch-römische Bezeichnung für den ägyptischen Sonnengott Amun-Re, der mit Widderhörnern dargestellt wurde, die den spiralig gewundenen und ähnlich gerillten Ammoniten sehr ähneln. Sie entwickelten eine unglaubliche Vielfalt an wunderschönen Formen und zierlichen Oberflächenmustern aus Wülsten, gespaltenen und ungespaltenen Rippen, Rillen, dornigen oder knotigen Anhängseln und erreichten später Dimensionen von gigantischen 30 000 bis 40 000 Arten.

Manche waren nur einen Zentimeter groß, viele wurden größer, bis dreißig Zentimeter und mehr. Vermutlich gab es kleinere Ammonitenmännlein und größere Ammonitenweiblein. Wie heutige Muscheln und Schnecken besaßen sie ein schützendes Gehäuse mit schöner perlmuttschimmernder Oberfläche. In dieses Gehäuse zogen sie bei Gefahr die weichen Fangarme und den Kopf zurück. Ihr papageienähnlicher Schnabel konnte mit seiner Raspelzunge die Nahrung aus Plankton, Schneckenlarven und kleinen Krebstieren fein zerkleinern.

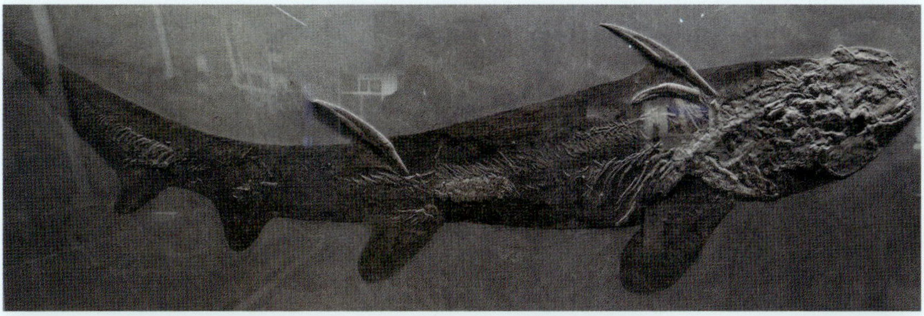

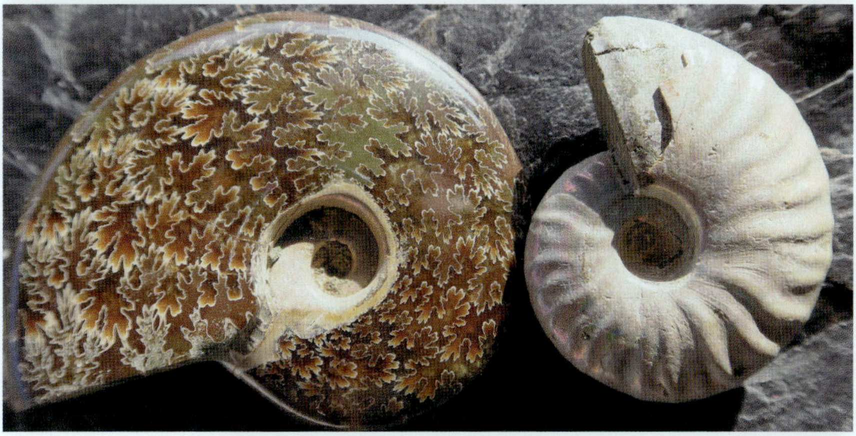

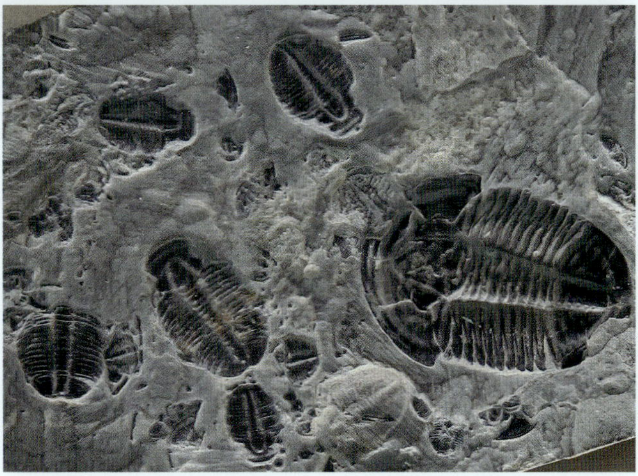

Stachelhai, Urweltmuseum, Holzmaden.

Versteinerte Ammoniten, links mit geschliffener Oberfläche, rechts mit erhalten gebliebener Perlmutteroberfläche.

Versteinerte, ca. 500 Millionen alte Trilobiten aus der Sammlung des Naturhistorischen Museums Bern.

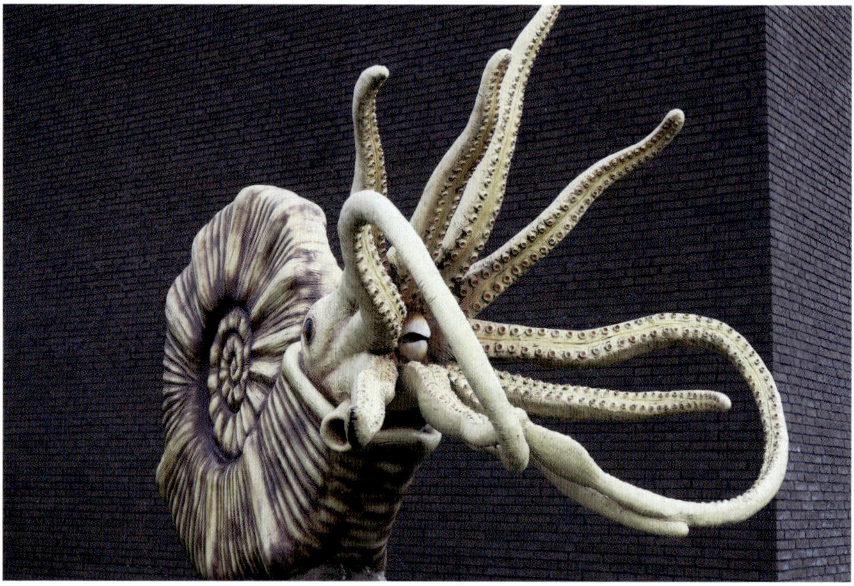

Neben den Ammoniten gab es die mit ihnen verwandten Nautiloideen, mit geraden, hornförmig gebogenen bis zu spiraligen bunten und ebenfalls perlmuttschimmernden Gehäusen. Manche der mit insgesamt 900 Gattungen bezifferten Nautiloideen hatten die 70 Millionen Jahre zuvor auftretende Kaltzeit nicht überlebt, andere starben während des hier beschriebenen Erdzeitalters des Devon zunehmend aus, wieder andere vermehrten sich in späteren Zeitaltern massenhaft, wie die im Jura 200 Millionen Jahre später auftretenden Belemniten, deren versteinerte Gehäuse im Volksmund »Donnerkeile« genannt werden. All diese Lebewesen waren Zeitgenossen der ersten Schachtelhalme.

Es war eine Zeit, in der sich die Erde schneller drehte als heute, ein Tag dauerte nur zweiundzwanzig Stunden. Die Sonne schien nicht ganz so hell, und auch die Luft war anders: Sie enthielt einiges mehr an Kohlendioxid und nur etwa sechzehn Prozent Sauerstoff.[2] Dieser Sauerstoffgehalt entspräche heutzutage dem einer dünnen Höhenluft auf 2600 Metern über dem Meeresspiegel. Dem Menschen hätte dies zu schaffen gemacht, doch es dauerte noch ungefähr 393 Millionen Jahre oder fast sieben Erdzeitalter, bis die ersten menschenartigen Wesen, die Hominiden, erschienen.

Im beginnenden Zeitalter des Devon, der Zeit der ersten Schachtelhalme, war es deutlich wärmer als heute, um durchschnittlich drei bis sechs Grad. 73 Millionen Jahre zuvor hatte ein nicht ganz geklärtes plötzliches Ereignis zu einem Massenaussterben von 85 Prozent der Lebewesen durch eine Eiszeit geführt. In den darauffolgenden Zeitaltern des Silur und nun auch im Devon wa-

Rekonstruktion eines Ammoniten, Urweltmuseum, Holzmaden (links).

Rekonstruktion eines Belemniten, Urweltmuseum, Holzmaden (rechts; Bild: Sven Dahlke).

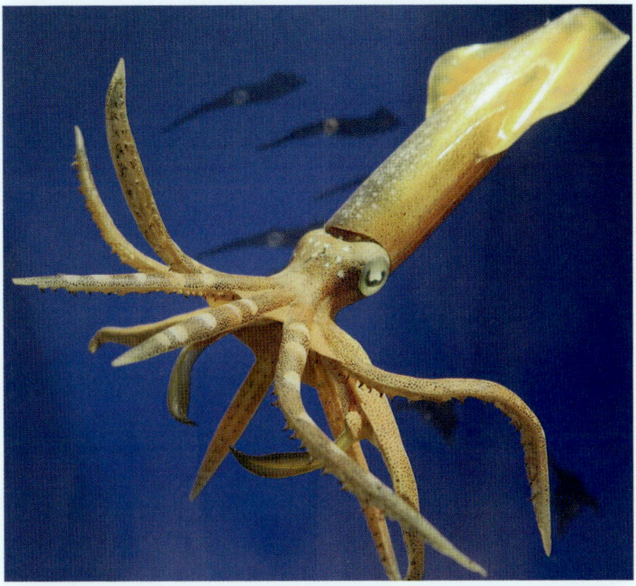

ren die Temperaturen wieder gestiegen und die Eisschilder der Erde größtenteils geschmolzen. In den Lüften, den Wolken und den Gewässern zirkulierte eine viel größere Wassermenge, sodass die Meeresspiegel ungefähr 150 Meter höher standen als heute. Die Polkappen waren nur mit wenig Eis bedeckt.

Die mehrheitlich gebirgsfreien Urkontinente von Laurussia, auch Euroamerika genannt, Siberia, China und Gondwanaland boten an ihren Ufern ausgedehnte Flachwassergebiete. Gondwanaland, der größte Urkontinent, lag am Südpol und besaß ein kleines polares Eiskäppchen. Der Name »Gondwana« stammt aus dem indogermanischen Sanskrit und bedeutet »Land der Gond«, eine Gruppe indischer Ureinwohner. Aus Gondwana entwickelte sich aber erst ungefähr 270 Millionen Jahre später Indien, Madagaskar, Afrika, Arabien, Südamerika, Neuguinea, Antarktika und Australien.

An Land gab es noch keine Tiere und nur ein paar wenige sehr einfach strukturierte Gefäßpflanzen – das sind Pflanzen, die wasser- und nährstofftransportierende Gefäße im Inneren besitzen, sie werden auch Urfarne genannt –, dazu vermutlich Moose. Doch das sollte sich nun ändern. Denn das Urprinzip des Lebens ließ wieder einmal etwas bislang nie Dagewesenes entstehen, um das vom Urmeer freigegebene jungfräuliche Land zu begrünen. Die Voraussetzungen waren dafür geradezu perfekt.

Obwohl noch so gut wie keine Landpflanzen existierten, hatten die im Urmeer üppig vorhandenen Algen und Wasserpflanzen über Millionen von Jahren langsam eine Zunahme des Luftsauerstoffs und die Ausbildung einer schützenden Ozonschicht bewirkt. Somit hatte sich die zuvor sehr starke und für Landbewohner schädliche UV-Einstrahlung auf der Erdoberfläche langsam so weit abgeschwächt, dass ein Leben an Land nun möglich wurde. Hinzu kam viel Platz, es gab riesige unbesiedelte Landstriche mit Flachwassergebieten. Zudem existierten keine Fressfeinde, denn bisher war tierisches Leben nur im Meer entwickelt. Warme Temperaturen und ausgiebige regelmäßige Regenfälle trugen ebenfalls zu besten Klimabedingungen bei.

Doch was noch viel wichtiger war: Die Pflanzenwelt benötigt große Mengen Kohlendioxid, um zusammen mit Licht und Wasser Substanz zu erzeugen, während nebenbei Sauerstoff entsteht. Das Kohlendioxid war in der damaligen Atmosphäre in riesigen Mengen vorhanden. Der CO_2-Gehalt der Luft war fünfzehn Mal höher als heute und deutlich höher als im Urmeer. Auf Pflanzen wirkt dies als starker Wachstumsbeschleuniger, wie Forschungsergebnisse belegen.[3] Auch in der heutigen Pflanzenzucht wird CO_2-Begasung als Dünger angewendet. Für Pflanzen wäre der heute viel diskutierte CO_2-Anstieg kein Grund zur Besorgnis, ganz im Gegenteil.

Sicher trugen diese äußerst vorteilhaften Klimabedingungen dazu bei, dass sich aus an Land gespülten Algen größere und komplexere Landpflanzen entwickeln konnten, die sich zunehmend rasch und bald in großen Massen vermehrten und eine neue Ära der Erdgeschichte begründeten: Die Schachtelhalme und Farne waren geboren.

Man vermutet heute, dass ihre Vorfahren und überhaupt die Ahnen aller Landpflanzen aus der Gruppe der Armleuchteralgen *(Charales)* abstammen, einer Grünalgenart.

Die Schachtelhalme jedenfalls begannen durch die Entwicklung wasserführender Gefäße, erstmals ein Leben außerhalb des Wassers möglich zu machen. Durch diese Neuentwicklung waren sie nicht mehr auf das Schwimmen im Wasser angewiesen, sondern konnten das lebensnotwendige Nass entlang der Pflanzenstängel auch vom Gewässer weg transportieren. Zusätzlich benutzten sie ähnlich manchen Algen ein ungewöhnliches Bauprinzip: Sie bauten kleinste Kieselkristalle in ihre Zellwände ein und erlangten so eine Festigkeit, die ihnen ein aufrechtes Wachstum an Land ermöglichte. Bis heute enthält außer Bambus keine andere Landpflanzenart so viel Kieselsäure wie sie. Auch in diesem Sinne (nicht nur aufgrund ihres Alters) kann man die Schachtelhalme als lebende Fossilien bezeichnen, sie haben sich wortwörtlich »versteinert«.

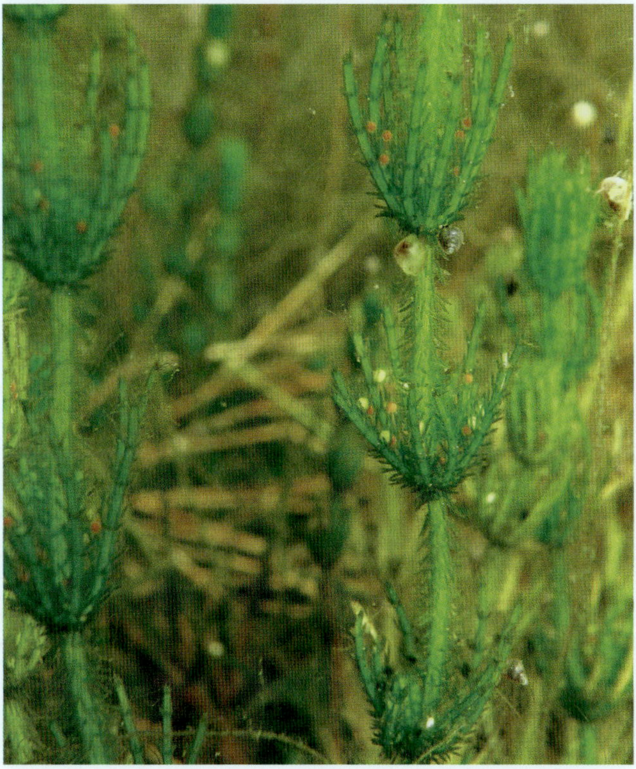

»Armleuchteralge, *Chara horrida* L. J. Wahlstedt), Biologische Station Hiddensee, Universität Greifswald.

Zunächst waren sie noch klein, später nur einen Meter hoch. Und wie auch die bereits etwas früher aufgetauchten Bärlapparten und die damit verwandten Farne verstreuten sie Sporen für die Vermehrung und Verbreitung mithilfe des Wassers und nun auch der Luft. Erst ungefähr 160 Millionen Jahre später entwickelten andere Pflanzen Blüten zur Vermehrung durch Insektenbestäubung. Doch auch Insekten entstanden erst am Ende des Devonzeitalters, über 50 Millionen Jahre nach den ersten Schachtelhalmen.

Die Befruchtung benötigte lediglich einen feuchten Untergrund, in dem die Sporen männliche und weibliche Vorkeime (Prothallien) bildeten. Aus den männlichen Prothallien schwärmten dann frei bewegliche, begeißelte Spermatozoiden aus und schwammen im Wasser zu den aus den weiblichen Vorkeimen gebildeten Eizellen, um diese zu befruchten. Hierfür boten die damaligen weit verbreiteten Flachwassergebiete und Sümpfe ideale Voraussetzungen.

Bis heute vermehren sich Schachtelhalme wie auch Farne und Bärlappe ganz unabhängig von Insekten nach diesem über vierhundert Millionen Jahre alten Muster. Vielleicht hat die Beibehaltung dieses uralten Prinzips zum Überleben so mancher Katastrophe beigetragen?

Ohne Konkurrenz oder Fressfeinde konnten sich Schachtelhalme, Farne und Bärlappe ungehindert ausbreiten und bildeten mit der Zeit ganze Urwälder. Auch ihre Größe erreichte gigantische Dimensionen, bis zu dreißig Meter hohe Schachtelhalme wurden in Ablagerungen des späteren Devon und Karbons gefunden.

Nach und nach bildete sich aus diesen Pflanzen verrottendes organisches Material am Boden, das wiederum als Dünger und Nährstoff für weitere Pflanzen und Tiere diente, sodass gegen Ende des Devon bereits Milben, Hundertfüßer, Tausendfüßer, Skorpione sowie Spinnen in diesem neuen Humus herumkrabbelten und die ersten Samenpflanzen entstanden waren.

Vielleicht hat dieser saftig grüne, üppige Urwald, der nun von den Ufern winkte, vom Wasser aus so unheimlich appetitlich ausgesehen, dass er einige Meeresbewohner dazu anspornte, den mühsamen Weg an Land auf sich zu nehmen. Jedenfalls kroch am Ende dieses markanten Zeitalters ein allererster Vierfüßer namens Ichthyostega an Land, der sechs Zehen oder Klauen besaß und sich wie eine Eidechse oder ein Krokodil fortbewegt haben muss. Er hinterließ Spuren, die sich durch Zufälle versteinerten und im heutigen Schottland gefunden wurden. Dennoch waren die Zeitgenossen der ersten Schachtelhalme an Land in ihrer Vielfalt noch spärlich, ganz im Gegensatz zum damaligen Leben im Wasser.

Der erste Urwald aus Schachtelhalm, Bärlapp und Farn absorbierte dermaßen viel Kohlendioxid aus der Luft, dass der CO_2-Gehalt während des Devon und noch mehr im darauffolgenden Karbonzeitalter rapide absank: auf Werte, die dem heutigen CO_2-Gehalt der Luft entsprechen. Üppige Schichten abgestorbenen Pflanzenmaterials aus diesen Erdzeitaltern verdichteten sich unter Luftabschluss in sauerstoffarmem Flachwasser zwischen Schlammschichten und verwandelten sich so über Jahrmillionen in Kohle. In ihr finden sich reichhaltige Fossilienfunde, die das damalige artenreiche Meeresleben sowie die Schachtelhalm-Farn-Bärlapp-Urwälder belegen.

Auch der Sauerstoffgehalt der Luft veränderte sich markant durch die Fotosyntheseleistung dieser riesigen Urwälder: Er stieg im Verlauf von siebzig Millionen Jahren auf ganze 25 bis 35 Prozent an. Der heutige Luftsauerstoffgehalt beträgt dagegen lediglich 21 Prozent.

Die Menschheit macht heute durch die Verbrennung von Kohle und Erdöl diese Prozesse wieder rückläufig. Das uralte und über Jahrmillionen entstande-

Winterschachtelhalm-Sporenkolben *(Equisetum hiemale* L.) mit Sporenflug.

So stellt man sich den allerersten Vierfüßer vor: Modell des *Ichthyostega* im Naturhistorischen Museum Bern.

Versteinerte Blätter eines Calamiten (einer Schachtelhalmart) mit farnlaubiger Pflanze aus dem späten Karbon, ca. 300 Millionen Jahre alt. Naturhistorisches Museum Bern.

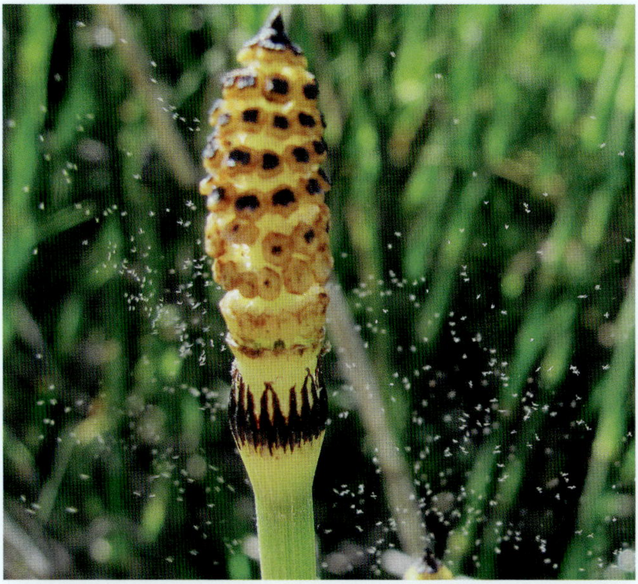

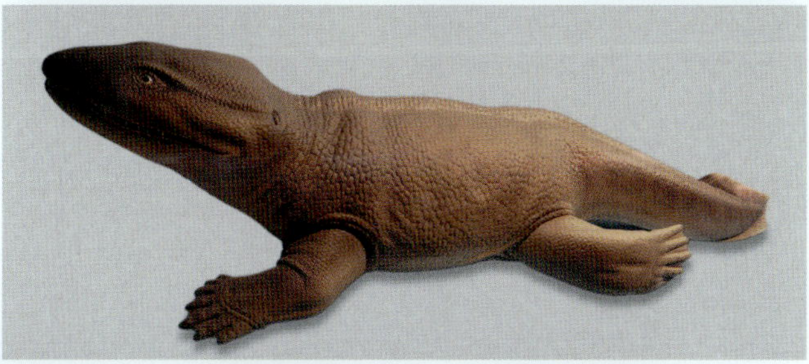

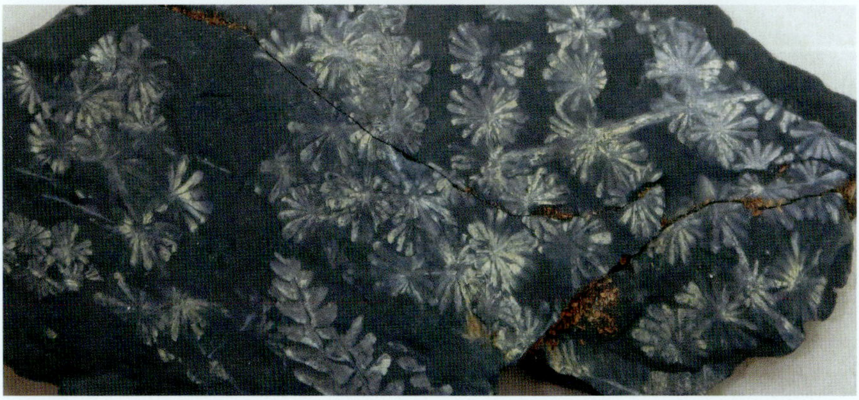

ne Pflanzenmaterial wird wieder in die Lüfte entlassen, wobei nun genau die Umkehrreaktion entsteht, also Sauerstoff verbraucht wird und in großen Mengen CO_2 entsteht. Die dabei freigesetzte Wärme oder Energie ist im Grunde Sonnenkraft aus dem Devon- und Karbonzeitalter.

FÜNFZEHN MALE MASSENAUSSTERBEN – ER ÜBERLEBT

Doch dann, gegen Ende des Devonzeitalters, vor ungefähr 372 Millionen Jahren, kam es schlagartig zu einem dramatischen Ereignis in der Erdgeschichte, dem fünfzig bis fünfundsiebzig Prozent der Zeitgenossen der Schachtelhalme zum Opfer fielen, vor allem die Bewohner flacher Gewässer. Viele Korallen, viele der zahlreichen Trilobitenarten und zahlreiche Fische. Es muss, wie heute angenommen wird, zu einer rapiden Abnahme des an der Basis der Nahrungspyramide stehenden Phytoplanktons (vor allem Algen) durch Sauerstoffmangel gekommen sein. Extreme Vulkantätigkeiten mit Giftgasausstößen und riesigen Aschewolken, Meteoriteneinschläge mit Sonnenverdunkelungen und dramatische Änderungen der Sonneneinstrahlung mit raschen Veränderungen der Meeresspiegelhöhe werden als Ursache diskutiert. Schachtelhalme, Farne und Bärlappe jedoch überlebten.

Wieder entstanden über die folgenden Millionen Jahre viele neue Arten, manche entwickelten sich aus ein paar Restarten, die dieses Ereignis überlebt hatten, und passten sich noch besser an die Umweltbedingungen an.

Doch für Erdzeitalterverhältnisse »nur« ein paar Millionen Jahre später gab es erneut ein Aussterbeereignis, noch verheerender als das letzte. Ihm fielen die mit ungefähr einhundert Arten doch sehr erfolgreichen und mit ihren starren Kopf- und Brustplatten gut bewehrten Panzerfische sowie einige weitere Zeitgenossen gänzlich zum Opfer und starben komplett aus. Man findet die Panzerfische heute nur noch als Versteinerungen.

In den darauffolgenden 359 Millionen Jahren bis zur heutigen Zeit, die in sechs weitere Erdzeitalter eingeteilt wird, fanden noch ungefähr vier drastische, nach manchen Autoren auch bis zu dreizehn solcher Massenaussterbeereignis-

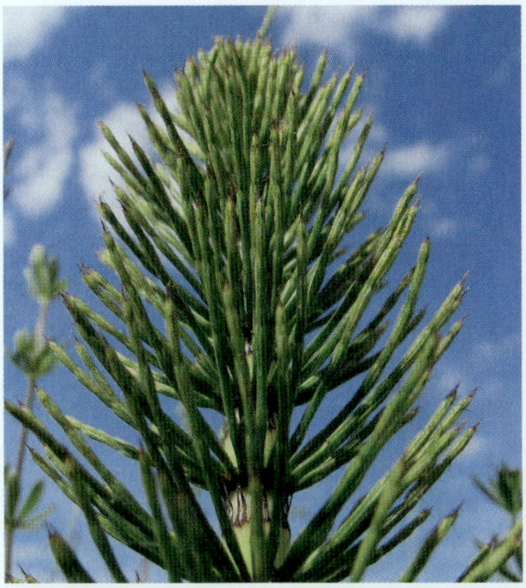

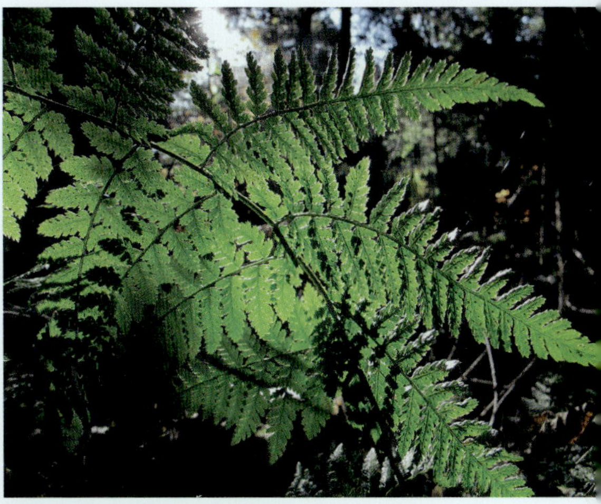

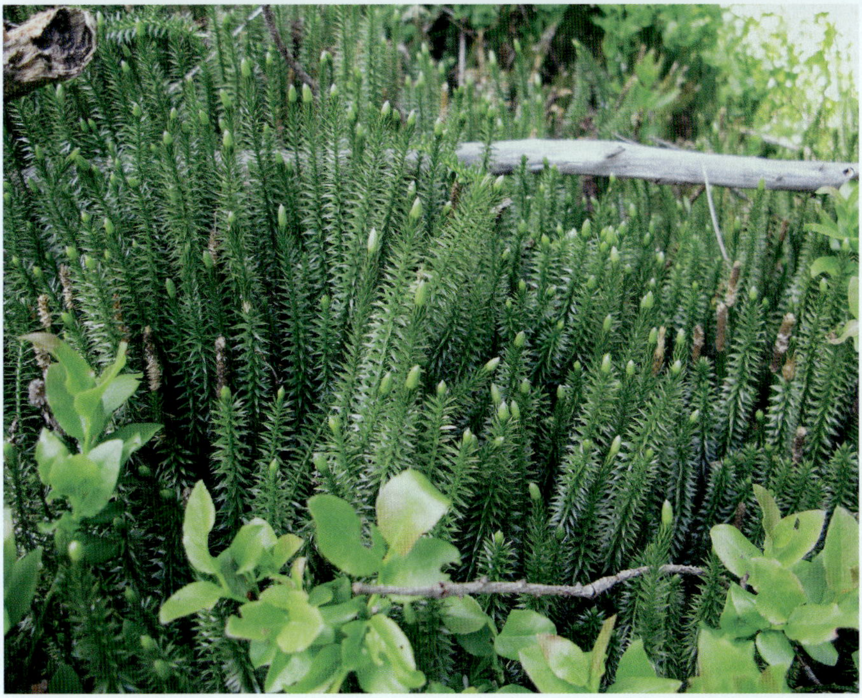

Die Überlebenskünstler heute (oben): Riesenschachtelhalm *(Equisetum telmateia* Ehrh.), Wurmfarn *(Dryopteris* sp.), Waldbärlapp *(Lycopodium annotinum* L., unten).

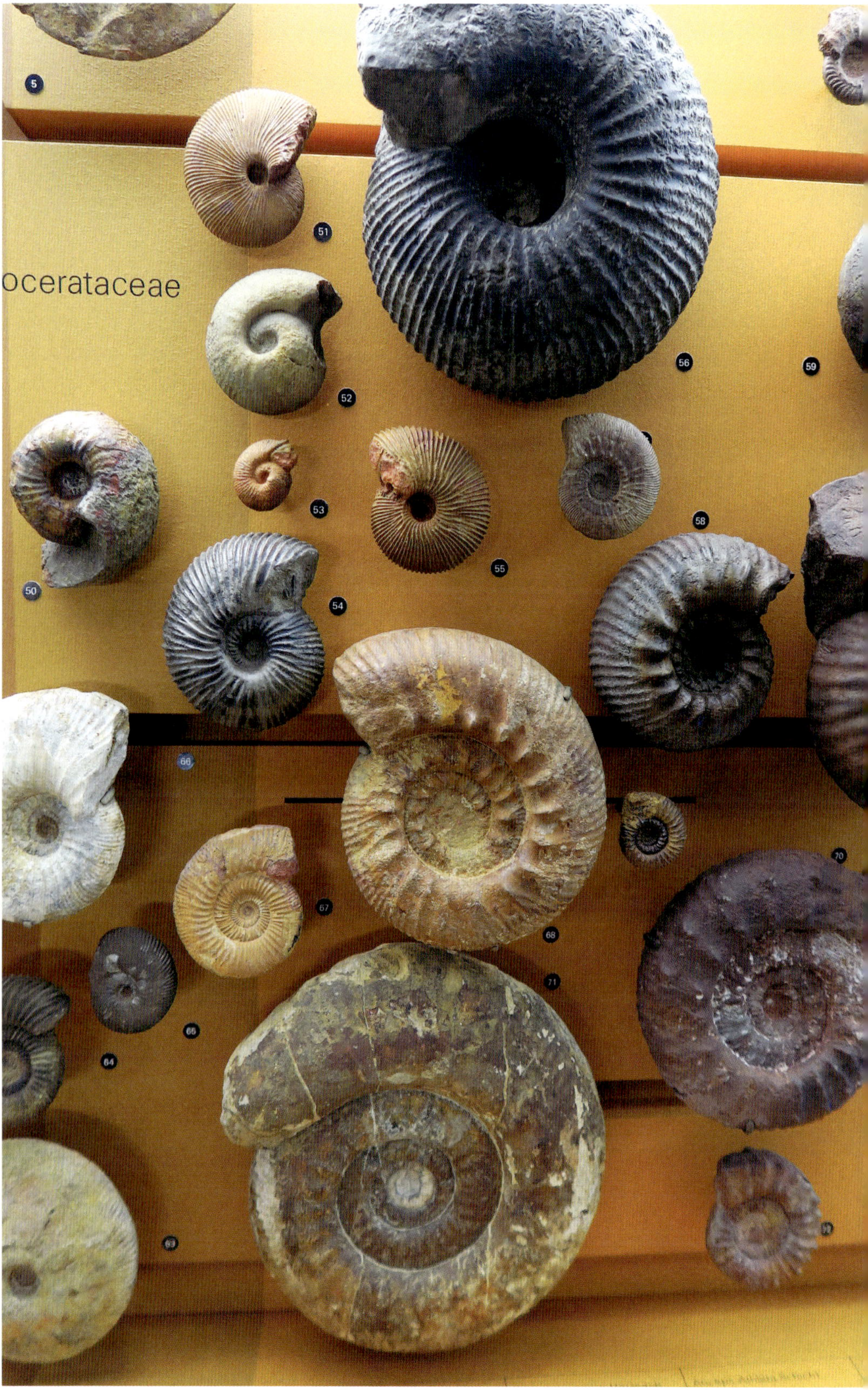
oceratataceae

se statt, durch die jeweils vierzig bis sogar neunzig Prozent der Arten ausgerottet wurden. Und so sind von den Zeitgenossen der ersten Schachtelhalme im Devon fast alle ausgestorben. Die in einer riesigen Fülle und Artenzahl vorkommenden schillernden Ammoniten sind gänzlich verschwunden. Von ihrer einstigen Vielfalt erzählen heute nur noch gut erhaltene Versteinerungen.

Viele der Gliederfüßer, die variantenreichen Trilobiten und die monsterhaften Seeskorpione teilen gleichfalls dieses Los. Ebenfalls ausgestorben ist die große Artengruppe der Stachelhaie, und auch die Geradhörner existieren nur noch als Versteinerungen.

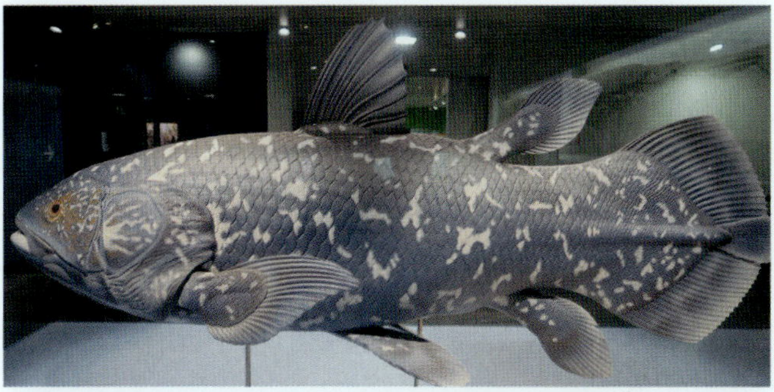

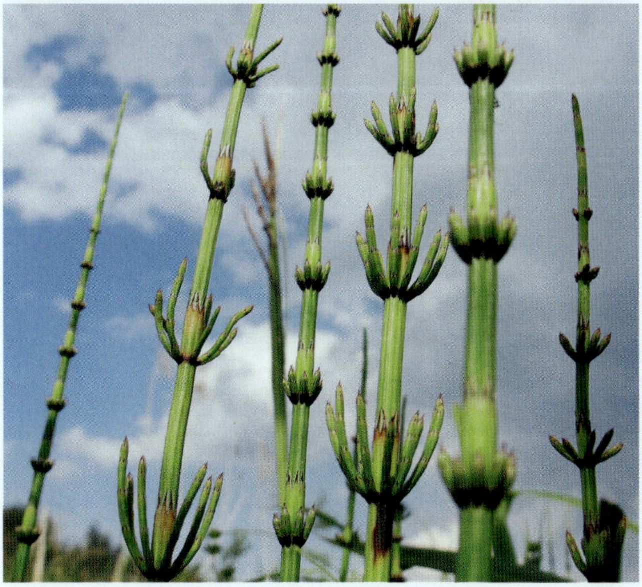

Versteinerte Ammoniten aus der Ausstellung des Naturhistorischen Museums Basel.

Nachbildung eines Quastenflossers *(Latimeria)*, Naturhistorisches Museum Bern.

Überlebenskünstler Schachtelhalm, hier Sumpfschachtelhalm *(Equisetum palustre* L.), im Frühjahr.

Bei den Quastenflossern dachte man zunächst ebenfalls, dass sie ganz ausgestorben seien, bis 1938 und 1997 je eine überlebende Art an den Küsten Südafrikas und Sulawesis entdeckt wurde. Von ihnen haben also gerade mal zwei von damals ungefähr siebzig Arten überlebt. Wie die Schachtelhalme werden auch sie als lebende Fossilien bezeichnet. Von den insgesamt neunhundert Nautiloideen-Gattungen oder Perlbooten hat nur eine einzige Art überlebt, von den Lungenfischen gerade mal zwei Gruppen.

Zwischen diesen Erdkatastrophen entstanden jedes Mal neu riesige Mengen an Arten von Tieren und Pflanzen, die immer ausgefeilter und komplexer wurden. Einprägsam sind die ungefähr 140 Millionen Jahre nach den Schachtelhalmen erstmals auftauchenden Dinosaurier, die es immerhin fast 200 Millionen Jahre lang gab. Schachtelhalme stellten für so manches dieser Riesentiere eine der nahrhaftesten Futterquellen dar, wie anhand fossiler Funde gezeigt werden konnte.

Es hat wohl seine Gründe, dass man Ackerschachtelhalm heute oft an Bahngleisen sieht. Dieser Standort muss ihn an seine gemeinsame Zeit mit den Dinosauriern erinnern, als diese tonnenschweren Tiere sicher ähnlich schnell wie Züge herangerast kamen. Bei ihrem Getrampel hat der Boden wohl auch vibriert und wurde unter der Tonnenlast extrem verdichtet. Der Dinosaurierkot war zudem eine gewaltige Ladung Dünger, vergleichbar vielleicht mit (zumindest früher) regelmäßig entleerten Zugtoiletten. Sogar die Geräusche der Dinos könnten sich so ohrenbetäubend kreischend angehört haben wie Eisenbahnräder auf kurvigen Gleisen.

Vielleicht hat der Schachtelhalm aus den Saurierzeiten gelernt, sich an Monsterhaftes anzupassen, und damit spätere Katastrophen besser überlebt? Bis heute jedenfalls erträgt der Ackerschachtelhalm die extremen Bedingungen stark verdichteter Böden unter schweren Zügen, Steinen oder riesigen modernen Landmaschinen und widersteht selbst so manchem ausgeklügelten chemischen und hochgiftigen Unkrautvernichter. Dazu tankt er wohl Energie aus den kleinen stärkehaltigen Wurzelknöllchen, die er bis zu einem Meter tief unter der Erde bildet.

Vor 66 Millionen Jahren fand erneut und noch ausgedehnter ein Massensterben statt, das vermutlich durch einen monströsen Meteoriteneinschlag verursacht wurde. Verschiedene Forscher zeichnen hierzu ein globales Katastrophenszenario, das schon einige Regisseure und Science-Fiction-Autoren zu

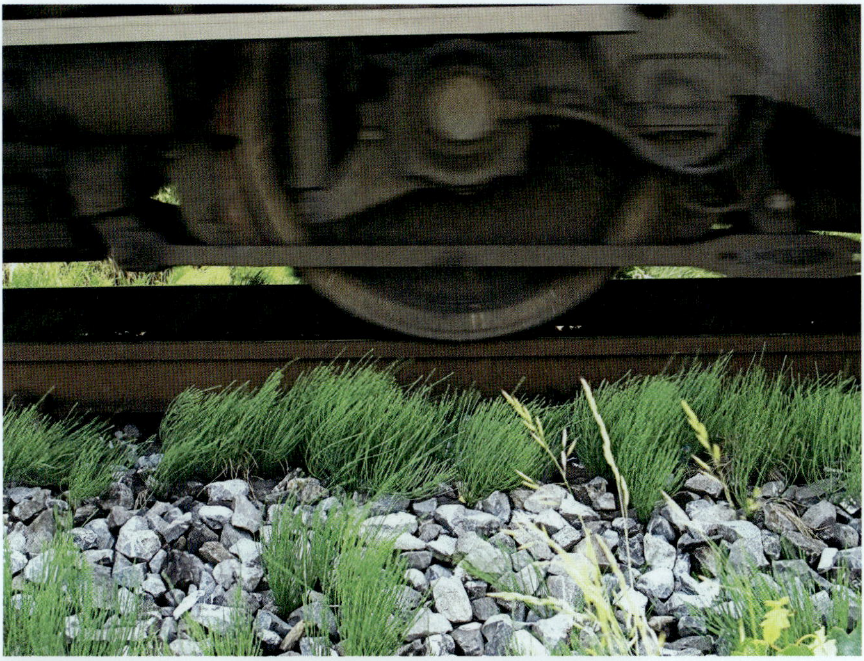

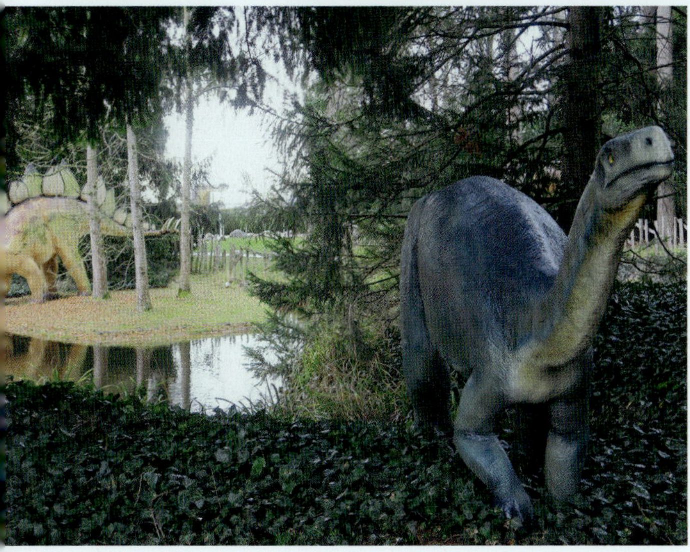

Ackerschachtelhalm *(Equisetum arvense* L.), unter der Tonnenlast eines Zuges im Juni.

Rekonstruktion von Dinosauriern, Urweltmuseum, Holzmaden.

Filmen und Büchern inspiriert hat. Weltweite großflächige Brände mit riesigen Rauchwolken und ein schlagartiger Temperaturanstieg werden diskutiert, dazu eine Sonnenverdunkelung und ein schlagartiger Abfall auf Eiszeitniveau. Durch die weltweite Erderschütterung ausgelöste massenhafte Vulkanausbrüche mit Giftgas- und Aschewolken und nachfolgendem Sauerstoffabfall erscheinen außerdem plausibel. So oder ähnlich muss es wohl zugegangen sein, als die meisten Dinosaurier ziemlich plötzlich ausstarben. Übrig blieb nur eine Gruppe, die sehr wahrscheinlich die Vorfahren heutiger Vögel waren.

Manchen Schätzungen zufolge sind bis heute insgesamt 95 Prozent der früheren Arten ausgestorben, nicht jedoch die Schachtelhalme. Als uralte Zeugen erlebten sie die Besiedlung des Landes durch Pflanzen und Tiere, die gesamte Entwicklung und Ausformung aller Wirbeltiere wie auch des Menschen von Anbeginn an. Sie sind Zeugen der Entwicklung von Blütenpflanzen, Bäumen und der ganzen Erdgeschichte seit etwa vierhundert Millionen Jahren.

Befasst man sich mit den Schachtelhalmen, erfährt man Entstehungsgeschichten stets neuer Arten und Lebewesen, die meist nach einigen Millionen Jahren wieder verschwanden, um gegen neue Arten ausgetauscht zu werden – ein stetes Entstehen und Vergehen. Es ist äußerst beeindruckend, dass Schachtelhalme, Farne und Bärlappgewächse alle diese Katastrophen wie Dunkelzeiten, Giftgaswolken, Wellen verschiedenster Weltraumstrahlungen, rapide Temperaturstürze, die wiederholten Wechsel von Eiszeiten und Heißzeiten, Meteoriteneinschläge, Sintfluten und wüstenartige Trockenperioden überlebt haben.

Wie haben diese Pflanzen das nur geschafft? Und welche Heilwirkungen entwickeln sich wohl in solchen Überlebenskünstlern? Um all das soll es in diesem Buch gehen. Wie keine andere Pflanzenfamilie tragen die Schachtelhalme, wie auch Farne und Bärlappgewächse, das Thema des schier ewigen, Hunderte Millionen von Jahren alten Lebens und der Wiederauferstehung in sich.

Könnte man den Schachtelhalm fragen, was er zu den heutigen Sorgen in Bezug auf Klimaveränderungen, CO_2-Ausstoß, Weltraumstrahlen, Anstieg der Meeresspiegel und noch so manch anderer Endzeitbefürchtung zu erwidern hätte, würde er wohl recht gelassen antworten. Vielleicht würde dieser alte Weise ganz ruhig erwidern, dass er mit den Farnen und Bärlappgewächsen verschiedenerlei Klimaveränderungen erlebt und überlebt habe. Dass die aktuellen Klimaveränderungen dagegen nicht besonders extrem wären, zumindest nicht im Vergleich zu all dem, was er schon erlebt habe. Dass es immer wieder Wechsel gegeben hätte, von Warmzeiten und Kaltzeiten, von Zeiten mit viel und wenig Sauerstoff und Kohlendioxid, von viel und wenig Sonneneinstrahlung, hohen und tiefen Meeresspiegeln. Vielleicht würde er anfangen, alle die Arten aufzulisten, deren Entstehen und Vergehen er miterlebt hat. Oder beschreiben, wie es kam, dass die ersten Menschen sich entwickelten, und wie sie so lebten.

Ja, es wäre spannend, könnte man diesen Zeitzeugen zu den sagenhaften Urgeschichten befragen, die doch wahr sind. Und wenn ich mir das vorzustellen versuche, schillert ein personifiziertes Pflanzenwesen mit langen weißen Haaren und weißem Bart in meiner Vorstellung, ein uralter und doch ewig junger Weiser mit äußerst beruhigender Ausstrahlung.

Die Kraft seines immerwährenden Überlebens gelangte auf mysteriöse Weise in die Volksmythologie. Man fragt sich dabei, woher die ersten Geschichtenerzähler aus grauer Vorzeit von dieser extremen Wiederauferstehungsfähigkeit der Schachtelhalme wussten, die ja in Zeiten lange vor Erscheinen der Menschheit auf der Erde zurückreicht. Auch die Wurzeln des volksheilkundlichen Pflanzenwissens gehen oft sehr weit in die Vorzeit zurück. So manche Parallelen durchziehen die Pflanzenerzählungen und Pflanzenverwendungen in Bezug auf die Schachtelhalme bei weit entfernt lebenden Völkern wie den nordamerikanischen Indianern und den Eurosibiriern. Sie lassen erahnen, dass der Ursprung auf gemeinsame Urzeiten gründet, die teilweise auf das Ende der letzten Eiszeit deuten, also bis zu zehntausend Jahre vor unserer Zeitrechnung zurückreichen könnten. Dennoch ist dieser für die Menschheitsgeschichte riesige Zeitraum aus Sicht der Schachtelhalme nur ein Wimpernschlag, gerade mal ein winziges Zehntausendstel ihres Daseins.

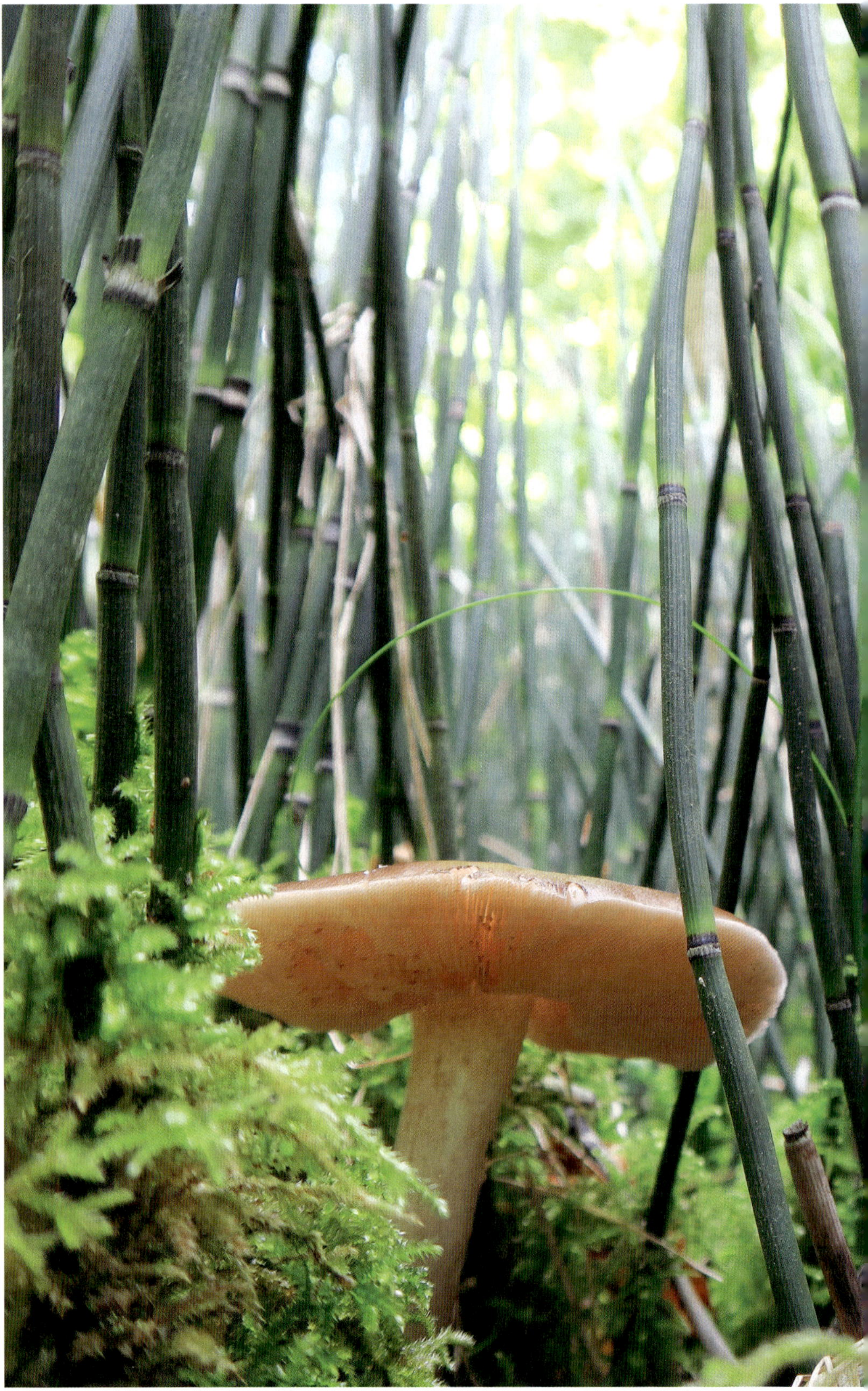

WIEDERAUFERSTEHUNG IN DER VOLKSMYTHOLOGIE

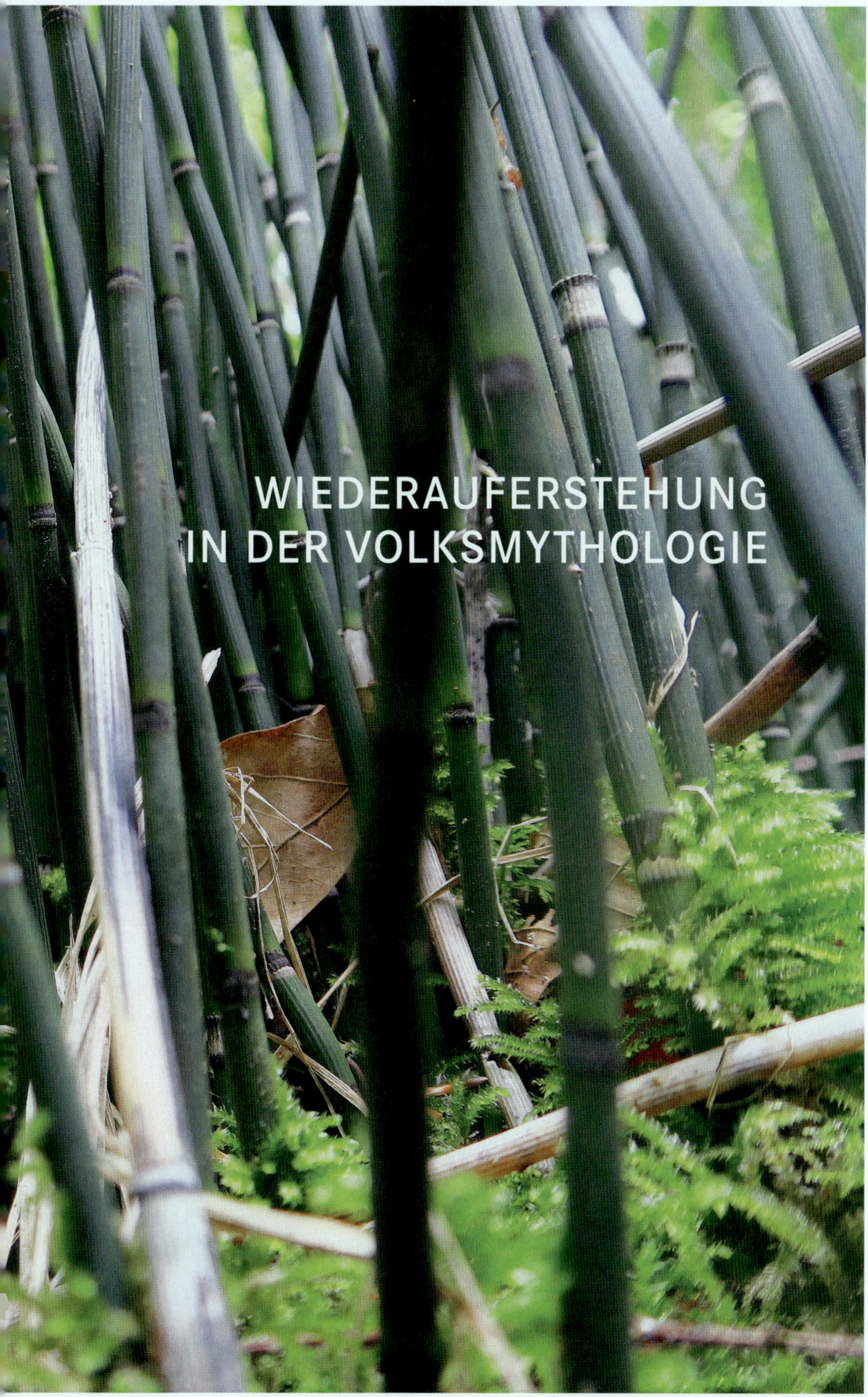

Auch die Märchen und Mythen verschiedener Völker sprechen vom Schachtelhalm. Ein Beispiel dafür findet sich im russischen Märchen vom Schachtelhalmmädchen, dessen Quelle vor langer, langer Zeit irgendwo im eurosibirischen Raum zu vermuten ist und das heute in verschiedenen Varianten erzählt wird. Es betont die außergewöhnliche Wiederauferstehungsfähigkeit der Urzeitpflanze Schachtelhalm.

DAS VOLKSMÄRCHEN VOM SCHACHTELHÄLMCHEN

Eines Tages, früh am Morgen, so erzählt man sich, ging ein kleines altes Weiblein, das fünf schwarz gefleckte Kühe besaß, hinaus aufs Feld. Wie sie auf den weiten Acker kam, sah sie einen Schachtelhalm mit fünf Trieben stehen. Den grub sie aus, schön behutsam Würzelchen für Würzelchen. Sie verletzte nicht den Stängel und nicht die Triebe, trug ihn in ihre Jurte und legte ihn auf ein Kissen. Dann ging sie wieder hinaus, um ihre Kühe zu melken. Und während das kleine alte Weiblein so saß und melkte, hörte sie auf einmal in der Jurte Glöckchen und Schellen klingeln. Sie sprang auf, stieß an den Melkeimer, der kippte um, die Milch lief aus, sie aber eilte in die Jurte. Dort war alles wie zuvor: Auf dem Kissen lag der Schachtelhalm, ein Kräutlein wie jedes andere. Da machte sich das alte Weiblein wieder an die Arbeit. Und abermals drang der Klang von Glöckchen und Schellen an ihr Ohr. Wieder eilte sie, warf den Melkeimer um, verschüttete die Milch und als sie in die Jurte gelaufen kam, saß da ein Mädchen auf dem Bett, ein Mädchen, so schön, dass man es nicht sagen und nicht beschreiben kann. Wie Edelsteine leuchteten ihre Augen, die Brauen schimmerten wie schwarzes Zobelfell, ihre Zöpfe hingen wie Fuchsschwänze bis auf den Gürtel hinab. Aus dem Schachtelhalm war ein wunderschönes Mädchen geworden. Wie freute sich da das kleine alte Weiblein, denn sie fühlte sich schon lange sehr einsam. Wollte sie sich unterhalten, musste sie mit ihren schwarz gefleckten Kühen sprechen oder mit der silbern bemoosten Zirbelkiefer hinter der Jurte. Aber was waren das schon für Gespräche!

Einmal nun streifte der junge Jäger Bar-Chara durch die Taiga, ein schlohweißes Eichhörnchen hatte seine Jagdleidenschaft geweckt, das wollte er schießen. Vom Morgen bis zum Sonnenuntergang jagte er dem Eichhörnchen nach und traf es doch nicht. Behände kletterte es von der Tanne auf die Birke und weiter über die Föhre auf die Lärche, bis es sich gegen Abend auf die silbern bemooste Zirbelkiefer setzte, nicht weit von der Jurte des kleinen alten Weibleins. Bar-Chara spannte den Bogen, doch wieder verfehlte er sein Ziel, und der Pfeil flog geradewegs in das Rauchloch der Jurte. »Rasch, bringt mir den Pfeil heraus!«, rief Bar-Chara. Aber niemand kam. Zornrot wurde da sein Gesicht, ärgerlich sprang er vom Pferd und stürmte in die Jurte. Und da sah er das Schachtelhälmchen, und sie war schön wie ein Sommertag. Bar-Chara vergaß seinen Pfeil, vergaß das schlohweiße Eichhörnchen, ja, für einen Augenblick vergaß er sogar das Atmen. Wie angewurzelt blieb er am Eingang der Jurte stehen. Dann stürzte er hinaus, sprang aufs Pferd und jagte in sein Dorf zurück. »Vater!«, rief er. »Mutter! Das kleine alte Weiblein, das die fünf schwarz gefleckten Kühe besitzt, hat ein Mädchen bei sich, wie ich noch keines gesehen habe. Wenn sie spricht, fallen gewiss rote Perlen aus ihrem Mund und schwarze Zobel werden dort aus der Erde springen, wo sie ihren Fuß hinsetzt. Rasch, schickt die Brautwerber zu der Jurte hinter der silbern bemoosten Zirbelkiefer. Erbittet sie für mich zur Frau! Gebt, was für sie verlangt wird, denn ohne sie kann ich niemals glücklich sein.«

Die Eltern taten, wie Bar-Chara es verlangte. Der Vater ließ neun prächtige, gescheckte Hengste satteln, neun ehrwürdige Männer wurden als Brautwerber bestimmt. Unverzüglich machten sie sich auf den Weg, das schöne Mädchen als Braut einzuholen. Zu dem kleinen alten Weiblein kamen sie geritten, das die fünf schwarz gefleckten Kühe besaß, sie sahen das Mädchen und waren gefangen von seiner Schönheit. Wie es die Sitte gebietet, hielten sie um Schachtelhälmchens Hand an. »Ich habe nichts dagegen«, antwortete das kleine alte Weiblein. Danach fragten sie Schachtelhälmchen, und auch sie hatte nichts dawider, denn der junge Jäger hatte ihr gut gefallen.

»Als Brautgeld«, sprach das kleine alte Weiblein, »werdet ihr mir so viele Pferde und Kühe hertreiben, dass es ihnen auf meinem Feld zu eng wird.« So wurden dann in aller Eile Pferde und Kühe herbeigetrieben, gar nicht zu zählen, wie viele. Das kleine alte Weiblein öffnete unterdessen ihre hölzerne Truhe, holte ein perlenbesticktes Hochzeitsgewand hervor und begann, das Schachtelhälmchen gar prächtig zu schmücken. Dann ward ein falbes Ross vorgeführt, man zäumte es mit silbernem Zaumzeug, deckte es mit silberner Decke, sattelte es mit silbernem Sattel, und an seiner Seite eine silberne Gerte hing. Bar-Chara nahm die Braut bei der Hand, führte sie aus der Jurte, setzte sie auf das falbe Ross und ritt mit ihr heimwärts.

Und so ritten sie.

Plötzlich gewahrte Bar-Chara am Weg eine eisgraue Füchsin. Da hielt es ihn nicht, er rief: »Ich muss dieser Füchsin nachjagen. Du aber reite getrost auf diesem Weg weiter. Bald wird er sich gabeln. Nach Osten zu hängt ein Zobelfell und nach Westen ein Bärenfell mit weißem Kragen. Dorthin darfst du nicht einbiegen! Nimm den Weg, wo das Zobelfell hängt!« Sprach's und sprengte davon. Das Mädchen ritt weiter. Bald kam sie an die Weggabelung, doch sie hatte unterwegs vergessen, was Bar-Chara ihr aufgetragen. So schlug sie den Weg ein, wo das Bärenfell hing, das Bärenfell mit dem weißen Kragen. Nach einer Weile kam sie an eine große eiserne Jurte. Aus ihr heraus trat die Dschelbege. Ihr Kleid war aus Eisen. Ihr einziges Bein war krumm, ihr einziger Arm war krumm, auf ihrer Stirn saß ein trübes Auge, bis über die Brust hing die Zunge lang und schwarz. Sie packte Schachtelhälmchen, zog sie vom Pferd, riss ihr die Haut vom Antlitz und legte sie über ihr eigenes Gesicht. Die prächtigen Brautgewänder zerrte sie ihr vom Leib, schlüpfte selbst hinein, und das Mädchen warf sie über die eiserne Jurte. Dann setzte sich die Teufelstochter auf das falbe Ross und ritt gen Osten.

Bar-Chara holte die Braut ein, als sie nicht mehr weit von der Jurte seines Vaters entfernt war. Er merkte nichts, nicht einmal eine böse Ahnung regte sich in ihm. Vor der großen weißen Hochzeitsjurte hatten sich schon alle Anverwandten eingefunden, die Braut zu begrüßen. Vom Pferdepfahl bis zur Jurte war der Weg mit grünem Gras bestreut. Neun schmucke Burschen standen bereit, die Braut zu empfangen, acht schöne Jungfrauen traten herbei, ihr den Gruß zu entbieten. Und sie sprachen untereinander: »Schön wie der Himmel ist Bar-Charas Braut. Schöne rote Perlen werden bei jedem Wort aus ihrem Mund zur Erde rollen!« Und sie hielten Schnüre bereit, um die Perlen aufzureihen. Und es dachten die Burschen: »Wo die Braut ihren Fuß hinsetzt, werden prächtige schwarze Zobel aus der Erde springen.« Und sie hatten Pfeil und Bogen zur Hand, um die Zobel zu erlegen.

Die Braut sprach, doch da krochen schwarze Kröten aus ihrem Mund, und wo sie hintrat, liefen Ratten und Mäuse über den Weg. Da wunderten sich die Anverwandten, und die Eltern wiegten erschrocken den Kopf. Doch was sollte man dazu sagen? Hatte sich Bar-Chara doch gerade dieses Mädchen ausgewählt. So begann das Hochzeitsfest, man schmauste und trank und war guter Dinge. Drei Tage dauerte das Fest. Am Ende hatten sich alle an die seltsame Braut gewöhnt, und niemandem kam es in den Sinn, dass es die falsche Braut sein könnte.

Nicht lange danach ging das kleine alte Weiblein abermals auf das weite Feld, um die Kühe zu melken. Und wie sie hinsah, war doch an derselben Stelle ein neuer Schachtelhalm gewachsen, ein Schachtelhalm mit fünf Trieben, aber schmucker noch und zierlicher als zuvor. Den grub sie fein säuberlich mit allen Würzelchen aus, trug ihn in die Jurte und legte ihn aufs Kissen. Dann ging sie hinaus und fing an, die Kühe zu melken. Auf einmal hörte sie in der Jurte Glöckchen und Schellen klingeln, und wie sie hineinging, saß auf dem Bett dasselbe Mädchen, bloß noch viel schöner als vorher. »So bist du wieder da, Schachtelhälmchen«, rief da das kleine alte Weiblein. »Aber sag, wie kommst du hierher, und warum bist du zurückgekommen?« »Ach, Mutter, als Bar-Chara mich von hier fortführte, sprach er zu mir: Ich setze im Wald der Füchsin nach, du aber reite auf dem Weg, wo das Zobelfell hängt, meide den Weg, wo das Bärenfell hängt! Doch ich vergaß es und ritt den falschen Weg, der brachte mich zu der eisernen Jurte. Heraus trat die Dschelbege. Sie riss mir die Haut vom Gesicht und tat sie auf ihr eigenes, den Brautputz zerrte sie mir vom Leib, zog ihn selbst an, und mich warf sie über die eiserne Jurte. Dann stieg sie auf mein falbes Ross und ritt an meiner Stelle. Graue Hunde packten mit ihren Zähnen meinen Leib und schleppten mich auf das weite Feld bei deiner Jurte. Und so ward ich wieder ein Schachtelhalm. Aber sag, was soll ich jetzt tun? Und werde ich Bar-Chara noch einmal sehen?« »Gräme dich nicht«, tröstete sie das kleine alte Weiblein, »du wirst ihn schon wiedersehen. Bis dahin bleibst du bei mir und bist meine Tochter wie vorher.« Und so blieb das Mädchen bei der alten Frau.

Nun hatte aber das falbe Ross irgendwie erfahren, dass das Schachtelhälmchen wiederaufgelebt war. Und es wandte sich an Bar-Charas Vater und sprach mit menschlicher Stimme: »Dein Sohn ließ unterwegs das Mädchen allein. Sie ritt bis zum Wegkreuz und wandte sich dorthin, wo das Bärenfell hing mit dem weißen Kragen. So kam sie zu der eisernen Jurte. Heraus sprang die Dschelbege, riss ihr die Haut vom Gesicht, bedeckte damit ihr eigenes, zerrte ihr das Brautgewand vom Leib, putzte und schmückte sich selbst, die Braut aber warf sie über die eiserne Jurte. Und nun haust diese Tochter des achtbeinigen Teufels in deiner Jurte und nennt sich deine Schwiegertochter. Meine Herrin aber ist wieder zum Leben erstanden. Hol sie heim, führe sie in deine Jurte, gib sie deinem Sohn zur Frau, sonst wird großes Unglück geschehen – die Dschelbege zerstört euer Heim. Sie macht euch das Leben zur Hölle und bringt dich und die Deinen ins Grab.«

Dies hörte der Alte, und sogleich eilte er in die Jurte. »Mein Sohn, weißt du, wer das Weib ist, das du zu uns brachtest?« »Nun, sie ist die Tochter des kleinen alten Weibleins, das die fünf Kühe besitzt.« »Das falbe Ross sagt, du hättest seine Herrin allein gelassen. Von der Weggabelung, sagt es, sei sie zur eisernen Jurte gelangt. Die Dschelbege habe sie vom Pferd geworfen, ihr die Haut vom Gesicht gerissen, damit das eigene bedeckt und sich die schönen Brautgewänder angelegt. Durch Lug und Trug hat sie dich gewonnen. Geh hin zu dem kleinen alten Weiblein und bitte Schachtelhälmchen, sie möge zu uns kommen. Bring sie her. Die Dschelbege aber binde an den Schweif eines wilden Pferdes und jage es ins offene Feld. Ihre Knochen sollen in alle Winde verstreut werden, sonst wird sie uns alle verderben, Mensch und Vieh!«

Die Dschelbege hatte alles mit angehört. Schon wurde sie schwarz vom Kopf bis zum Fuß. Zum Ausgang der Jurte schlich sie. Bar-Chara aber, zornentbrannt, warf sich ihr in den Weg. Er riss ihr die Kleider vom Leib, zog die falsche Haut herunter, da sahen alle das Ungeheuer in seiner wahren Gestalt. Und der Zorn kannte keine Grenzen. Sie banden die Dschelbege an den Schweif eines wilden Pferdes, das galoppierte übers offene Feld, seine Hufe trafen die Teufelstochter, ihr schwarzer Körper zerfiel, es blieben nur Schlangen und Würmer, die sammelte man ein und verbrannte sie.

Dann ritt Bar-Chara zu der Jurte bei der silbern bemoosten Zirbelkiefer. Wie freute sich das kleine alte Weiblein, als er vom Pferd sprang. Als wäre ein verlorener Sohn heimgekehrt, als wäre ein Toter aus dem Grabe auferstanden, so freute sie sich! Vom Anbindepfahl bis zur Jurte schüttete sie grünes Gras auf, sie schlachtete die fetteste Mastkuh und das Pferd mit der fleischigsten Brust. So richtete sie den Hochzeitsschmaus. Schachtelhälmchen aber weinte, als sie Bar-Chara sah. »Jetzt kommst du zu mir? Hast du nicht der Dschelbege erlaubt, mein Blut zu vergießen, meine zarte Haut zu zerreißen, hast du mich nicht den grauen Hunden zum Fraß gelassen? Und nach allem hoffst du, hier eine Frau für dich zu finden? Es gibt mehr Mädchen als Barsche in den Flüssen, es gibt mehr Frauen als Plötzen in den Seen, such dir unter ihnen eine Frau! Ich will dich nicht!«

»Ich habe dich nicht zur Dschelbege geschickt«, versetzte Bar-Chara. »Ich habe dich nicht den grauen Hunden zum Fraß gelassen! Ich ritt in den Wald, der Füchsin nach, und wies dir den Weg. Und ich sagte nicht: Reite dorthin, wo der Tod ist!« Das kleine alte Weiblein wischte sich aus jedem Auge eine Träne, setzte sich in die Mitte zwischen die beiden und sagte: »Vom Tode bist du auferstanden, nach langer Trennung habt ihr euch wiedergefunden, ist es denn möglich, dass ihr euch da nicht freut? Habt euch lieb so wie früher! Seid gut miteinander so wie früher! Hört auf mich und tut, was ich euch sage!« Da sagte Schachtelhälmchen leise: »Es ist gut. Ich will es tun und alles vergessen.« Wie sprang Bar-Chara da vor Freude in die Höhe, wie tanzte und sprang er umher, wie umarmte er seine Braut und küsste sie. Dann ward das falbe Ross gesattelt mit silbernem Sattel, gezäumt mit silbernem Zaumzeug, bedeckt mit silberner Decke, an seiner Seite eine silberne Gerte hing. Schachtelhälmchen legte von Neuem das Brautgewand an, und sie machten sich auf den Weg. Sie ritten lange. Es kam der Winter mit Schnee auf den Wegen, es kam der Sommer mit warmem Regen, es kam der Herbst mit Nebelgrau. So ritten sie. Schließlich kamen sie zu der Jurte von Bar-Charas Vater. Alle Anverwandten warteten schon auf das Brautpaar. Vom Pferdepfahl bis zur Hochzeitsjurte lag ein Streifen von grünem Gras. »Wenn die rechte Braut kommt«, dachten die jungen Männer, »werden schwarze Zobel auf den Weg springen bei jedem Schritt, den sie tut.« Und sie schnitzten Pfeile und schnitzten so emsig, dass ihnen die Haut von den Händen abging. Die Mädchen flochten Schnüre und zwirnten so eifrig, dass ihre Fingerspitzen bluteten. Während sie auf die Braut warteten, dachten sie: »Wenn sie spricht, werden rote Perlen aus ihrem Mund zur Erde rollen!« Dann brachte Bar-Chara die Braut. Zwei Mädchen banden die Pferde fest. Sie hoben die Braut aus dem Sattel und stellten sie sacht auf den Boden. Da sprach die Braut mit wohlklingender Stimme und rote Perlen fielen aus ihrem Mund. Die Mädchen lasen sie auf und reihten sie auf die Schnüre. Die Braut schritt zur Jurte und wo sie hintrat, da sprangen schwarze Zobel über den Weg. Die Pfeile der Burschen reichten nicht aus, sie zu erlegen. Da riefen

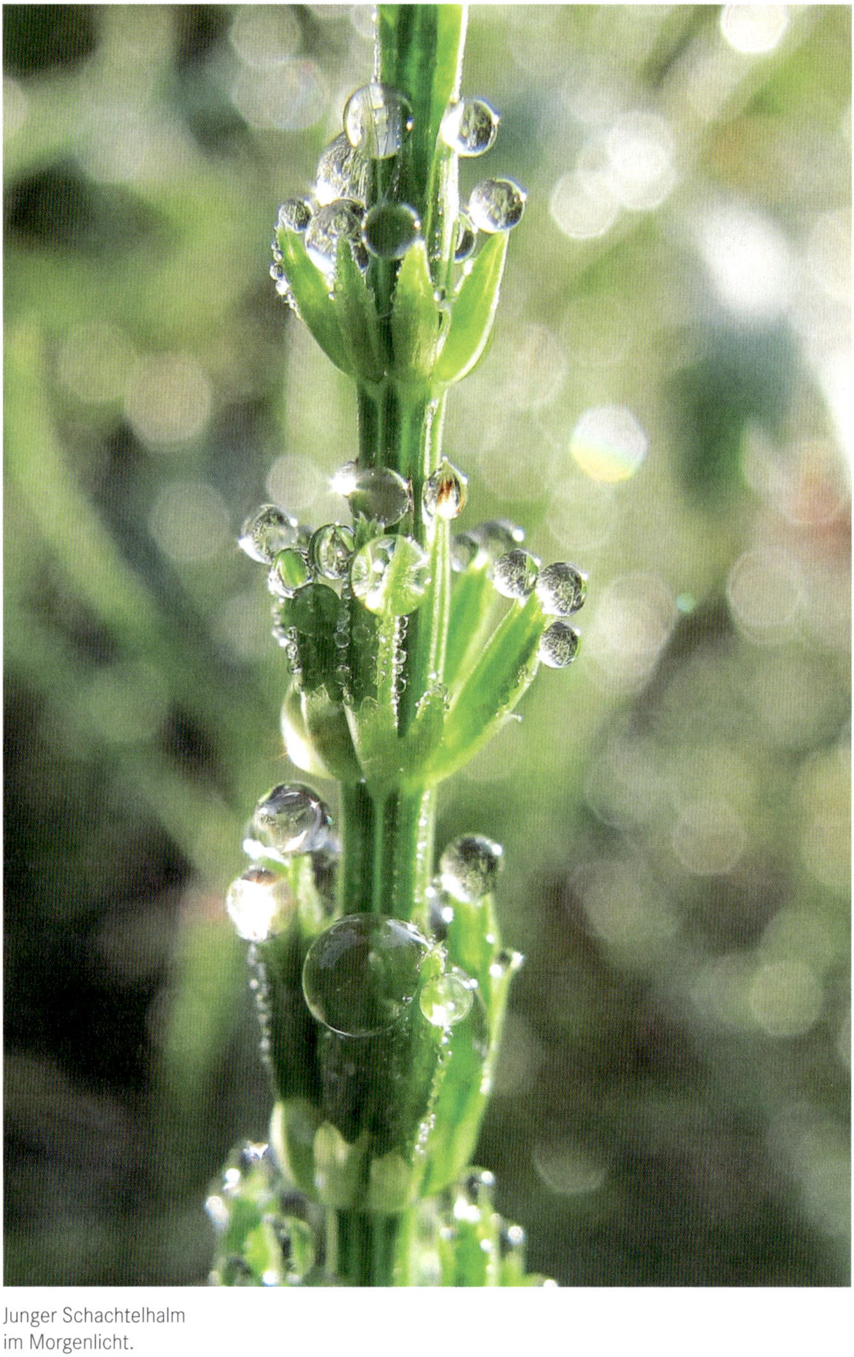

Junger Schachtelhalm
im Morgenlicht.

alle: »Ah, Bar-Chara, das ist die richtige Braut!« Die Braut ging in die Jurte und zündete mit drei jungen Lärchenwipfeln das Herdfeuer an.

Nun konnte das Hochzeitsfest beginnen. Und es kamen Gäste von überallher, aus allen Dörfern. Und es kamen Sänger, und Tänzer waren dabei, auch Springer, Ringer und Märchenerzähler.

Eine Woche lang dauerte die Hochzeit, und es gab ein Gastmahl, dass der Rauch bis in den Himmel aufstieg und in den Wolken hängen blieb. Dann ritten die Gäste nach Hause, und für Bar-Chara und seine Frau begann ein Leben in Glück, von dem ihre Kindeskinder noch heute erzählen.[4]

DER SCHACHTELHALM UND DAS GOLDENE ZEITALTER

In der griechischen Tradition wurden das Prinzip und der Kreislauf des Werdens und Vergehens mithilfe der Gottheit Kronos ausgedrückt. Ihm entspricht im alten Rom die Gottheit Saturn. Bei beiden findet sich das Thema der Wiederauferstehung, des Lebens im Glück oder des ewigen Lebens. Die alten Kräuterheilkundigen müssen geahnt oder auch gewusst haben, welche Urpflanze sie da vor sich hatten, als sie den Schachtelhalm diesen Göttern zuordneten.

Wie bereits bei der Zeitreise zu den Ursprüngen der Schachtelhalme und ihrer unglaublichen Überlebensgeschichte durch sämtliche Katastrophen hindurch könnte auch bei diesem Thema der heutzutage meist digital geeichte menschliche Verstand ins Schleudern kommen. Denn diese Gottheiten drücken etwas aus, das man als schreckliches, stets neues Absterben und genauso gut als wohltuendes ewiges Wiederauferstehen oder gar ewiges Leben bezeichnen könnte. Die Gottheit Kronos wurde als eine Gottheit beschrieben, die ihre eigenen Kinder frisst, denn was mit der Zeit entsteht, vergeht auch wieder mit der Zeit.

Saturn beziehungsweise Kronos galten als Herrscher des Goldenen Zeitalters. Dieser alte Mythos einer paradiesischen Zeit findet sich in der griechisch-römischen Kultur ebenso wie in jüdischen, christlichen und muslimischen Texten. Mit dem Goldenen Zeitalter verbunden ist die Vorstellung des

Gartens Eden auf Erden. Eine Zeit, in der Mensch und Tier in Frieden miteinander lebten, ohne mühevolle Arbeit und ohne Besitztum. Die Menschen hätten sich nicht bekleidet und vegetarisch von Früchten und Pflanzen ernährt. Die Qualitäten Einfachheit, Unschuld und Genügsamkeit wurden mit dieser goldenen Zeit verknüpft.

Das Goldene Zeitalter ist wohl längst vorüber. Doch heißt es in manchen Mythen, Kronos herrsche immer noch, dieses Goldene Zeitalter sei nur in einer anderen Sphäre »am Rande der hiesigen Welt«.

Saturn, der Planet am äußersten Rand unseres Sonnensystems, ist mit dem bloßen Auge noch sichtbar. Interessanterweise besitzt er eine Sechseckstruktur an seinem Nordpol, wie Satellitenaufnahmen zeigen. Und eine solche Sechseckstruktur weisen auch die Sporenkolben der Schachtelhalme auf.

Saturn galt als weiser Alter, der am Rand des Einflusses unserer Sonne steht, um von dort die kosmischen Kräfte des Universums zu empfangen und auf die Erde zu strahlen. Ein Gott des Ackerbaus, der für Fleiß, Ordnung und Disziplin stand und die feuchten, wilden bis ausufernden Kräfte der dem Wasser zugeordneten Mondenergien ins Lot bringen konnte.

Vielleicht weil er so weit draußen steht und als so weise und alt galt, quasi über den Tellerrand unseres Universums hinausblickend, wurde er für wertfrei, also »harmlos«, nicht bewertend gehalten. Er stand über allen Dingen, hatte den Überblick, urteilte deshalb nicht, sondern brachte seelenruhig alles immer wieder in die göttliche Ordnung. Culpeper beschrieb die Saturnpflanze Schachtelhalm ebenfalls als »sehr harmlos«.

Die Wirkung des Saturn wurde als dem Winter ähnlich beschrieben, der die fließenden diffusen Wasserkräfte zu harten Eiskristallen formte, ordnete und trocknete, der die Vegetation regulierte, dem Leben einen Rhythmus gab und die Geschwindigkeit für eine Zeit bremste. So konnte eine Verschnaufpause eingelegt, mal ausgeruht und Zeit zur Besinnung gefunden werden. Saturn ist damit der coole Weise, der sagt: »Jetzt mach mal langsam, setz dich hin und komm zur Ruhe.« Denn er soll wohl wissen, dass alle Dinge aus der großen Stille, der absoluten Dunkelheit und Ruhe, dem Zentrum, entstanden und weiter entstehen.

Verwandt damit erklärte man sich die heilenden Wirkungen der Schachtelhalme auf alle Erkrankungen, bei denen etwas aus dem Lot geriet: Seien es zu feuchte oder »überfließende« Verhältnisse wie nässende Ekzeme, Blasen-

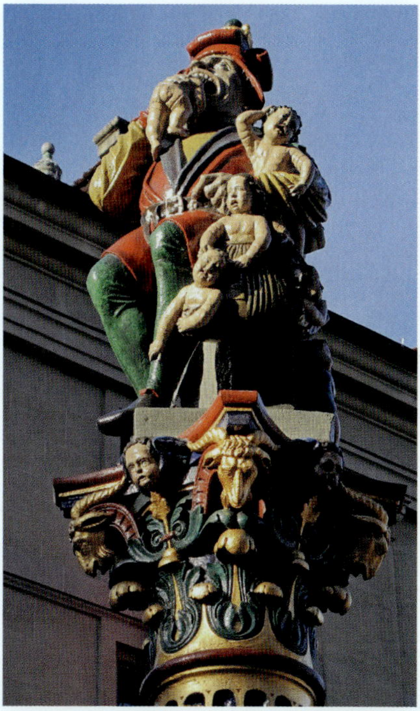

Kindlifresserbrunnen in Bern mit Widderdarstellungen am Sockel nahe dem Zeitglockenturm, eine Darstellung der Gottheit Kronos aus Sicht der griechischen Mythologie.

Das Goldene Zeitalter auf einem Gemälde von Lucas Cranach dem Älteren, um 1530, Alte Pinakothek, München.

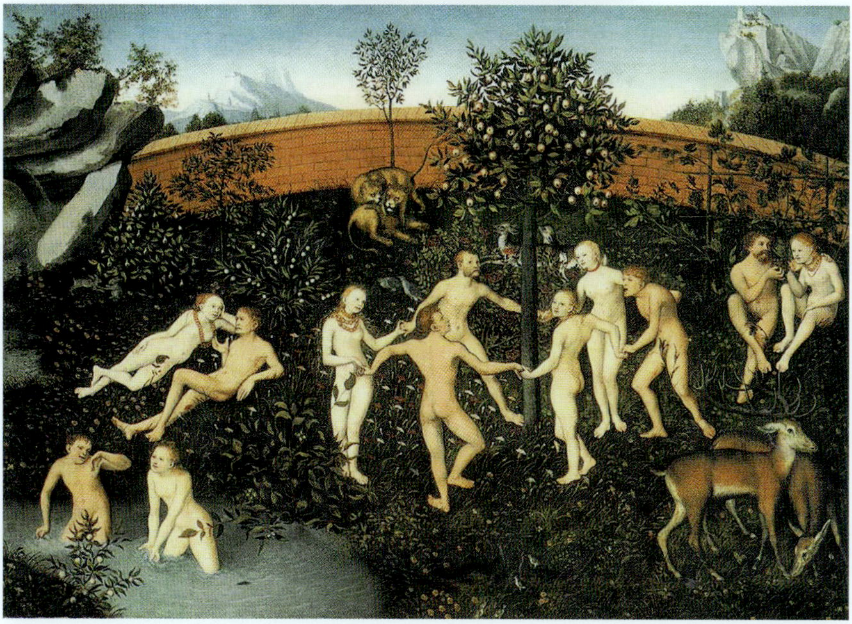

entzündungen, tränende Augen, zu starke Menstruation, Durchfälle oder im übertragenen Sinne aus dem Lot geratene Emotionen. Mehr zu den saturnischen Kräften im Schachtelhalm und deren Zusammenhang mit seinen Heilwirkungen wird bei Wolf-Dieter Storl auf spannende Weise in seinem Buch *Heilkräuter und Zauberpflanzen zwischen Haustür und Gartentor* (AT Verlag 2000) erklärt.

So wie Saturn als »Hüter der Schwelle« im Planetarischen angesehen wurde, war auch die Urpflanze Schachtelhalm ein Hüter der Schwelle aus dem Pflanzenreich. Wohl deshalb wurde die Saturnpflanze bei den nordamerikanischen Indianern und in früheren Riten in Europa für Initiationszeremonien wie zum Beispiel das Erwachsenwerden oder für Geburten verwendet, denn man überschreitet in diesen Lebensphasen eine Schwelle und beginnt einen neuen Lebensabschnitt.

Sechseckstruktur an jungen Ackerschachtelhalm-Sporenkolben *(Equisetum arvense* L.) im März.

Ackerschachtelhalm in der Winterruhe. Jetzt kommen seine saturnisch-trockenen, urig anmutenden Züge gut hervor.

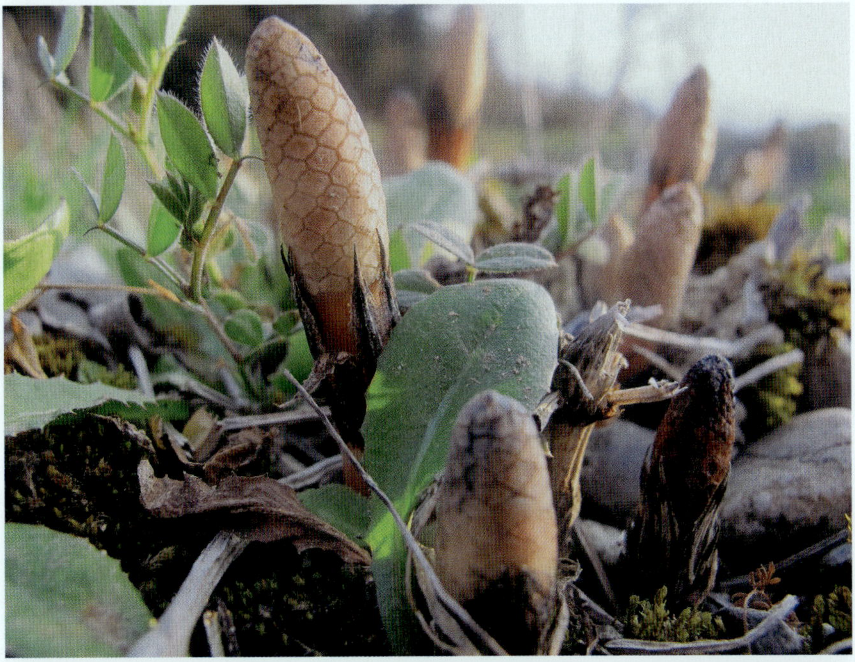

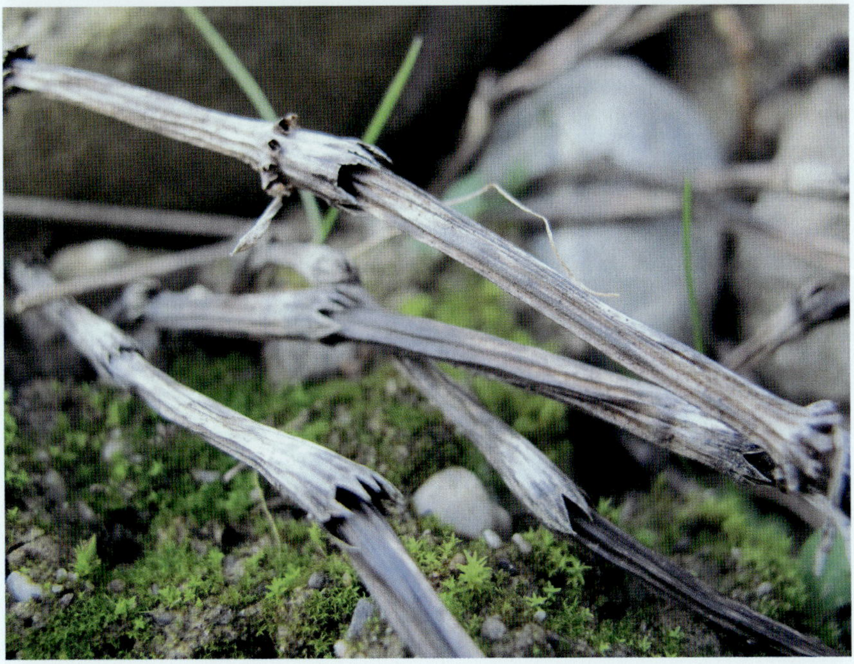

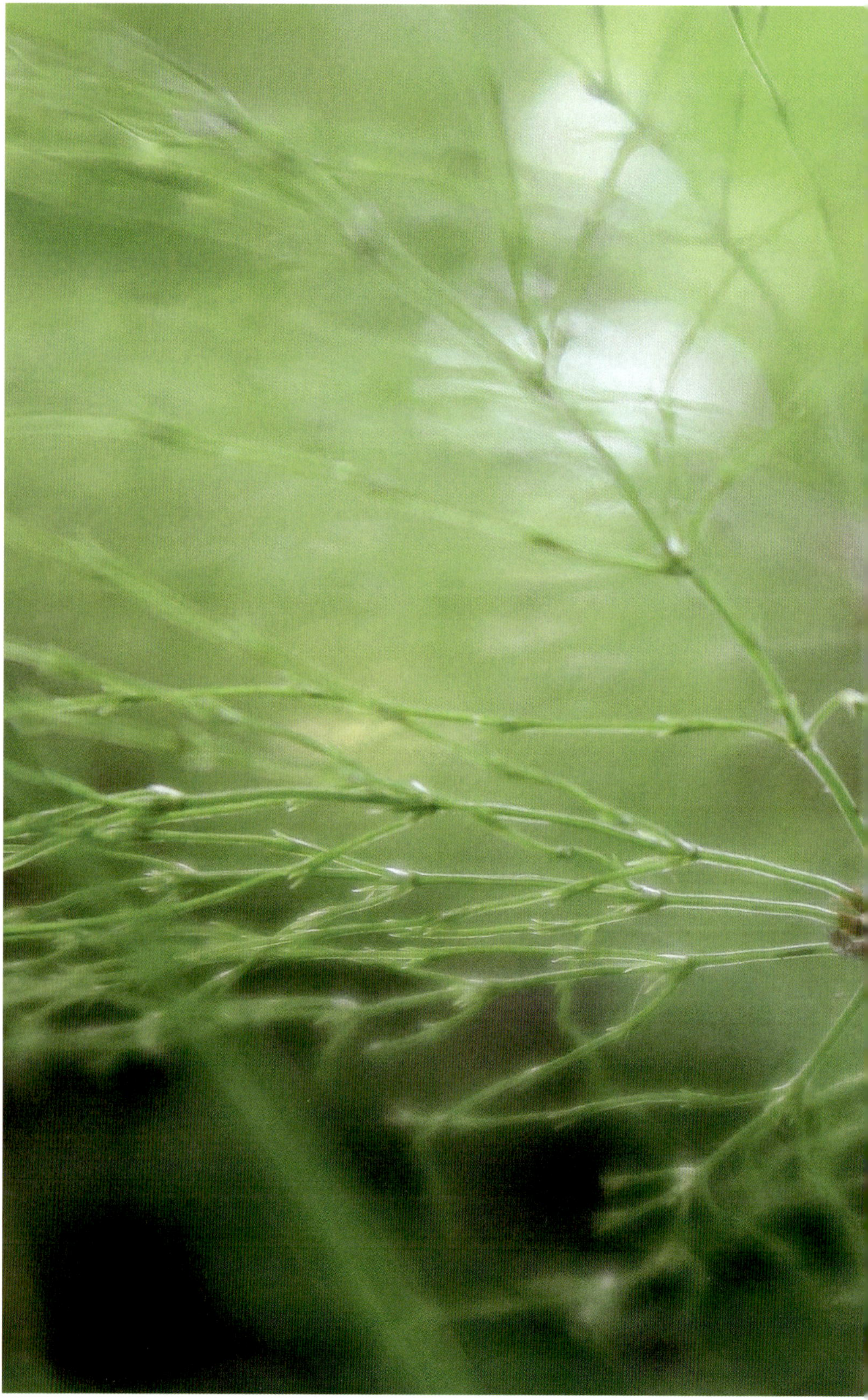

URZEIT UND ZUKUNFT: SCHACHTELHALME UND SILIZIUM

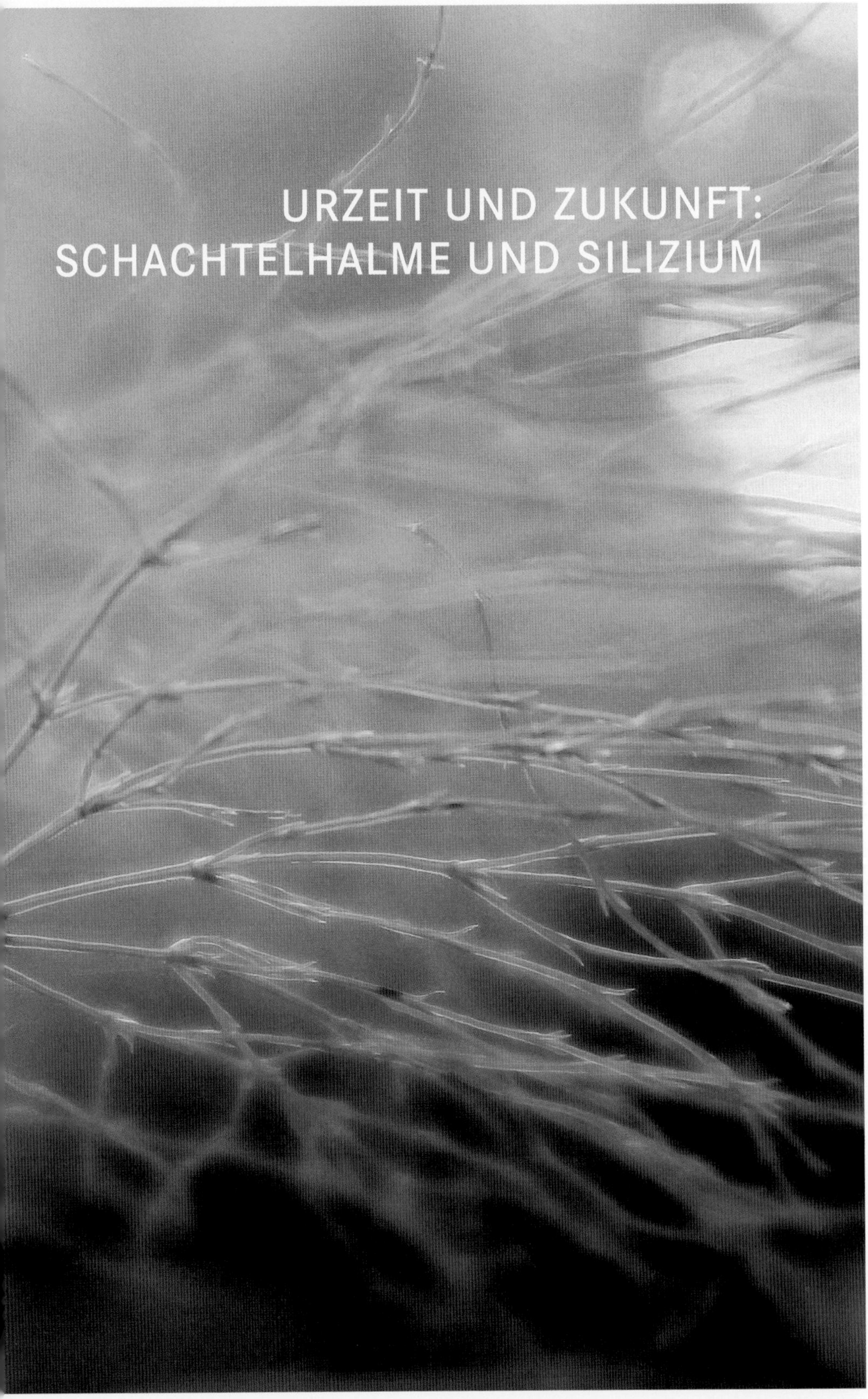

Schachtelhalm kann bis zu 25 Prozent des Trockengewichtes Kieselsäure enthalten (Sauerstoffsäure des Siliziums, $Si(OH)_4$) und ist eine der wichtigsten pflanzlichen Kieselsäuredrogen. Er baut es in seine Zellwände ein und erhält dadurch Stabilität und Struktur. Doch vielleicht ebenfalls wesentlich an seiner Überlebenskraft beteiligt ist die Tatsache, dass er hierdurch mehr Licht aufnehmen kann, das durch die Kristalle gebündelt wird, fast wie kleinste über die ganze Pflanze verteilte Solaranlagen. Vielleicht befähigt ihn dieses Prinzip, ohne breitere Pflanzenteile wie Blätter sogar im gedämpften Waldlicht auszukommen. Elektronenmikroskopische Untersuchungen zeigten, dass kleine Kieselkriställchen vor allem an den äußeren Oberflächen der Stängel und Seitentriebe der Schachtelhalme angeordnet sind. Auch im Pflanzensaft ist nicht wenig gelöste Kieselsäure enthalten. Die meisten, jedoch deutlich später entwickelten Pflanzen benutzen für ihre Stabilität den Holzstoff Lignin und breite Oberflächen für die Fotosynthese. Silizium, im englischen Silicon genannt, ist nach Sauerstoff das zweithäufigste Element unserer Erdkruste. (Häufig wird das englische *silicon* falsch mit dem deutschen Wort »Silikon« übersetzt. Doch Silikon ist eine chemisch hergestellte Substanz aus der Verbindung von Silizium und Kohlenwasserstoff mit oft elastischer, biegsamer oder klebriger Konsistenz, ganz im Gegensatz zu den Kristallen oder Quarzen. Silikon wird im englischen mit *silicone* benannt.) Wenn sich Silizium und Sauerstoff chemisch verbinden, entsteht Siliziumdioxid (SiO_2). Ein mechanisch und chemisch sehr stabiles Siliziumdioxid ist Quarz. Sand besteht aus Quarz und eine Reinform von Quarz ist der Bergkristall, reines Siliziumdioxid.

Silizium ist der Hauptbestandteil vieler Gesteine, von Sand, Kieselsteinen, Lehm oder Ton, Schiefer, wie gesagt Quarz und Feldspat. Es sind siliziumhaltige Steine und Materialien, die den größten Teil der Struktur der Erdkruste ausmachen.

Der Name Silizium kommt vom lateinischen *silex*, was »Feuerstein«, »Kieselstein« bedeutet. Mit ihm lernte die Menschheit, Feuer zu machen, und stellte in der Steinzeit Messer und Pfeilspitzen her. Ein weiterer Stein mit über siebzig Prozent Siliziumdioxid ist Obsidian, vulkanisches Gesteinsglas.[5]

Silizium wird als Halbmetall bezeichnet, weil es sowohl mineralische als auch metallische Eigenschaften besitzt. In den 1950er-Jahren wurden die Halbleitereigenschaften des Siliziums entdeckt, die ausschlaggebend für die explosionsartige Entwicklung der Elektronikindustrie waren. Diese konnte

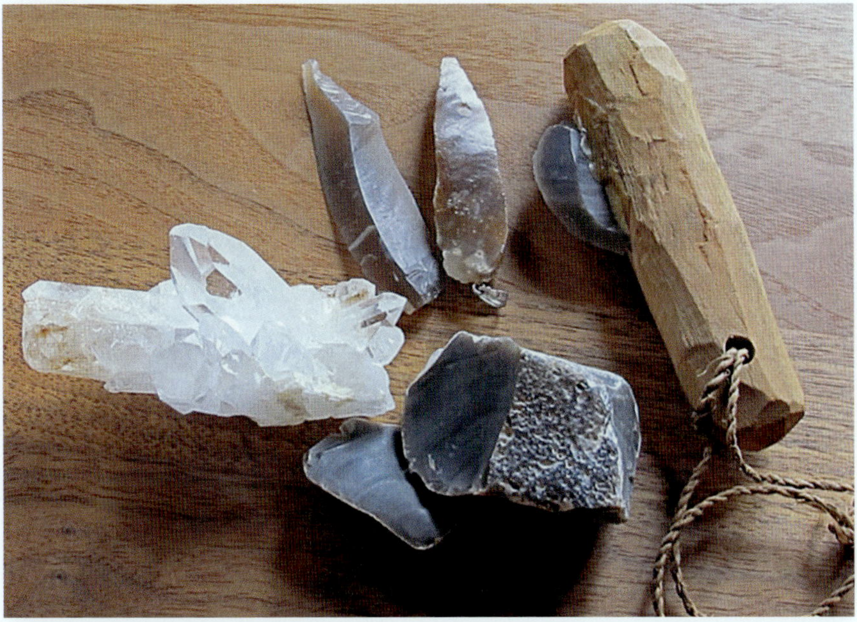

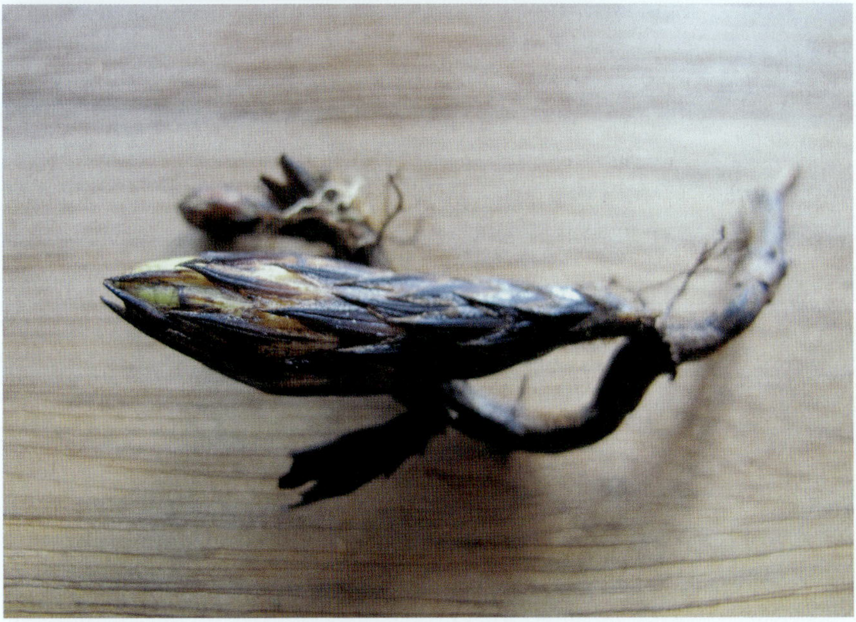

Bergkristall (links), Feuerstein (vorn), Feuersteinklingen und -messer (oben und rechts).

Ackerschachtelhalm-Wurzel *(Equisetum arvense* L.) mit Sporenkolbenknospe.

nun Siliziumchips als Grundbestandteil von Computern bauen, was das High-Tech-Zeitalter begründete. Silizium wirkte also als Katalysator für die High-Tech-Entwicklung der Menschheit. In Solarzellen und Flachbildschirmen ist es ein wesentlicher Bestandteil.

SILIZIUM IM KÖRPER

Auch in uns Menschen kommt Silizium natürlich vor. Es ist nach Eisen und Zink das dritthäufigste Spurenelement in unserem Körper. Aber wozu es gebraucht wird, ist noch nicht genau erforscht. Bei der Ratte ist es vor allem in Haut und Bindegewebe, Knochen, Haaren, Nägeln, Sehnen, Hauptschlagader, Luftröhre und in geringeren Konzentrationen in den Weichteilen vorhanden. Es scheint für Aufbau und Struktur des Knochen- und Bindegewebes, das hauptsächlich aus Kollagenen besteht, wichtig zu sein. Erforscht wurde bisher, dass es womöglich beim Ablesen der Information in den einzelnen Zellen und bei der Zusammensetzung des Knochen- und Knorpelaufbaus mitwirkt. Die Einnahme siliziumreicher Kost hat günstige Wirkungen auf Knochen und Knorpel gezeigt. Siliziumoxidsäure, Kieselsäure, ist in Form eines weißen Pulvers als Nahrungsergänzungsmittel erhältlich und wird bei Störungen des Nagel- und Haarwachstums empfohlen.

Viele Wildtiere fressen gern Schachtelhalm, daher heißt er in der Sprache der grönländischen Eskimos wörtlich übersetzt »Rentierfutter« und »Gänsefutter«. Er ist auch für Tiere eine bedeutende Mineralienquelle, die Rentiere für die jährliche Neubildung ihres Geweihs und Wildgänse für ihre Langstrecken-Flugfedern benötigen, die sie im Sommer abwerfen.

Sein lateinischer Name *Equisetum* bedeutet »Pferdehaar« (von *equus*, »Pferd«, und *saeta*, »starkes Haar«).[6] Die Stängel sehen mit ihren dünnen langen Trieben und Seitentrieben so haarig aus wie ein Pferdeschweif, weswegen die Pflanze im Griechischen auch *Hippuris* und im Englischen *Horsetail* heißt. In der Volksheilkunde wird sie (unter anderem) bei Haarausfall verwendet und bei nordamerikanischen Indianern sowie in Russland als wertvolles Pferdefutter und Medizin für die Tiere (siehe Seiten 157 und 202) eingesetzt. Man rätselt über seinen Ruf,

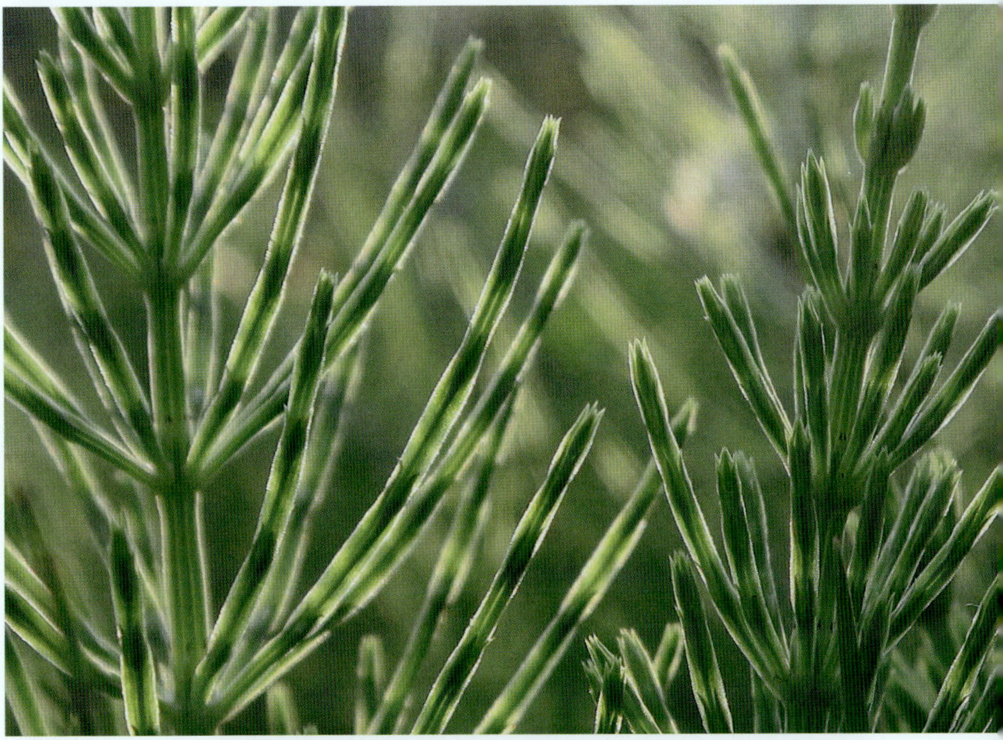

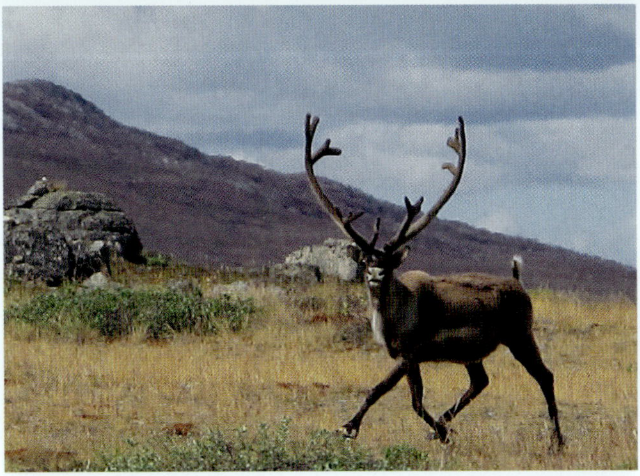

Ackerschachtelhalm im Gegenlicht. Man sieht die Lichtreflexionen der äußeren Stängelschichten, die besonders reich an eingelagerten Siliziumkristallen sind.

Rentier bei Kangerlussuaq, Grönland.

mancherorts für Weidevieh giftig zu wirken. Auch wird vermutet, dass eine Art, der Sumpfschachtelhalm, giftig sei, worauf ich noch näher eingehen werde.

Sicher sind die meisten Schachtelhalmarten für Mensch und Tier eine gute Mineralienquelle. Neuere Forschungsergebnisse bestätigen immer mehr diese und weitere traditionelle Heilanwendungen. Ausführliches dazu ist im Kapitel zu den Heilwirkungen beschrieben.

TAKT UND STRUKTUR

Das Element Silizium ist auf mehreren Ebenen ein Strukturgeber. Nicht nur in den Schachtelhalmen, denen es ohne die Ausbildung von Holzfasern das aufrechte Wachstum und Festigkeit ermöglicht. Silizium hat ganz besondere Fähigkeiten, die mit Takt oder Struktur einhergehen:

- Auf der mineralischen Ebene bildet es zusammen mit Sauerstoff das häufigste Element der Erdkruste, es ist somit maßgeblich an den Strukturen der Erde beteiligt: in Form von Steinen wie Quarzen und Kieselgestein. Im Mineralienreich bedingt es die Kristallstruktur eines Sechsecks, die in Bergkristallen gut zum Ausdruck kommt.
- Auch in der zeitlichen Dimension bewirkt Silizium einen Takt. Denn wenn an Quarzkristalle Strom angeschlossen wird, schwingt es in einem solch regelmäßigen Takt, dass die Entwicklung von Quarzuhren möglich wurde.
- Auch im Bereich chaotischer Strahlung ordnet Silizium: Es wird in Geräten zur Messung von Radioaktivität verwendet, da es auch beim Kontakt mit diesen Strahlen in einem bestimmten Takt schwingt und so die Strahlung messbar macht.
- In Solarzellen ist Silizium bei der Umwandlung von Sonnenstrahlung in Strom im Einsatz. Und in der Computertechnik dient es mit hervorragenden Halbleitereigenschaften in Form von Siliziumchips als Grundbaustein jeglicher Geräte.

Wenn man eine Dimension weiter denkt und das zu großen Teilen aus Silizium bestehende Gestein der Erdkruste berücksichtigt, könnte man annehmen, dass das Material vielleicht dazu beiträgt, dass unser Planet Erde aus all den einstrahlenden kosmischen Kräften seinen ureigenen Rhythmus bildet.

Beim Betrachten der Heilwirkungen von Schachtelhalmen, die im Hauptteil des Buches ausführlich dargestellt sind, fallen die strukturierenden Qualitäten ins Auge, die viele Parallelen zu den Qualitäten von Silizium aufweisen. Der Schachtelhalm sieht nicht nur selbst sehr strukturiert aus, sondern bringt seine strukturierenden und ordnenden Qualitäten auch bei verschiedenen Beschwerden ein, wenn der Mensch aus dem Lot geraten scheint:

- Er bringt Ordnung in alles Überfließende, Wässrige: Bei Haut- und Schleimhauterkrankungen mit vielen Absonderungen, wie Hautekzemen, Wunden, Schnupfen mit viel Naselaufen. Bei Verdauungsbeschwerden und für Niere und Blase wirkt er ordnend auf die Schleimhäute und kann Entzündungen oder vermehrte Absonderungen wieder beruhigen und stabilisieren.
- Die inneren und äußeren Strukturen des Körpers von Haut, Haaren, Zähnen, Nägeln und Knochen kann er stärken und aufbauen.
- Auch auf der emotionalen Ebene vermag Schachtelhalm »überfließende Emotionen« zu entspannen, auch in diesem Bereich wirkt er sanft beruhigend, angstlösend und strukturierend.

Die regelmäßige Struktur ist ein wesentliches Merkmal des Schachtelhalms, mitbedingt durch die Stütze des eingebauten Siliziums. Vielleicht ist es diese Qualität, die es ihm ermöglichte, über Millionen von Jahren die Stufen der Evolution hinauf- und hinabzusteigen und bis in heutige Zeiten zu überleben, auch über klaffende Abgründe wie extreme Klimawechsel hinweg.

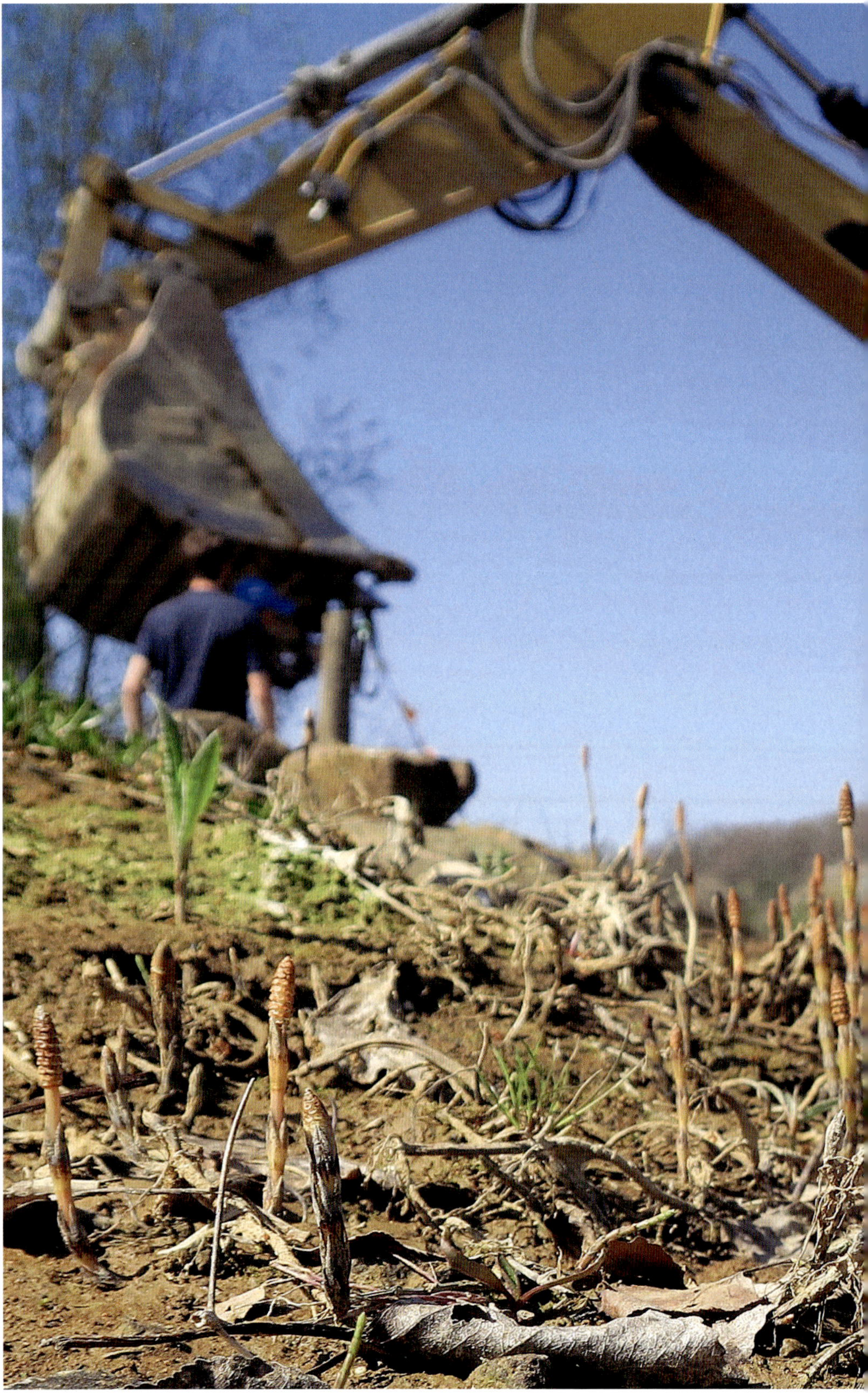

GRÜN, GESCHACHTELT, GERADE: SCHACHTELHALMARTEN ERKENNEN UND NUTZEN

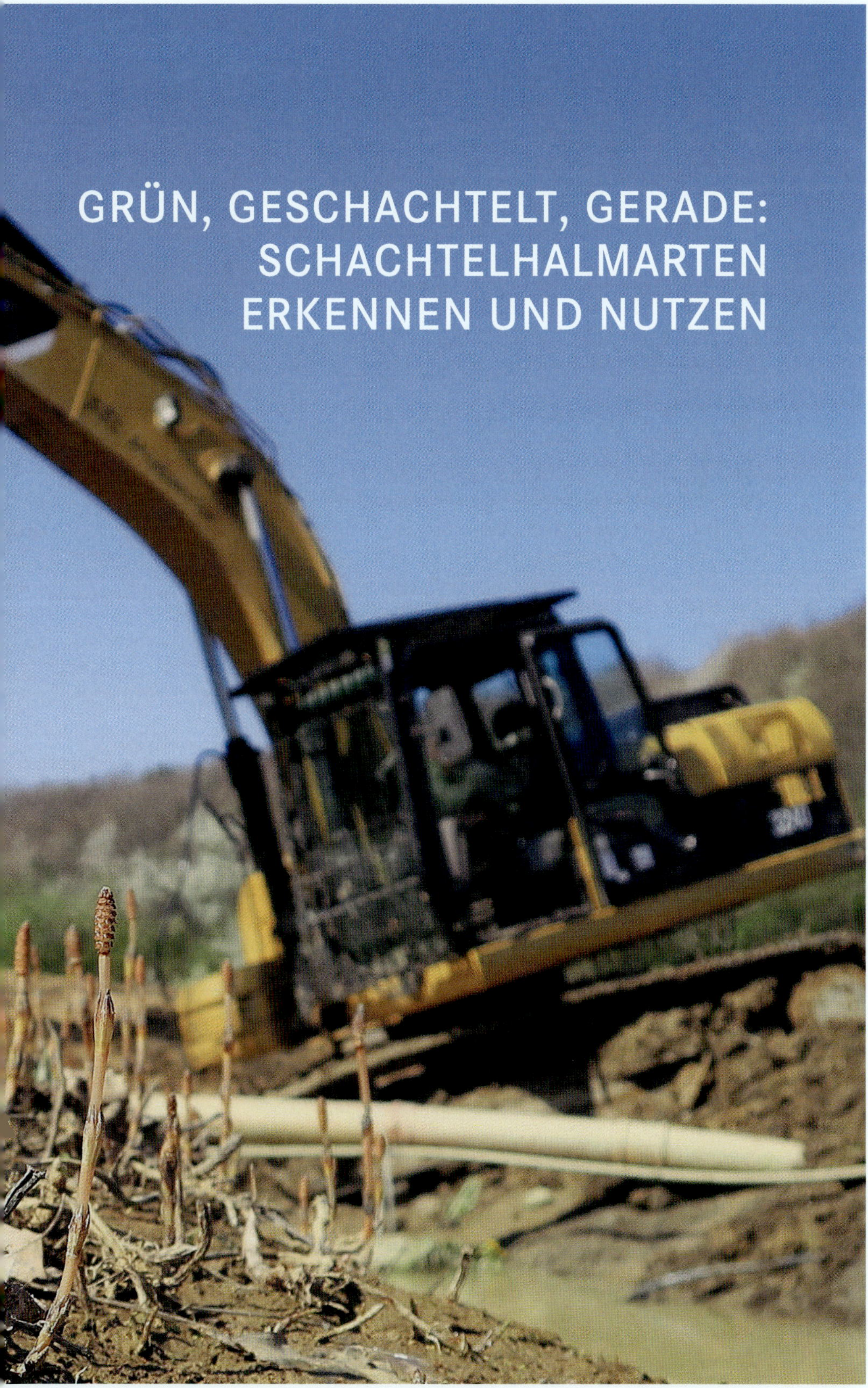

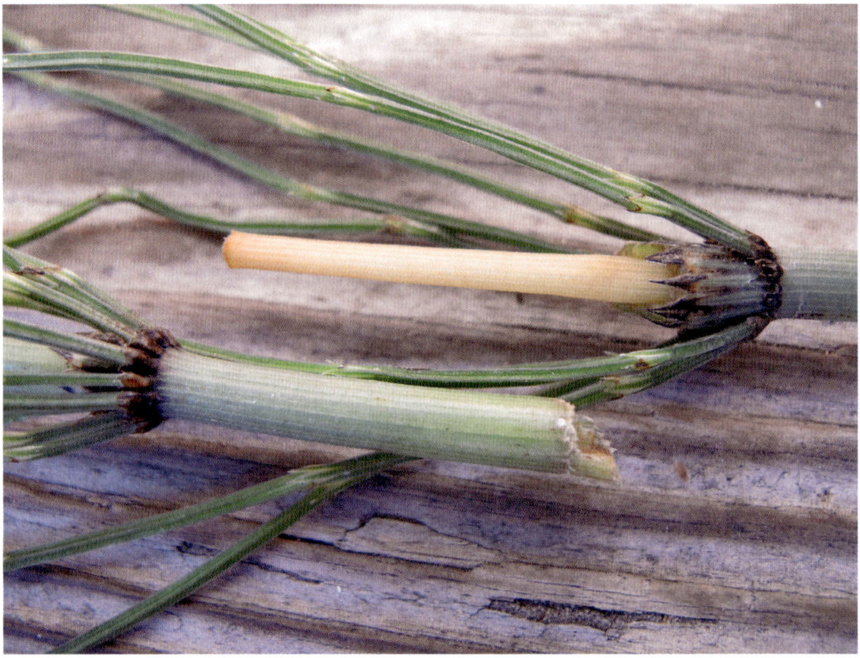

In Europa gibt es schätzungsweise zehn, nach manchen Quellen zwölf verschiedene Schachtelhalmarten. Mit Ausnahme des Sumpfschachtelhalms sind alle Arten essbar und auch heilkundlich verwendbar. Und selbst Sumpfschachtelhalm kann für Kosmetik und äußerliche Heilanwendungen wie Umschläge benutzt, sollte aber nicht eingenommen werden. Im Folgenden möchte ich die mir bekannten Arten näher beschreiben und ihre Unterscheidbarkeit deutlich machen. Dazu gibt es Tipps zum Sammeln und Hinweise zum Erkennen eines Pilzbefalls an Schachtelhalmpflanzen, da solche Exemplare nicht verwendet werden sollten. Außerdem werden einige Pflanzen aufgeführt, mit denen Schachtelhalme verwechselt werden könnten.

Die Arten können sich sehr ähneln, sodass zur Unterscheidung schon genau hingesehen werden muss. Dies ist insbesondere bei der Bestimmung des heilkundlich am häufigsten verwendeten Ackerschachtelhalms und der Unterscheidung zum Sumpfschachtelhalm der Fall. Und wie immer spielt die Natur mit Varianten, sodass man selten auch »Mischlinge« zwischen zwei Arten finden kann. Solche Hybriden könnte man auch verwenden, doch würde ich sie wegen ihrer Seltenheit nicht pflücken. (Gute Beschreibungen solcher Hybriden sowie weiterer Schachtelhalmarten wie den in der Schweiz eher seltenen und deshalb in diesem Buch nicht beschriebenen Wiesenschachtelhalm, *Equisetum pratense* L., finden sich zum Beispiel auf www.blumeninschwaben.de.)

Ackerschachtelhalm-Stängel *(Equisetum arvense* L.), auseinandergezogen wie ein Schwert aus dem Schaft (links).

Stängelscheide mit dunkelbraunen Zacken auf dem elfenbeinfarbigen Stängel eines Riesenschachtelhalms *(Equisetum telmateia* Ehrh.) im Juni. Darunter sieht man die Sprossscheide, von der die Seitentriebe ringsherum aussprossen.

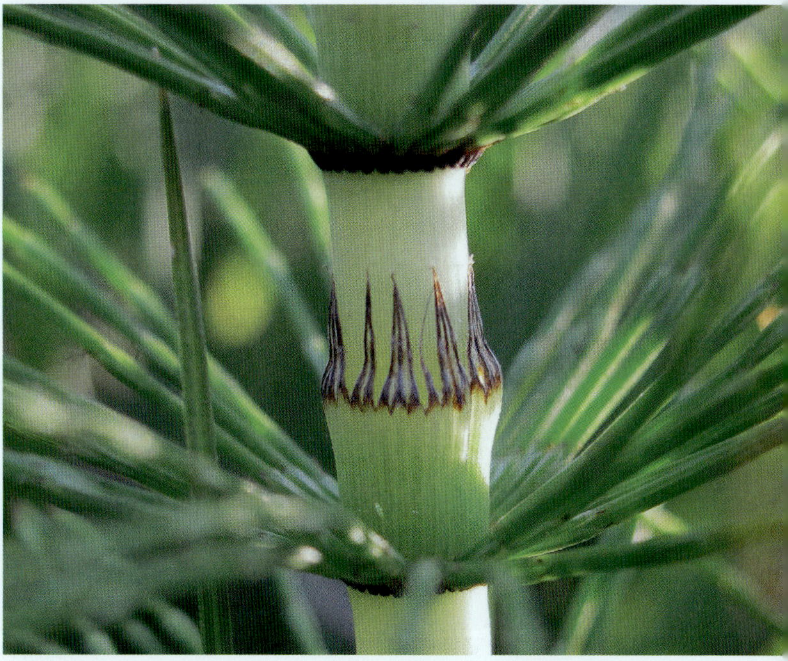

Immer wieder bekomme ich von Leuten erzählt, dass sie Schachtelhalm im Garten oder auf dem Acker haben, aber nicht sicher sind, welche Art es nun ist. Er scheint doch sehr häufig in den Gärten präsent zu sein. Umso mehr soll hier die Unterscheidung möglichst einfach dargestellt werden. Denn wenn man den Schachtelhalm kennt, kann man in ihm einen neuen Freund und Helfer finden, der einem mit seinem vielfältigen Potenzial, sei es nun in Heilkunde, Küche oder Haushalt, zur Seite stehen kann. Und der wacker die Stellung im Garten hält, komme was wolle.

Der Name Schachtelhalm oder Schafftheu soll von den Gliedern der hohlen Hauptstängel kommen, die alle Schachtelhalmarten haben. Wenn man am Stängel zieht, reißt die äußere Halmschicht oft an dieser gezähnten Scheide aus. Man kann ihn dort aber auch wieder zusammenstecken, quasi »schachteln«, oder wie einen Speer in den Schaft zurückstecken und er hält (wächst aber nicht wieder zusammen).

Ein weiterer gebräuchlicher Name ist Zinnkraut, da man mit Schachtelhalmen Zinn und andere Metalle sowie Holz sehr fein polieren kann. Ihr in geradezu mathematisch exakten Abständen gegliederter Hauptstängel ist typisch für die Schachtelhalme, zum Beispiel im Bild auf Seite 62 ganz links am Riesenschachtelhalm gut sichtbar. Es heißt sogar, dass seine nach mathematischen Regeln nach oben immer kürzer werdenden Stängelabschnitte den

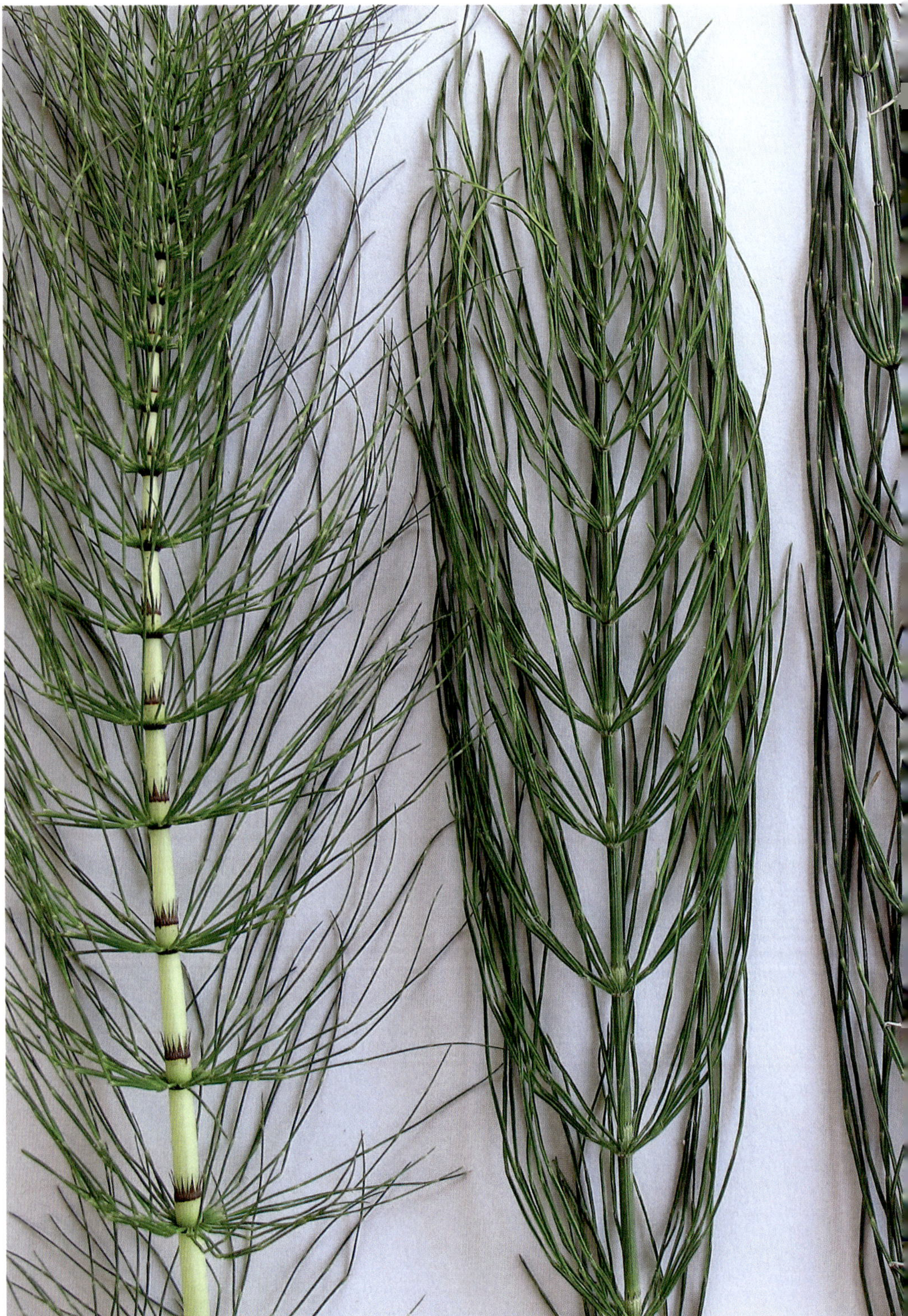

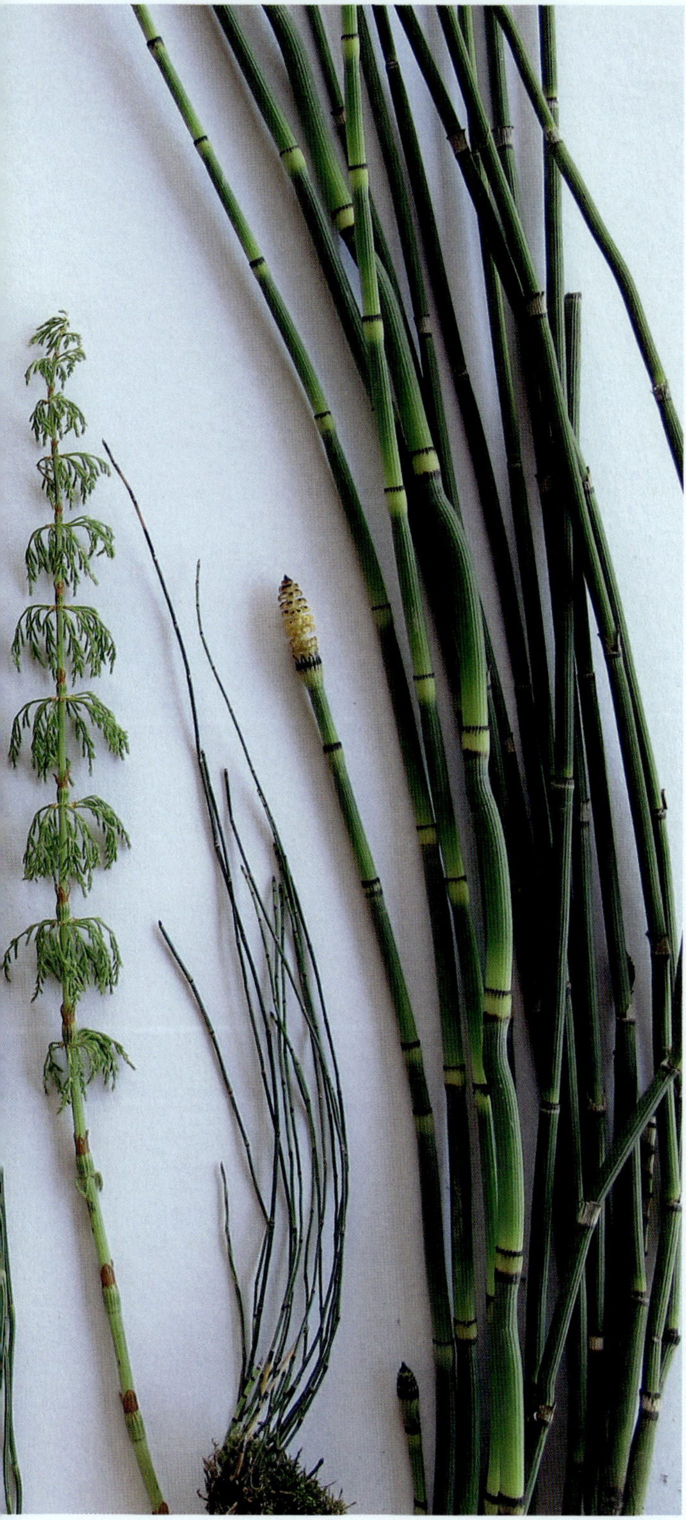

Sechs verschiedene Schachtelhalmarten. Von links nach rechts: Riesenschachtelhalm (*Equisetum telmateia* Ehrh.), Ackerschachtelhalm *(Equisetum arvense* L.), Sumpfschachtelhalm *(Equisetum palustre* L.), Waldschachtelhalm *(Equisetum sylvaticum* L.), Bunter Schachtelhalm *(Equisetum variegatum* Schleich.), Winterschachtelhalm *(Equisetum hiemale* L.). Man erkennt den elfenbeinfarbigen Stängel des Riesenschachtelhalms ganz links, die Ähnlichkeit des Acker- zum Sumpfschachtelhalm, den feinen hellgrünen (noch jungen) Waldschachtelhalm mit den nach unten gebogenen Seitenästen und die zwei unverzweigten Arten, der haarfeine und kleine Bunte Schachtelhalm (mit einem Moosklümpchen unten dran) und ganz rechts der dickere, unverzweigte, schön quer gestreifte Winterschachtelhalm mit einem Sporenkolben.

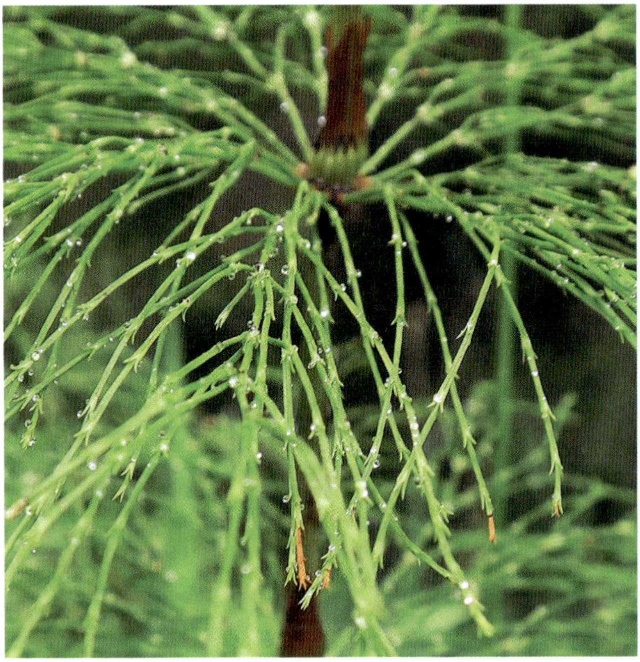

Seitentriebe mit Internodien am Waldschachtelhalm *(Equisetum sylvaticum* L.). Man sieht deutlich die gezackten Knoten (Internodien), welche die Seitentriebe gliedern. Die kleinen Zacken stehen etwas ab und machen die Gliederung besser erkennbar.

Ackerschachtelhalm am Flussufer (rechts).

Entdecker des Logarithmus inspiriert haben sollen. Auch die Konstruktion des Empire-State-Buildings in New York soll nach dem Vorbild des Schachtelhalms erfolgt sein.

Jedenfalls sind Schachtelhalme allein schon durch diese Stängelgliederung gut zu erkennen. Die Stängelabschnitte werden durch eine Scheide getrennt, die je nach Art wenige oder viele ringförmig um den Stängel angeordnete grüne oder dunkel gefärbte Zacken besitzt. Diese Scheide ist zur Abgrenzung der Arten wichtig und sollte genau angeschaut werden.

Unterhalb der Stängelscheiden sprossen in Quirlen oft rundherum auf gleicher Höhe die Seitentriebe. Dieser Ort wird Sprossscheide genannt. Die Seitentriebe sind ebenfalls gegliedert und besitzen zwischen den Gliedern gezackte Knoten, die Internodien.

Da eine Art, der Sumpfschachtelhalm *(Equisetum palustre* L.), derzeit als giftig gilt, auch und vor allem für manches Weidevieh, sollte Sumpfschachtelhalm nicht innerlich verwendet werden. Deshalb ist es wichtig, ihn vom Ackerschachtelhalm und den anderen Arten unterscheiden zu können, was mit einer genaueren Betrachtung der Stängelscheiden gut gelingt. Alle Schachtelhalme haben einen hohlen Stängel. Schaut man sich den Stängelquerschnitt genau an, kann dies für die Unterscheidung mancher Arten ebenfalls hilfreich sein.

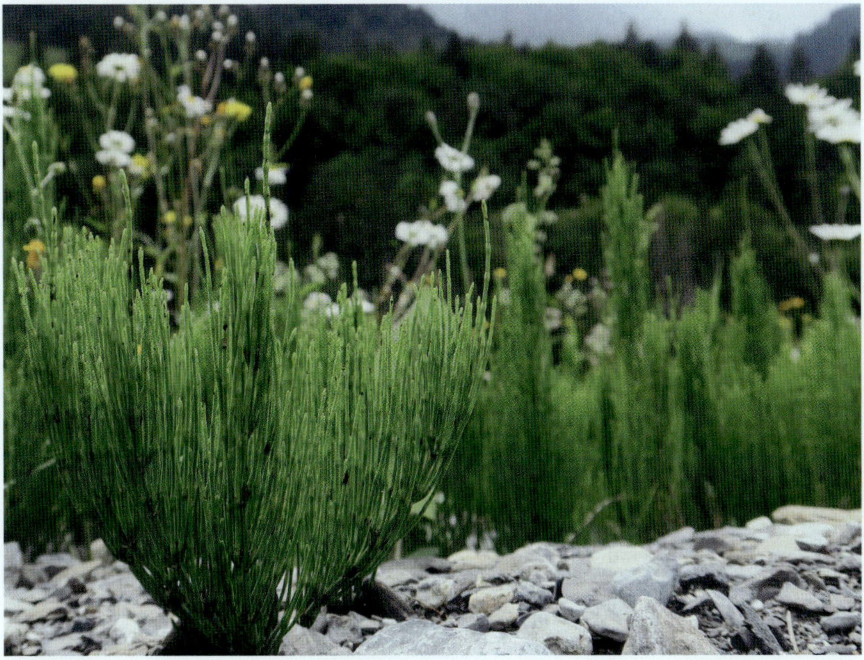

ACKERSCHACHTELHALM

Equisetum arvense L.

Ackerschachtelhalm ist sehr häufig zu finden. Er kommt zum Beispiel oft an Bahndämmen vor, auf Kieswegen und am Rand von Kiesgruben. Dabei kann der Standort auch mal trockener sein als bei den meisten anderen Schachtelhalmen. Der Ackerschachtelhalm ist verzweigt, das bedeutet, er besitzt einen Hauptstängel, aus dem Seitenäste wachsen. Diese Seitenäste können unverzweigt oder weiter verzweigt sein.

Die Zähne der Stängelabschnitte sind hellgrün, nur die Spitzen sind dunkel gefärbt. Die Ansätze der Seitentriebe sowie die Zwischenstücke (Internodien) der Seitentriebe sind ebenfalls meist hellgrün. Bei älteren Stängeln oder nahe am Boden können diese Ansätze jedoch auch dunkel gefärbt sein.

Ackerschachtelhalm hat an der Stängelscheide acht bis zwölf Zähne, die Hauptstängel sind grün, die Seitentriebe quirlig angeordnet, das heißt sie entspringen rundherum auf gleicher Höhe am Hauptstängel. Diese Merkmale unterscheiden ihn schon von den meisten anderen Arten, nicht jedoch vom

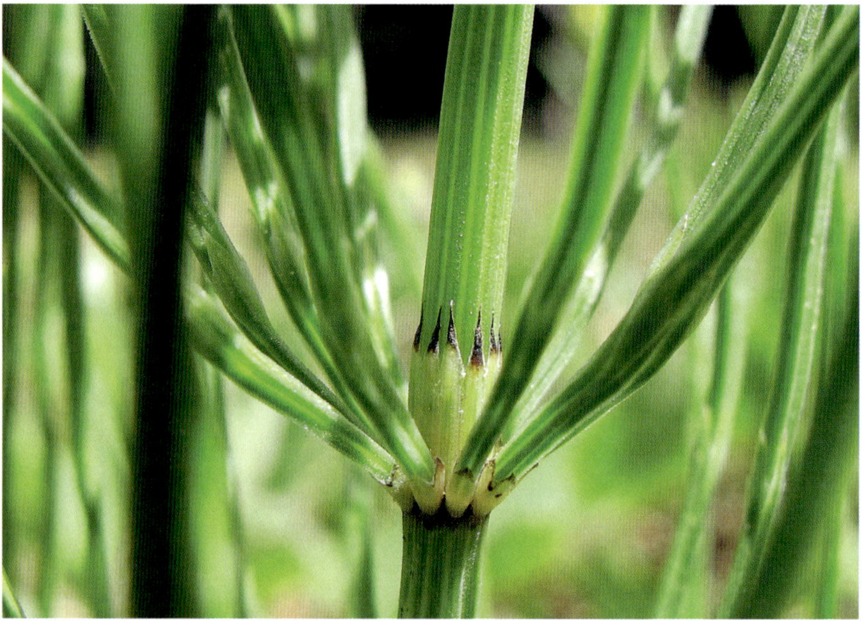

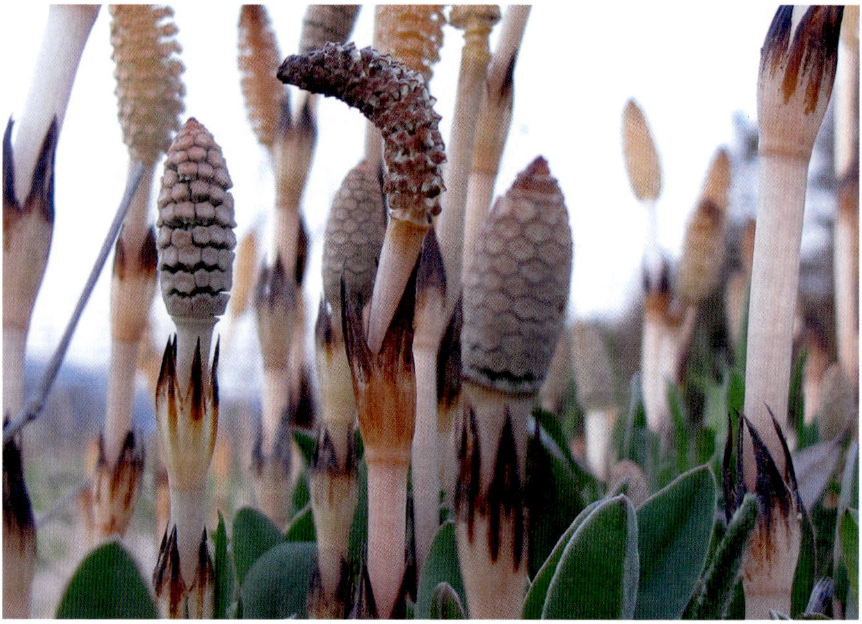

Die Stängelscheide des Ackerschachtelhalms.

Sporenbildende Kolbenstängel des Ackerschachtelhalms im März.

Sumpfschachtelhalm. Riesenschachtelhalm *(Equisetum telmateia* Ehrh.) zum Beispiel hat einen elfenbeinfarbigen Stängel und viel mehr Zähne an den Stängelscheiden, wie unten genauer beschrieben.

Ganz typisch für den Ackerschachtelhalm, doch auch für den Riesenschachtelhalm sind ihre braunen Sporenkolben im zeitigen Frühjahr, die ungefähr von März bis Mai erscheinen. Diese rein braunen Extratriebe erscheinen als Erstes und getrennt vom grünen Spross, sie enthalten und zerstreuen viele Sporen und sterben danach ab.

SUMPFSCHACHTELHALM

Equisetum palustre L.

Sumpfschachtelhalm gilt als leicht giftig, da man bei Weidevieh, das ihn gefressen hat, Vergiftungserscheinungen beobachtet hat. Er sollte deshalb nicht eingenommen werden, obwohl diese Giftigkeit für den Menschen bisher nicht bewiesen wurde (mehr dazu ab Seite 71). Traditionell wird Sumpfschachtelhalm für äußerliche Anwendungen wie Umschläge verwendet, zudem kann er in der Kosmetik oder zum Färben eingesetzt werden. Wie die anderen Arten enthält auch er viel Kieselsäure.

Er kommt gern an feuchten Standorten vor, wie Feuchtwiesen oder Bachrändern, Ackerschachtelhalm dagegen eher an trockeneren Standorten wie Kieswegen. Dennoch kann man beide Arten manchmal nebeneinander finden.

»Im Sumpf trägt man hohe Gummistiefel«

Mit diesem Satz kann man sich die sicherste Unterscheidungsmöglichkeit der beiden Arten merken. Dies betrifft die Länge der Stängelscheide (zwischen dem Ansatz der Seitentriebe und den Zacken am Hauptstängel) im Verhältnis zum ersten Abschnitt des dazugehörenden Seitenastes. Die Stängelscheide ist beim Ackerschachtelhalm kürzer oder gleich lang wie der erste Seitentriebabschnitt. Beim Sumpfschachtelhalm ist die Stängelscheide deutlich länger als der erste

Unterscheidung von Ackerschachtelhalm *(Equisetum arvense* L.), links, und Sumpfschachtelhalm *(Equisetum palustre* L.), rechts. Wenn man die Seitentriebe auszupft und den nächsten Stängelabschnitt wegzieht, sieht man den Unterschied besser.

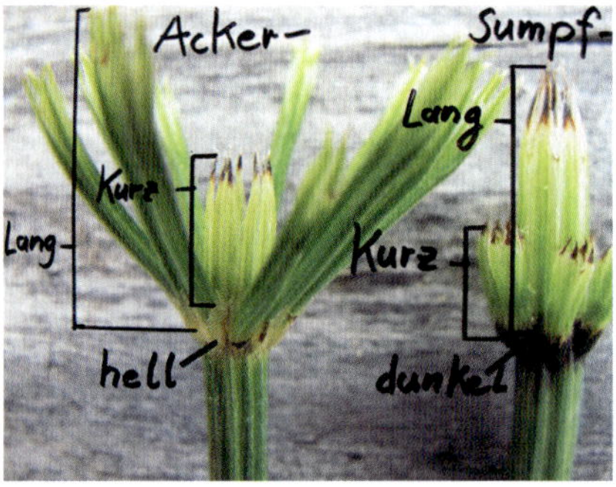

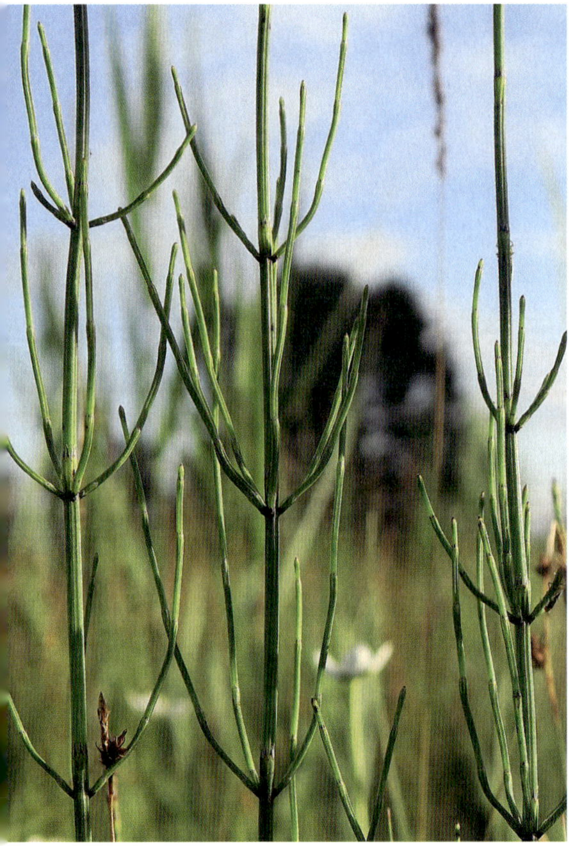

Sumpfschachtelhalme.

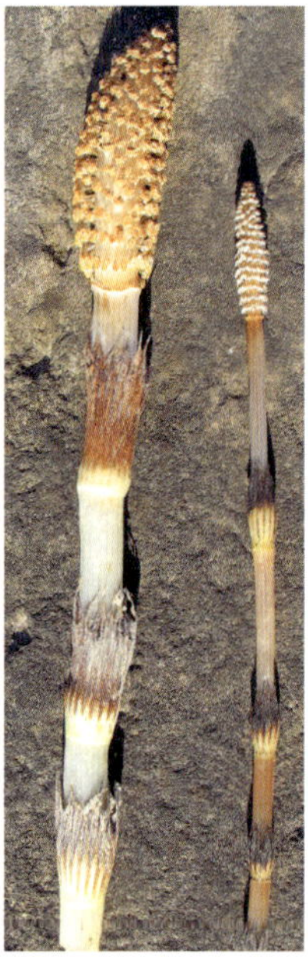

Links im Bild Sporenkolben des Riesenschachtelhalms *(Equisetum telmateia* Ehrh.) und rechts des Ackerschachtelhalms *(Equisetum arvense* L.) im April.

Seitentriebabschnitt, eben wie bei den Gummistiefeln, die einen hohen Schaft haben.

Bei Unsicherheit, welche Schachtelhalmart man vor sich hat, kann man sie trotzdem immer für äußerliche Anwendungen wie Umschläge oder Kosmetikprodukte nehmen, sollte sie aber zur Sicherheit nicht innerlich oder für Wildkräutergerichte verwenden.

Wenn man die Sporenkolben sammeln will, ist es sehr einfach: Nur Acker- und Riesenschachtelhalm bilden getrennt von den grünen Trieben zeitig im Frühjahr gänzlich braune Sporenkolbentriebe ohne jegliche grüne Farbe und ohne grüne Seitentriebe aus. Beim Ackerschachtelhalm haben diese an den Stängelscheiden acht bis zwölf Zähne, beim Riesenschachtelhalm sind es zwanzig bis dreißig Zähne. Beide sind essbar, wobei ich den Ackerschachtelhalm zum Essen bevorzuge, denn die frischen Sporenkolben des Riesenschachtelhalms können bitter sein.

Beim Sammeln des grünen Krauts gibt es noch ein paar weitere Unterscheidungsmerkmale des Ackerschachtelhalms zum Sumpfschachtelhalm, wobei man hier schon genauer hinschauen muss. Sumpfschachtelhalm hat grüne Zähne an den Hauptstängelabschnitten, die eine schwarzbraune Spitze mit weißlichem Rand haben. Auch ist die Ansatzstelle der Seitentriebe vor allem im oberen Stängelbereich dunkler gefärbt als beim Ackerschachtelhalm. Ebenso sind die Internodien (zwischen den Abschnitten der Seitentriebe) dunkler gefärbt.[7] Sumpfschachtelhalm trägt die Sporenkolben auf grünen Trieben, dies jedoch vermehrt später im Sommer. Doch hat nicht jeder ausgewachsene Sumpfschachtelhalm Sporenkolben, und auch junge Pflanzen haben noch keine Kolben. Wenn also kein Sporenkolben, an der Pflanze ist, heißt das noch nicht, dass es ein Ackerschachtelhalm ist.

Auch die Stängelquerschnitte von Sumpf- und Ackerschachtelhalm unterscheiden sich. Der Hohlraum in der Stängelmitte (die Zentralhöhle) misst beim Sumpfschachtelhalm ungefähr ein Sechstel des Querschnitts, die Nebenhöhlen sind gleich groß wie die Zentralhöhle. Beim Ackerschachtelhalm sind die Nebenhöhlen kleiner als die Zentralhöhle.

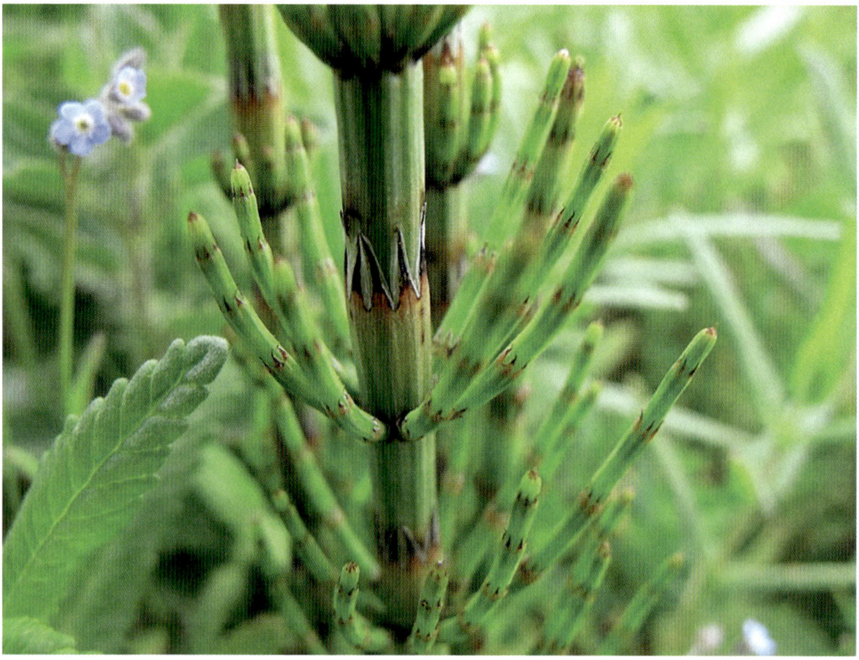

Junger Sumpfschachtelhalm *(Equisetum palustre* L.) im Mai (oben). Man erkennt deutlich die gezähnten Scheiden zwischen den Stängelabschnitten, mit der braunschwarzen Färbung der Spitzen der Zähne und deren feinem weißem Rand, dazu die bräunlichen Zacken der Stellen zwischen den Abschnitten der Seitentriebe (Internodien).

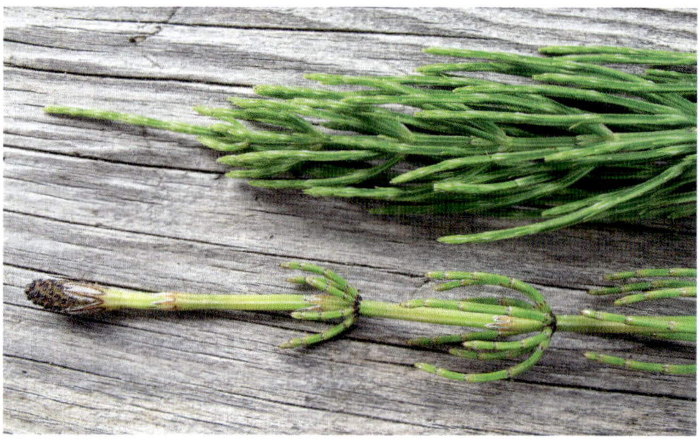

Unten Sumpfschachtelhalm *(Equisetum palustre* L.) mit dem Sporenkolben auf dem Stängel, oben Ackerschachtelhalm *(Equisetum arvense* L.) im Juni. Der Trieb des Ackerschachtelhalms hat nie einen Sporenkolben an der Spitze (mittleres Bild).

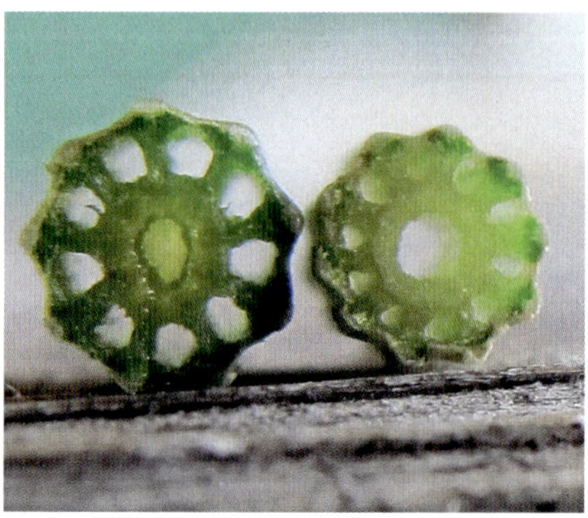

Stängelquerschnitt von Sumpf- (links) und Ackerschachtelhalm (rechts).

Ist Sumpfschachtelhalm giftig?

In meiner Familie wird schon lange Schachtelhalm gesammelt, und ich selbst nutze ihn seit meiner Jugend, hatte aber nie von einer giftigen Art gehört. Mein Großvater und mein Vater hatten mir die Giftpflanzen unserer Gegend gezeigt, aber Schachtelhalm galt generell als ungiftig. Daher wunderte es mich, als ich das erste Mal von einer giftigen Art hörte: dem Sumpfschachtelhalm. Alle anderen Schachtelhalmarten gelten als ungiftig, und auch in der alten europäischen Kräuterliteratur findet sich keine als giftig beschriebene Schachtelhalmart. Es ist ein kleines Rätsel: Ist der Sumpfschachtelhalm nun für den Menschen giftig oder nicht?

Bisher sind keine Vergiftungserscheinungen am Menschen beobachtet worden. Außerdem gibt es volksheilkundliche Verwendungen des Sumpfschachtelhalms in der Türkei, die ebenfalls für dessen Ungiftigkeit für den Menschen sprechen. Er gilt dort als heilsam bei Magengeschwüren, Hämorrhoiden und Nieren-Blasen-Beschwerden. Die Heilwirkung auf den Magen scheint nach bisherigen Forschungen mit einem in Sumpfschachtelhalm enthaltenen Wirkstoff (Flavonoldiglucosid) zusammenzuhängen, der die Schutzwirkung von Magenschleimhautzellen verstärken kann[8, 9]. Auch wurden früher laut Fleischhauer[10] die kleinen Wurzelknollen nicht nur der anderen Schachtelhalmarten, sondern auch des Sumpfschachtelhalms gegessen. Er betont aber, diese Information sei kritisch zu betrachten aufgrund von Berichten über Giftwirkungen bei Weidevieh. Denn für Kühe und Pferde sind Vergiftungserscheinungen durch Sumpfschachtelhalm beobachtet worden und belegt. Man geht heute davon aus, dass das in Sumpfschachtelhalm enthaltene Alkaloid Palustrin und verwandte Substanzen für diese Giftwirkung verantwortlich sind. Für diese Alkaloide konnte nachgewiesen werden, dass der Gehalt zum Vegetationsende in den Pflanzen deutlich zunimmt und etwa im November seinen höchsten Wert erreicht. Auch schwankten Zusammensetzung und Gehalt an Alkaloiden je nach Chemotyp der Pflanze und Standort erheblich[11]. Dies könnte erklären, warum er mancherorts als giftig gilt und andernorts nicht.

Thiaminase und ihre Wirkung auf den Menschen

Ein zweiter Inhaltsstoff, der in allen Schachtelhalmarten vorkommt und für Giftwirkungen nicht nur des Sumpfschachtelhalms bei Weidevieh verantwortlich gemacht wird, ist das Enzym Thiaminase, das Vitamin B_1 abbaut. Dies könnte bei länger andauerndem Verzehr größerer Mengen rohen Schachtelhalms (nicht nur des Sumpfschachtelhalms) einen Vitamin B_1-Mangel auslösen, was für Pferde beschrieben wurde. Wird gleichzeitig thiaminreiche Nahrung verzehrt, etwa Vollkorngetreide beim Vieh oder zusätzlich Leber, Eier, Kartoffeln, Hefe und andere Lebensmittel beim Menschen, kann dies jedoch ausgeglichen werden.

Einige andere Nahrungsmittel wie roher Fisch in Sushi-Gerichten enthalten ebenfalls Thiaminase, dennoch führt der Verzehr dieser Nahrung üblicherweise nicht zu Vitaminmangelerscheinungen.

Thiaminase ist nicht hitzestabil und wird auch in alkoholischen Zubereitungen zerstört, sodass in allen heißen Schachtelhalmzubereitungen (wie Tee, Abkochung oder verkohlt) sowie in Tinkturen keine relevante Menge an Thiaminase mehr enthalten ist und somit keine Gefahr eines Vitamin-B_1-Mangels besteht. Einfrieren übersteht Thiaminase jedoch unbeschadet.

Auch bei der Menge zeigt sich, dass Schachtelhalm ungefährlich sein sollte. Man müsste über mehr als zwei oder drei Wochen unüblich große Mengen roh verzehren, damit gesundheitliche Probleme entstehen könnten. Denn der Vorrat an Vitamin B_1 im menschlichen Körper hat sich bei fehlender Zufuhr nach zwei Wochen halbiert. Kleine Mengen sind daher unschädlich, was auch die traditionelle Verwendung von rohem Ackerschachtelhalm in der japanischen Küche bestätigt.

Schachtelhalm und die Taumelkrankheit beim Vieh

»Der Pferde Brot, der Kühe Tod.« Dieser alte Spruch über Schachtelhalm drückt aus, dass er auf verschiedenes Weidevieh unterschiedlich giftig wirken kann.[12]

Wahrscheinlich sind die beobachteten Gehunsicherheiten bei Weidevieh, das längere Zeit rohen Schachtelhalm gefressen hat, auf die Wirkung der eben beschriebenen Thiaminase zurückzuführen.[13] Für Pferde konnte dies nachgewiesen werden, denn sie erholten sich nach einer rechtzeitigen Gabe von Vitamin B_1, die in Futterhefe enthalten ist, wieder. Vitamin-B_1-Mangel kann zu Müdigkeit und Bewegungsstörungen durch eine Schädigung der peripheren Nerven führen.[14]

Bei Pferden macht sich Vitamin-B_1-Mangel durch Erregung, Zuckungen der Kopfmuskeln, taumelnden Gang, Aufhören der Reflexe, Hinstürzen und Erschöpfung bemerkbar. Die tödliche Dosis soll erreicht werden, wenn sie über einen Monat lang Heu fressen, das zwanzig Prozent Schachtelhalm enthält. Für Schafe und Ziegen allerdings soll Schachtelhalm, auch Sumpfschachtelhalm, ungiftig sein.

Es gibt allerdings Berichte, nach denen Schachtelhalm ein gutes Pferdefutter sein soll. Möglicherweise kommt dies daher, dass jenen Pferden zusätzlich Vitamin-B_1-reicher Hafer gefüttert wurde; in diesem Fall profitieren sie sicher vom Mineraliengehalt des Schachtelhalms, ohne die negativen Auswirkungen eines Vitamin-B_1-Mangels zu erfahren.

Für Kühe gilt Sumpfschachtelhalm, und nach manchen Quellen auch Ackerschachtelhalm, als giftig, wobei es hier auf den Futteranteil ankommt. Auf der Weide scheinen sie Schachtelhalme nicht zu fressen; wo dieser aber wie zum Beispiel bei Silagefutter von ihnen nicht vermieden werden kann, sollen ab einem Anteil von zwanzig Prozent Schachtelhalm im Futter Vergiftungserscheinungen auftreten können, wobei als Erstes die Milchleistung abnimmt.

Schachtelhalm enthält zudem etwas Nikotin, doch scheinen die enthaltenen Mengen zu klein für wirklich gefährliche Giftwirkungen.

Pilzbefallener Schachtelhalm und Equisetin

Schachtelhalm kann, wie jede Pflanze, von Pilzen befallen werden. Wenn ein Pilz der Gattung *Fusarium* vorhanden ist, kann er Pilzgifte wie zum Beispiel Fumonisine produzieren, die das Nervensystem stören und in Weidevieh Krebs auslösen können. Equisetin, das im Sumpfschachtelhalm nachgewiesen wurde, ist eine solche von Pilzen produzierte Substanz, die man als weitere Ursache für die Giftigkeit beim Weidevieh verantwortlich macht. Auch andere Pilzgifte wie Trichotezene können chronische und tödliche Krankheiten in Tieren und Menschen verursachen.[15]

Pilze wachsen am besten unter feuchten Bedingungen, und Sumpfschachtelhalm wächst im Gegensatz zum Ackerschachtelhalm gern an sumpfigen Orten. Möglicherweise ist Sumpfschachtelhalm deshalb häufiger von Pilzen befallen, deren Gifte ebenfalls verantwortlich für Störungen beim Vieh sein könnten. Dies wäre eine weitere Erklärung dafür, dass Sumpfschachtelhalm mancherorts als giftig und andernorts als ungiftig gilt, je nachdem, ob er nun von einem Pilz befallen ist oder nicht. (Beispiele für Pilzbefall bei Schachtelhalmen siehe Seite 91ff.)

Gleiche Effekte der möglichen standortabhängigen Ausprägung einer Giftwirkung gelten für den Gehalt an Alkaloiden in Sumpfschachtelhalm. Denn dieser Gehalt kann je nach Standort, Pflanzenteil und Jahreszeit um das Siebenfache schwanken.[16]

Equisetin als Antibiotikum und gegen HIV

In der Forschung mit Equisetin findet man Spannendes: Es gilt als Antibiotikum und hat eine hemmende Wirkung auf das HI-Virus im Laborversuch gezeigt, sodass weiter dazu geforscht wird.[17]

Zusammenfassend kann man also Folgendes festhalten: Es gibt starke Hinweise für die Ungiftigkeit von Sumpfschachtelhalm für den Menschen. Für Weidevieh ist er nachgewiesenermaßen giftig, wobei es hier auf die Menge im Futter ankommt, deutliche Standortfaktoren und jahreszeitliche Einflüsse zu berücksichtigen sind, zudem die einzelnen Tierarten sehr unterschiedlich empfindlich darauf sind. Außerdem muss berücksichtigt werden, dass die in allen Schachtelhalmarten enthaltene Thiaminase bei Rohverzehr durch das Weidevieh und damit ausgelöste Vitamin B_1-Mangelerkrankungen mit Giftwirkungen verwechselt werden können.

Die Ungiftigkeit des Sumpfschachtelhalms für den Menschen ist eine Vermutung, die man beweisen müsste. Bis dahin muss von der innerlichen Anwendung des Sumpfschachtelhalms abgeraten werden.

RIESENSCHACHTELHALM

Equisetum telmateia Ehrh.

Diese Schachtelhalmart ist die größte in Europa. An guten Standorten können die Pflanzen bis zu 1,6 Meter hoch und sogar noch höher wachsen. Da sie ebenfalls für Tee, Medizin und Kosmetik verwendet werden, lohnt es sich, sie zu kennen. Denn man hat mit zwei bis drei ausgewachsenen Pflanzen schon eine gute Portion Tee gesammelt. Ich habe ihn über ganze Wiesen verstreut in

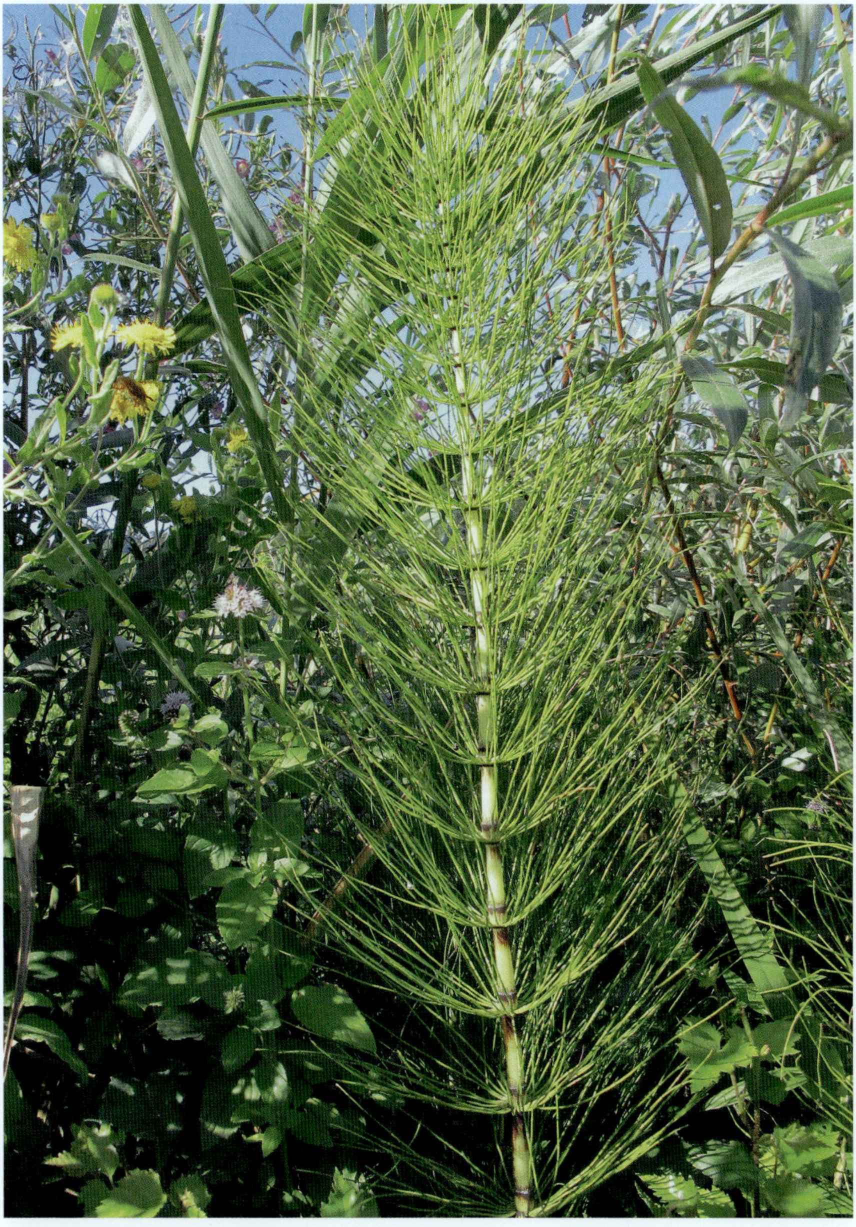

Riesenschachtelhalm im August.

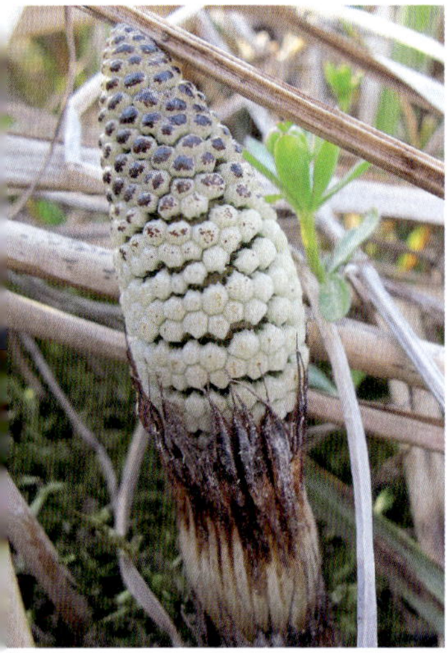

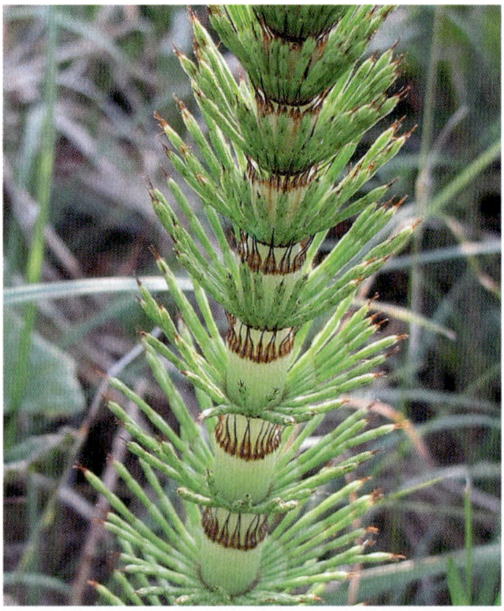

Sporenkolben des Riesenschachtelhalms zwischen abgestorbenen grauen Halmen des Vorjahres im April.

Junger Riesenschachtelhalm im Berner Oberland im Mai. Man sieht die vielen Zähne der Stängelscheiden sowie die zahlreichen Seitentriebe.

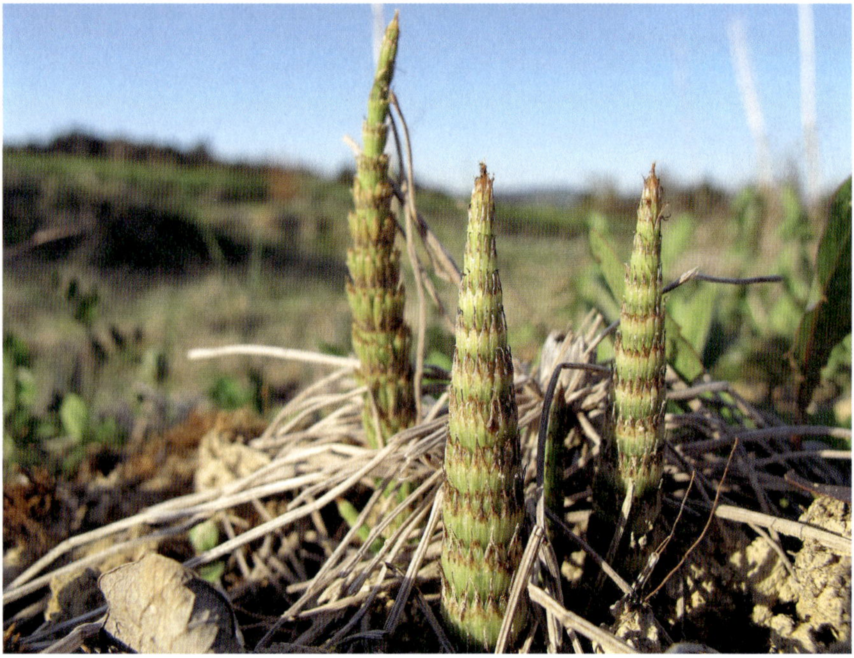

Ganz junge grüne (unfruchtbare) Triebe des Riesenschachtelhalms im April.

der Nähe des Bodensees und im Allgäu gefunden. Auch wächst er gern entlang von Bachläufen am Waldrand oder an feuchten Rändern von Kiesgruben.

Riesenschachtelhalm hat die dicksten Stängel (bis zu dreizehn Millimeter) von allen in Europa vorkommenden Schachtelhalmarten. Wie beim Ackerschachtelhalm beschrieben bildet auch er Sporenkolben an fruchtbaren Trieben getrennt von den grünen unfruchtbaren Trieben aus. Kurz nach oder noch während der Reife der Sporenkolben erscheinen die grünen unfruchtbaren Triebe. Sie haben einen blass-elfenbeinfarbigen Hauptstängel mit über zwanzig Seitentrieben. Seine Stängelscheiden haben im Vergleich zu allen anderen Schachtelhalmarten die meisten Zähne, nämlich zwanzig bis dreißig.

WINTERSCHACHTELHALM

Equisetum hiemale L.

Winterschachtelhalm ist auch im Winter grün und kommt zirkumpolar bis in die Arktis, in Grönland, mediterran, in Eurasien und Nordamerika vor. Er kann an sandigen feuchten Stellen in Wäldern und an Flussufern ganze dunkelgrüne Wiesen bilden. Seine Stängel sind nicht nur sehr dekorativ und für Heil- und Nahrungszwecke recht ergiebig. Er ist auch das »Zinnkraut«, das am besten als Schmirgelmittel, Topfkratzer und Feile eingesetzt werden kann.

Er ist unverzweigt und trägt die Sporenkolben auf den grünen Trieben. Seine Stängel sind im Vergleich zum Acker-, Sumpf-, Wiesen-, Wald- und Bunten Schachtelhalm viel zäher, rauer und meist dicker, bis zu sechs Millimeter im Durchmesser. Er hat sehr charakteristische Stängelscheiden, bei denen man die Zähne meist nicht mehr sieht, weil sie früh abfallen. Die Scheiden sehen wie ein hell- und dunkelbraun gestreiftes Querband aus. Sie unterscheiden ihn deutlich von den anderen Schachtelhalmen mit ähnlich zähen Stängeln.

Der ornamentale regelmäßig gestreifte Winterschachtelhalm lässt sich für Naturdekorationen, Gartengestaltung und in Gestecken und Blumensträußen verwenden. Zum Beispiel konnte man ihn bei der Gestaltung des dänischen Pavillons auf der internationalen Kunstausstellung Biennale in Venedig 2018 antreffen.

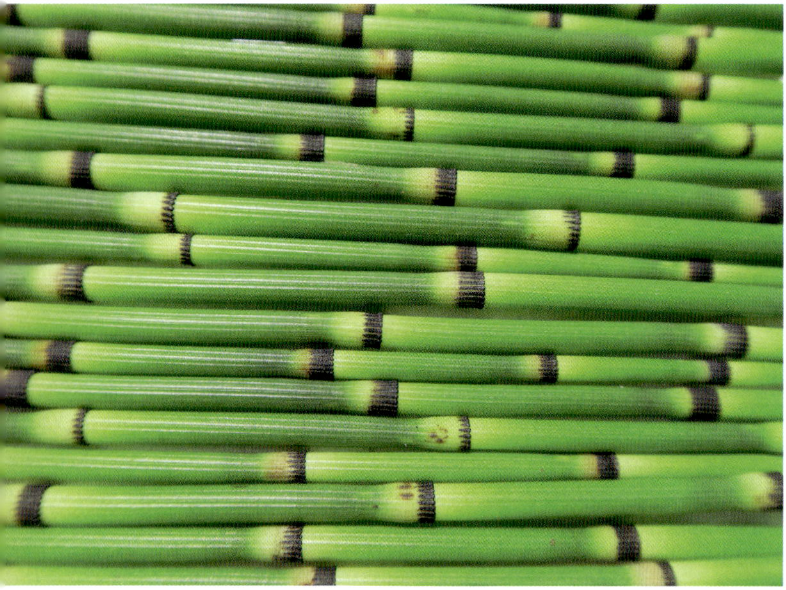

Frische, nebeneinander gelegte Winterschachtelhalm-Stängel.

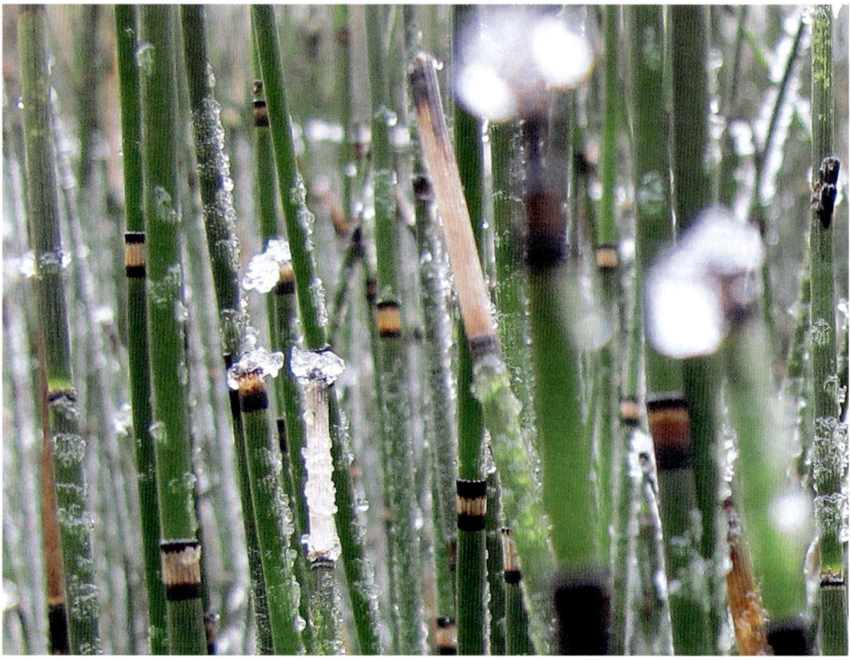

Winterschachtelhalm im November.

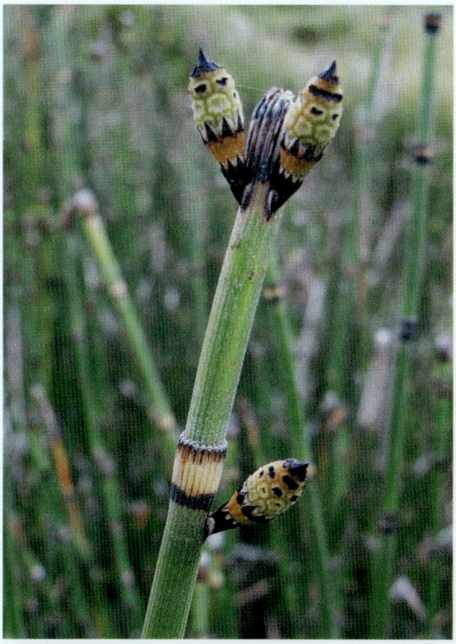

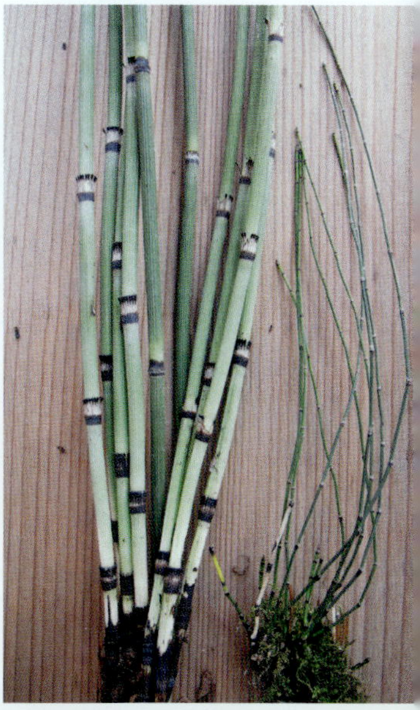

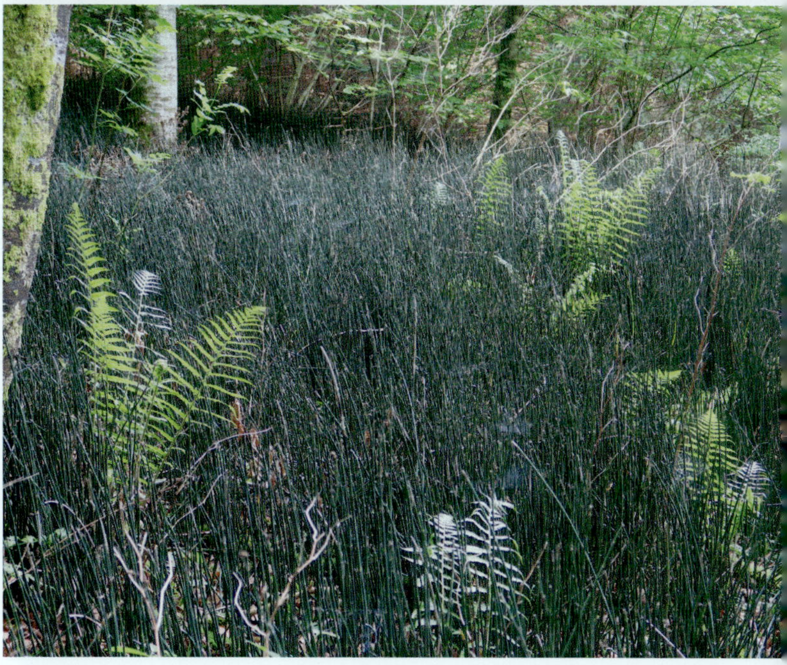

Winterschachtelhalm mit Sporenkolben im August. Diese treibt er seitlich aus, wenn er oben abgefressen oder gemäht wurde (oben links).

Links im Bild die dunkel, hell und quer gestreiften Stängelscheiden des Winterschachtelhalms *(Equisetum hiemale* L.). Daneben der ebenfalls unverzweigte, aber viel dünnere und kleinere Bunte Schachtelhalm *(Equisetum variegatum* Schleich.), dessen Stängel nur zwei bis drei Millimeter dick sind (oben rechts).

Winterschachtelhalm im Wald zwischen Farnkraut, das oft am selben Standort vorkommt. Es gibt wohl keine ältere Pflanzengemeinschaft als diese beiden Überlebenskünstler aus der Urzeit.

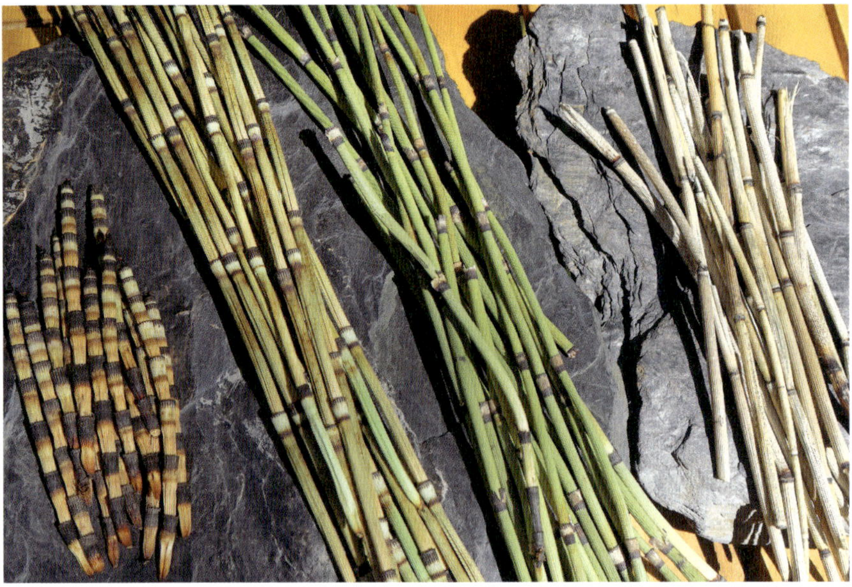

Für dieses Buch entstanden ein paar Rezepte mit Winterschachtelhalm. Nicht weit von meinem Wohnort gibt es nämlich eine schöne großflächige Winterschachtelhalm-Kolonie, sodass ich leicht zu den verschiedenen Jahreszeiten hingehen und genügend sammeln konnte. Man kann asiatische Winterschachtelhalm-Arten inzwischen öfter in Gartenhandlungen sehen. Wenn man sie sich in den Garten pflanzt, hat man einen Schachtelhalm, der das ganze Jahr gepflückt werden kann und sich auch sehr gut als nachwachsender kompostierbarer Topfkratzer eignet.

Winterschachtelhalm verändert seine Farbe in den verschiedenen Vegetationszeiten. Die jungen Sprosse, die als Frühlingsgemüse verwendet werden können, aber auch schon recht zäh sind, haben eine braune Färbung. Später, im Juni oder Juli, werden sie durchscheinend hellgrün und erst im Herbst dann dunkelgrün. Die dunkelgrünen Triebe sind die besten für Tees oder Rezepte mit Schachtelhalmpulver. Die hellgrünen jungen Triebe haben noch zu wenig Substanz und verlieren beim Trocknen rasch ihre Farbe. Die ganz jungen braunen Sprosse können ebenfalls gut gesammelt und getrocknet werden. Außerdem findet man abgestorbene ausgebleichte Halme, die man ebenfalls sammeln kann. Sie eignen sich zum Beispiel gut für ein farbloses Deopulver (Rezept Seite 165).

Getrockneter Winterschachtelhalm in den verschiedenen Vegetationsphasen von links nach rechts: Junge braune Frühjahrstriebe vom Mai, größere junge Halme vom Juni, die sich nicht zum Sammeln eignen und frisch hellgrün aussehen, grasgrüne Vorjahreshalme, die man das ganze Jahr sammeln kann, und ausgebleichte abgestorbene Halme ganz rechts (links).

Bunter Schachtelhalm im April (rechts).

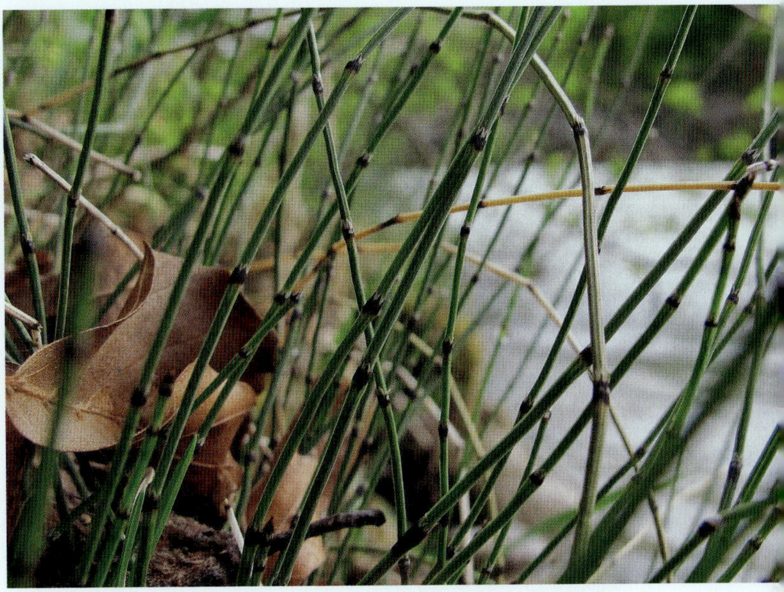

BUNTER SCHACHTELHALM

Equisetum variegatum Schleich.

Der Bunte Schachtelhalm ist der kleinste und unscheinbarste im Europa nördlich der Alpen und auf den ersten Blick der zarteste. Seine unverzweigten Halme sind gerade mal zwei bis drei Millimeter dick und können zehn bis dreißig Zentimeter lang werden. Er wirkt zart, will man ihn aber pflücken, muss man ordentlich ziehen oder eine Schere nehmen, denn er ist sehr zäh. So reißt man ihn oft gleich mit den Wurzeln aus. Er wächst an sandigen Flussufern und ist recht häufig, doch kann er, wenn man nicht so genau hinschaut, mit Gras verwechselt werden, weil er so dünne Halme hat. Außerdem macht es ihm nichts aus, wenn er zeitweise überschwemmt wird. So habe ich ihn am Berner Aareufer erst bei Niedrigwasser entdeckt, da er sonst unter Wasser stand. Er ist auch im Winter grün und trägt die kleinen Sporenkolben auf den grünen Halmen.

Er besitzt nach oben erweiterte becher- oder trichterförmige Stängelscheiden mit vier bis zehn Zähnen. Da nur er und oben beschriebener Winterschachtelhalm ganz unverzweigt sind, könnten sie theoretisch verwechselt werden. Doch machen der Größenunterschied, wie im Bild auf Seite 79 dargestellt, sowie die verschiedenartigen Stängelscheiden die Unterscheidung sehr einfach.

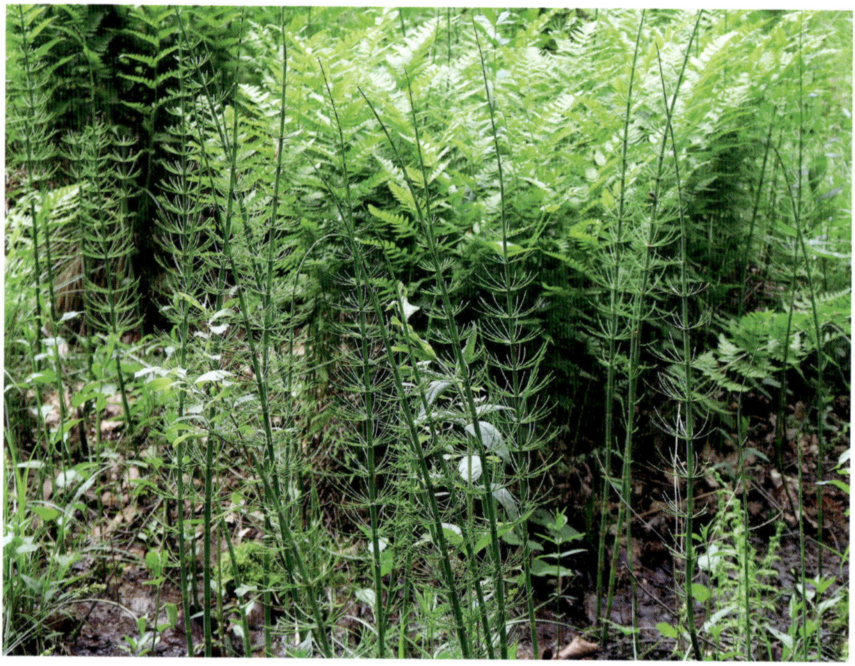

SCHLAMM- ODER TEICHSCHACHTELHALM

Equisetum fluviatile L.

Teich- oder Schlammschachtelhalm bevorzugt nasse Standorte, man findet ihn oft im Wasser an seichten See- oder Teichufern, wo er ganze Wiesen bilden kann. Er sieht zwar kräftiger aus als zum Beispiel Ackerschachtelhalm, ist aber sehr zart, wenn man ihn pflückt, und welkt schnell. Sein Stängel ist nämlich nur eine dünnwandige hohle Röhre mit wenig Substanz. Dies sieht man gut am Stängelquerschnitt, wie im Bild mit einem Vergleich zum viel zäheren Winterschachtelhalm.

Beim Schlammschachtelhalm sehen die fruchtbaren und unfruchtbaren Stängel gleich aus. Die grünen bis zu 1,2 Meter hohen und bis zu acht Millimeter dicken Stängel tragen einen Sporenkolben. Sie können am oberen Stängel Seitenäste bilden, aber auch ohne Äste sein. Die Stängelscheiden haben zehn bis zwanzig schwarze Zähne, die eine weißliche Spitze haben können.

Schlammschachtelhalm wird vor allem in Mexiko als wassertreibende Heilpflanze eingesetzt.[18] Er ist für den Menschen ungiftig.

Schlammschachtelhalm im Sumpf (links).

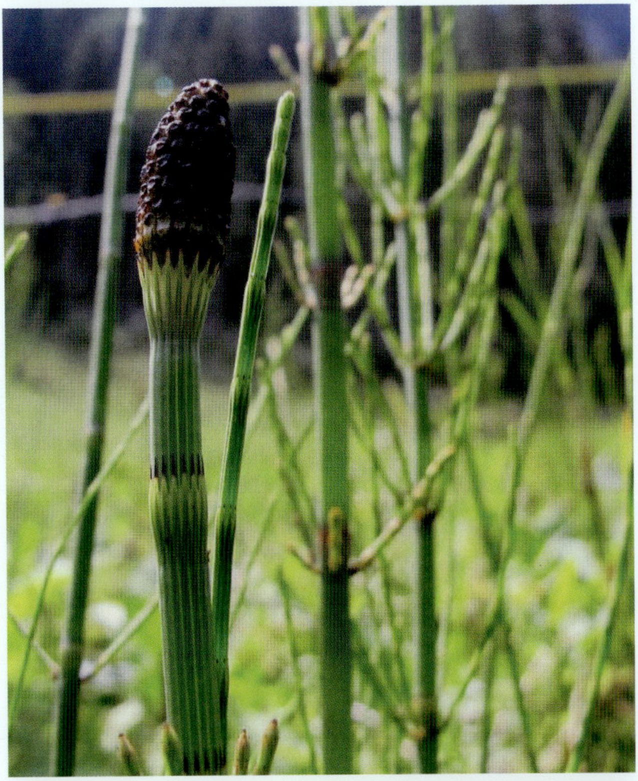

Sporenkolben des Schlammschachtelhalms.

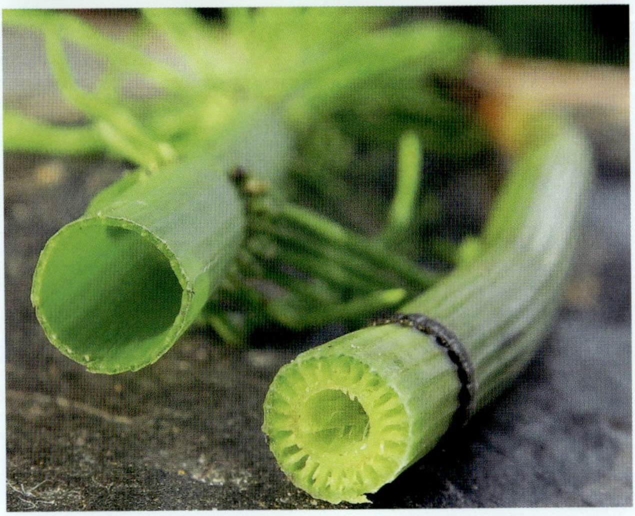

Stängelquerschnitte von Schlammschachtelhalm *(E. fluviatile* L.) links und Winterschachtelhalm *(E. hiemale* L.) rechts. Man erkennt gut den dünnwandigen Stängel des Schlammschachtelhalms, der nur eine Zentralhöhle besitzt und sich dadurch gut zusammendrücken lässt. Daneben der mit einer Zentral- und vielen Nebenhöhlen ausgestattete Stängel des Winterschachtelhalms, der sich dadurch nur schwer zusammendrücken lässt.

WALDSCHACHTELHALM

Equisetum sylvaticum L.

Waldschachtelhalm ist zarter als die anderen Schachtelhalmarten, man merkt es beim Pflücken und Trocknen. Er ist nicht zäh und auch heller grün. Seine Seitentriebe sind immer stark verzweigt und dabei sehr symmetrisch. Sie biegen sich nach unten.

Er hat nur drei bis sechs rostbraun gefärbte Zähne an den glockenförmigen Stängelscheiden, was ihn deutlich von den anderen Schachtelhalmen unterscheidet. Denn verzweigte Seitentriebe können auch beim Acker-, Riesen- und Sumpfschachtelhalm vorkommen, allerdings weniger ausgeprägt. Die glockenförmige hellbraune Stängelscheide mit nur wenigen Zähnen unterscheidet den Waldschachtelhalm sehr gut.

Im Frühjahr erscheint zuerst ein blasser und astloser Trieb mit Sporenkolben, der sich dann immer mehr grün färbt und Äste ausbildet. Der Sporenkolben stirbt später ab und hängt manchmal noch an der Spitze der Pflanze als braunes Anhängsel, wenn die Triebe dann ganz grün und schon verzweigt sind.

Mit Waldschachtelhalm hatte ich einmal im Rahmen eines traditionellen lettischen Heildampfbades eine besondere Pflanzenerfahrung, die ich im Kapitel zu den Heilwirkungen der Schachtelhalme beschreibe (siehe Seite 140). Auch fragte mich einmal jemand, der mit Pflanzen handelt, ob denn Waldschachtelhalmtee wirklich so schlecht schmecke, er wäre kaum zu verkaufen. Wir probierten diesen Tee gemeinsam, und er erinnerte mich stark an einen scheußlich schmeckenden Löwenzahntee von einer jauchegedüngten Wiese, den ich einmal unachtsam für mein Löwenzahn-Buchprojekt gesammelt hatte. Die aktuelle Charge, die der Händler verwerfen musste, schmeckte ebenfalls nach Jauche. Wahrscheinlich war neben einem jauchegedüngten Feld geerntet worden. Denn normalerweise schmeckt Waldschachtelhalm-Tee wie alle Schachtelhalm-Tees sehr mild, er ist sogar innerhalb der Schachtelhalmfamilie für meinen Geschmack der mildeste und feinste.

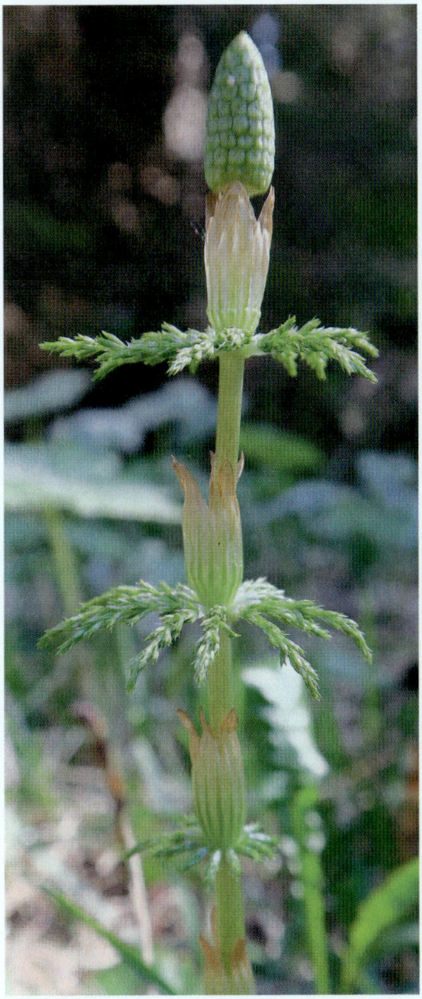

Waldschachtelhalm mit Sporenkolben im Frühjahr.

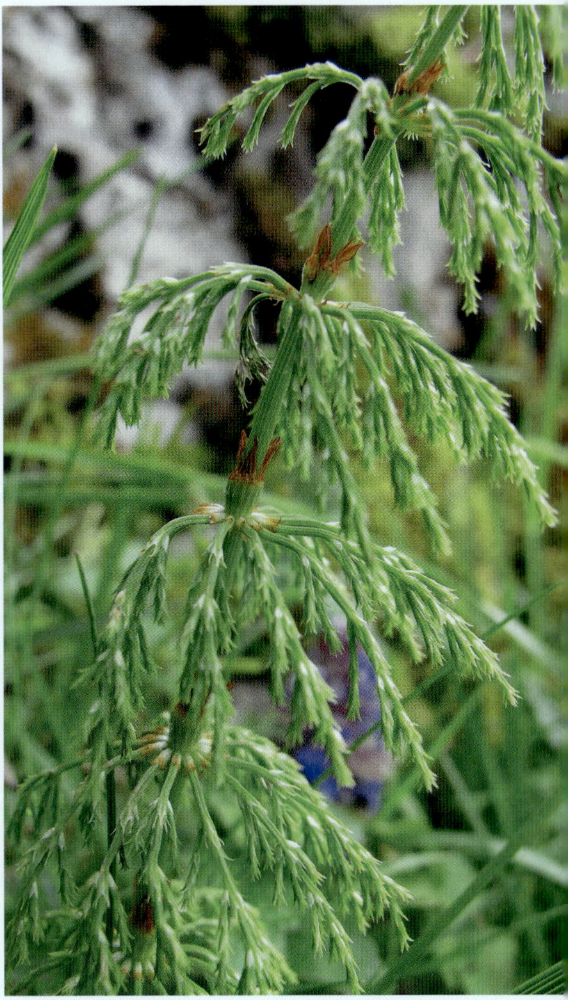

Waldschachtelhalm im Mai.

PRAKTISCHE HINWEISE FÜR DIE NUTZUNG DER SCHACHTELHALME

Stängelscheiden der verschiedenen Schachtelhalmarten

Wie bereits erwähnt, ist die Unterscheidung der verschiedenen Arten am einfachsten anhand der Stängelscheiden möglich. Hierbei beachtet man die Ausformung und Anzahl der Zähne oberhalb der Scheiden, die Anzahl und Länge der Seitentriebe sowie die Länge des ersten Abschnitts der Seitentriebe und die Farbe des Hauptstängels.

Wann und wie richtig sammeln?

Die Sporenkolben von Acker- und Riesenschachtelhalm erscheinen nur im Frühjahr, je nach Wetter im März oder April, und können auch nur dann gesammelt werden; später sind sie verschwunden, und die grünen Triebe erscheinen. Die Sporenkolben sollten beim Sammeln noch geschlossen sein, damit die wertvollen eiweißreichen Sporen enthalten sind; außerdem schmecken sie dann besser, später werden sie zäh.

Grundsätzlich gilt für die grünen Schachtelhalmtriebe: Je später man sammelt, desto mehr Kieselsäure enthalten sie, jedoch erhöht sich mit dem Alter auch die Möglichkeit eines Pilzbefalls (siehe Seite 91ff.). Untersuchungen haben ergeben, dass der Kieselsäuregehalt in Schachtelhalmen im Laufe der Vegetationsperiode zunimmt und im Herbst am höchsten ist.

Sie können ab Juli gepflückt werden. Man nimmt laut Maria Treben davon nur die oberen zwei Drittel. Das ist zum Trocknen günstiger, damit der Hohlraum im Stängel angebrochen ist und das darin vorhandene Wasser vor dem Trocknen ablaufen kann. Sonst kann sich beim Trocknen leichter Schimmel bilden. Außerdem wächst der Stängel dann wieder besser nach.

Hieronymus Bock erwähnte, der »große und kleine Schachtelhalm« seien am heilkräftigsten, wenn man sie im Heumonat ernte, eine Bezeichnung für den Juli. Ich habe allerdings auch schon später gesammelt. Man muss im Juli den richtigen Zeitpunkt erwischen, kurz bevor die Wiesen gemäht werden.

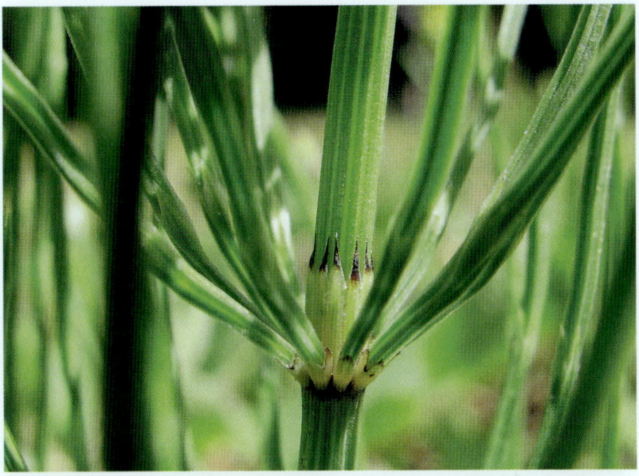

Ackerschachtelhalm, *Equisetum arvense* L., mit 8 bis 12 Zähnen; der erste Abschnitt des Seitentriebs ist gleich lang oder länger als die Stängelscheide.

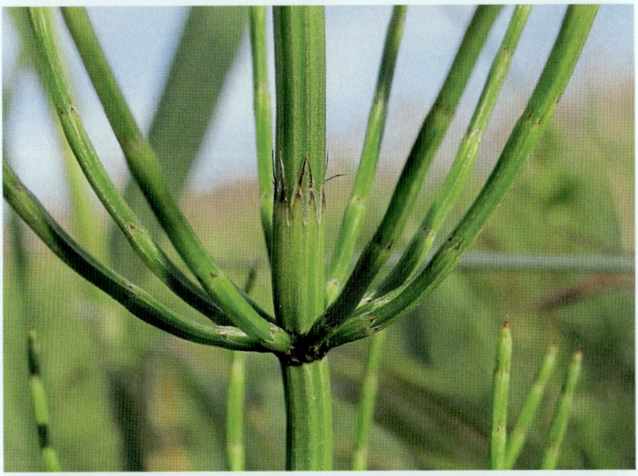

Sumpfschachtelhalm, *Equisetum palustre* L., mit 5 bis 8 Zähnen; der erste Abschnitt des Seitentriebs ist kürzer als die Stängelscheide.

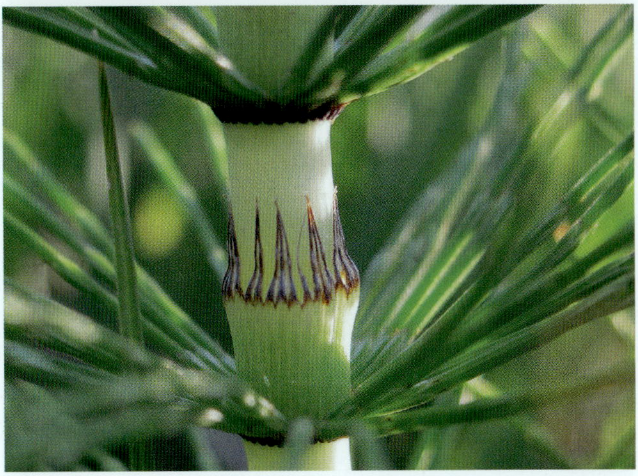

Riesenschachtelhalm, *Equisetum telmateia* Ehrh., mit 20 bis 30 Zähnen und elfenbeinfarbigem Hauptstängel.

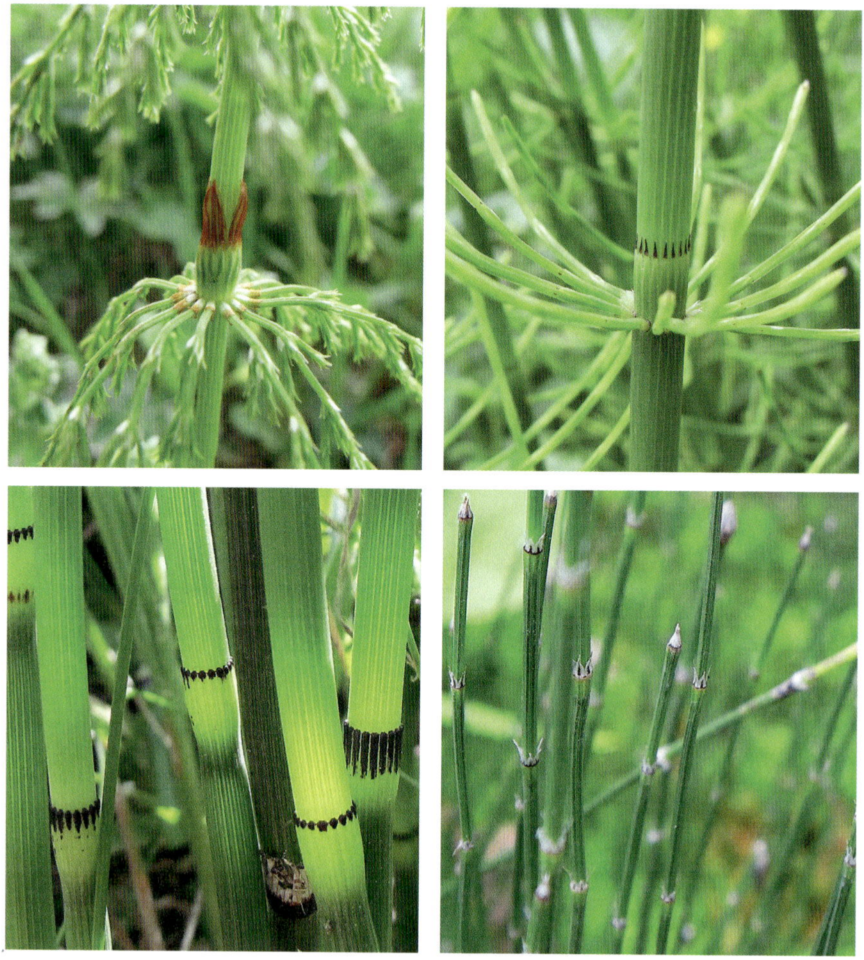

Waldschachtelhalm, *Equisetum sylvaticum* L., mit 3 bis 6 Zähnen an der glockenförmigen Stängelscheide und herabhängenden, symmetrisch verzweigten Seitentrieben (oben links). Schlammschachtelhalm, *Equisetum fluviatile* L., mit 10 bis 20 Zähnen an den eng anliegenden Scheiden; der Hauptstängel hat nur eine Zentralhöhle und lässt sich gut zusammendrücken (oben rechts). Winterschachtelhalm, *Equisetum hiemale* L., mit unverzweigten, circa 6 mm dicken immergrünen Trieben und schwarzen Querbinden (unten links). Bunter Schachtelhalm, *E. variegatum* Schleich., mit unverzweigten, circa 2 bis 3 mm dicken, zähen Trieben mit 4 bis 10 Zähnen (unten rechts).

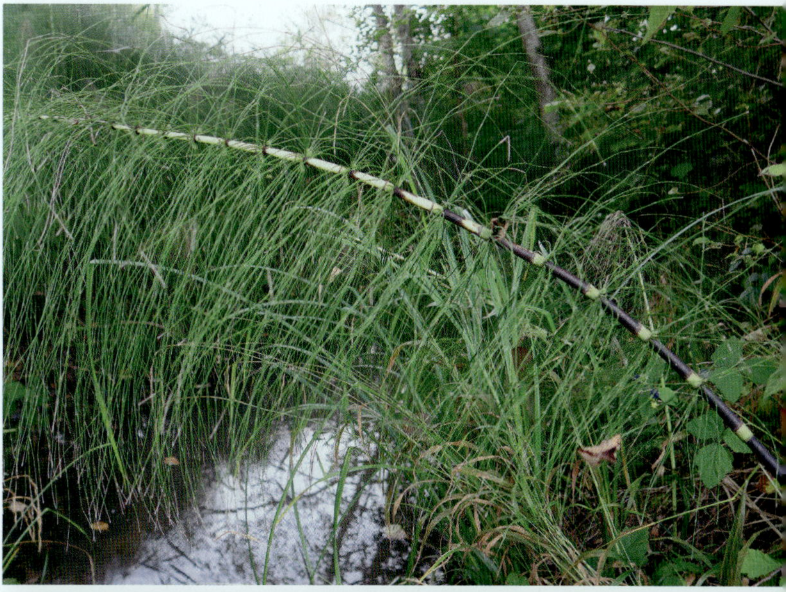

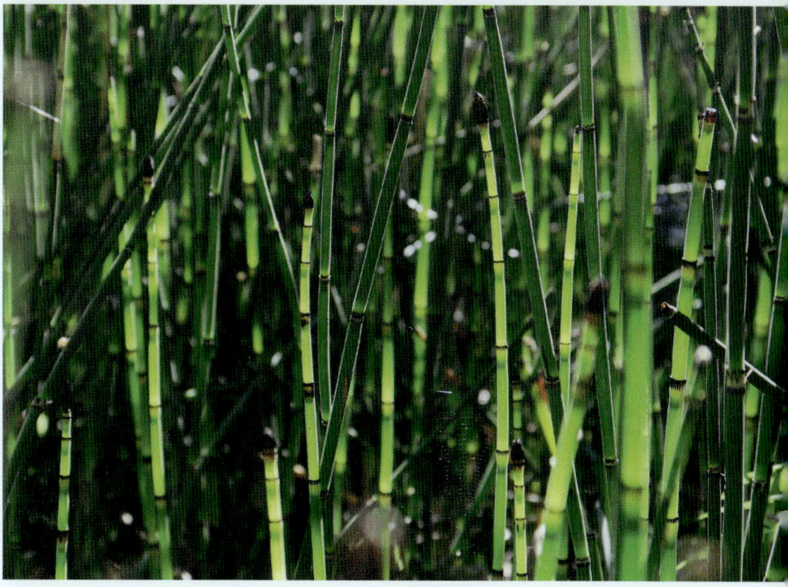

Riesenschachtelhalm im September.

Winterschachtelhalm im Juli. Die dunkelgrünen Stängel werden gesammelt, die durchscheinenden hellgrünen Stängel sind noch zu jung.

Doch wenn man ihn verpasst hat, kann man auch später, Ende August bis September noch sammeln, denn Schachtelhalm treibt nach dem Mähen wieder aus, dann hat man ebenfalls noch jüngere Pflanzen, jedoch auch weniger Kieselsäure als bei älteren Pflanzen.

Beim Riesenschachtelhalm ist zudem das Sammeln im August und September sehr ergiebig, da er an ungestörten Standorten über einen Meter groß wird und man mit zwei bis drei Pflanzen schon eine gute Menge Tee erhält. Beim älteren Riesenschachtelhalm färbt sich der Hauptstängel von unten her dunkelbraun. Das ist normal und kein Pilzbefall, dennoch sammle ich dann nur den oberen hellen Teil.

Eine Ausnahme bildet der Winterschachtelhalm, dessen dunkelgrüne ausgewachsene Stängel ab Herbst, über den ganzen Winter und bis ins Frühjahr hinein gesammelt werden können. Im Juli sind die jungen Stängel noch hellgrün, haben zu wenig Kieselsäure eingelagert und behalten die grüne Farbe beim Trocknen im Gegensatz zu den dunklen Vorjahresstängeln nicht.

Nicht an belasteten Standorten sammeln

Allgemein sollten Wildpflanzen nur gesammelt werden, wenn sie nicht unter Schutz stehen und in großer Menge auftreten, was für den Ackerschachtelhalm zweifellos gilt. Manche Schachtelhalmarten sind in bestimmten Regionen bereits gefährdet wie zum Beispiel die in diesem Buch nicht beschriebenen Arten Wiesenschachtelhalm *(Equisetum pratense* Ehrh.) und Ästiger Schachtelhalm *(Equisetum ramosissimum* Desf.) in Deutschland und sollten nicht gesammelt werden. Auch die hier beschriebenen Arten Riesen-, Schlamm- und Winterschachtelhalm gelten in manchen Regionen bereits als gefährdet, kommen aber in anderen Regionen dafür sehr häufig vor.

Schwieriger ist das Thema der Standortbelastung. Schachtelhalme können wie viele Wildpflanzen Umweltgifte aufnehmen oder auch anreichern. Gerade die Fähigkeit der Schachtelhalme, viele Mineralien aufzunehmen, führt möglicherweise dazu, dass sie manchmal zu hohe Mengen Schwermetalle wie Blei enthalten können. Dies wurde in der Umgebung von Schießständen in der Schweiz nachgewiesen. Der Abrieb der Bleikugeln führt zu einem hohen Bleigehalt des umgebenden Bodens, der dadurch stark giftig sein kann. Auch für dort weidendes Vieh können Gesundheitsschäden entstehen.[19]

Laut einem Bericht in der Zeitung »Der Bund« vom 4. Juni 2014 ist auch die Umgebung folgender Betriebe häufig mit Giftstoffen belastet: chemische Reinigungsbetriebe, Deponien, Textilunternehmen, Gerbereien, Metallverarbeiter, Maschinen- und Fahrzeugbauer, Papier- und Kartonfabriken, Waffenfabriken, Schlachtabfallverwertungsbetriebe und Tankstellen. Hier sollten keine Heil- oder Nahrungspflanzen gesammelt werden.

Das Trocknen der Kräuter

Schachtelhalme sollte man im Schatten oder noch besser an einem luftigen dunklen Ort trocknen lassen. Dies geht am besten auf dem Dachboden. Das Erdgeschoss oder gar der Keller sind wegen der höheren Luftfeuchtigkeit zum Kräutertrocknen ungeeignet. Ohne Licht getrocknet bleibt die grüne Farbe erhalten, sonst bleicht das Kraut eher aus und verliert an Qualität. Dann, wie alle getrockneten Kräuter, gut verschlossen in einem luftdichten Gefäß an einem dunklen Ort aufbewahren.

Pilzbefall bei Schachtelhalmen erkennen

Auch Schachtelhalme können von Pilzen befallen werden. Da diese Pilze verschiedenste Substanzen produzieren, von denen manche giftig sind, muss man solche Pflanzen möglichst erkennen und nicht verwenden. Möglicherweise ist Pilzbefall einer der Gründe, warum man bei Sumpfschachtelhalm Giftwirkungen an Weidevieh, das ihn gefressen hatte, beobachtet hat. Doch können alle Schachtelhalmarten Pilzbefall aufweisen, diese Pflanzen muss man vor der Verwendung aussortieren oder gar nicht erst pflücken.

Es gibt alte Sammelregeln für Heilkräuter allgemein und auch für die Schachtelhalme, die besagen, dass man ab Mitte August keine Kräuter mehr sammeln sollte. Ein Grund hierfür ist sicherlich, dass es später im Jahr immer häufiger Pilzbefall an den Pflanzen gibt, was ich auch beim Ackerschachtelhalm schon beobachtet habe.

Die gute Nachricht: Die allermeisten Pilzgifte sind nicht hitzestabil. Bei Heißzubereitungen wie Tee oder Abkochung werden sie also zerstört. Auch

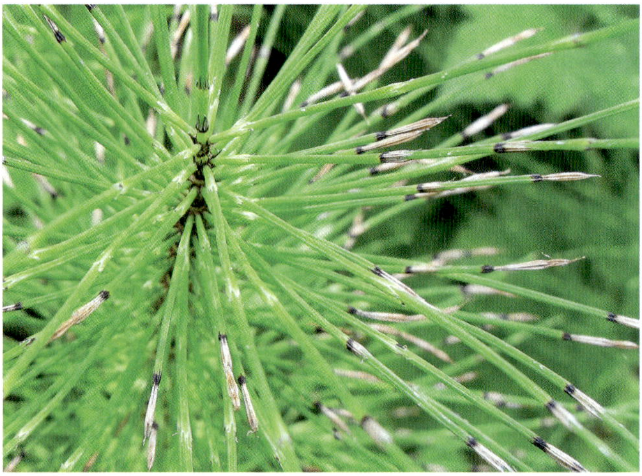

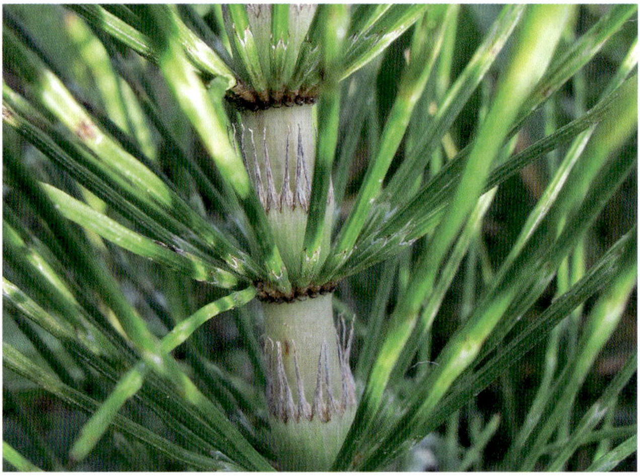

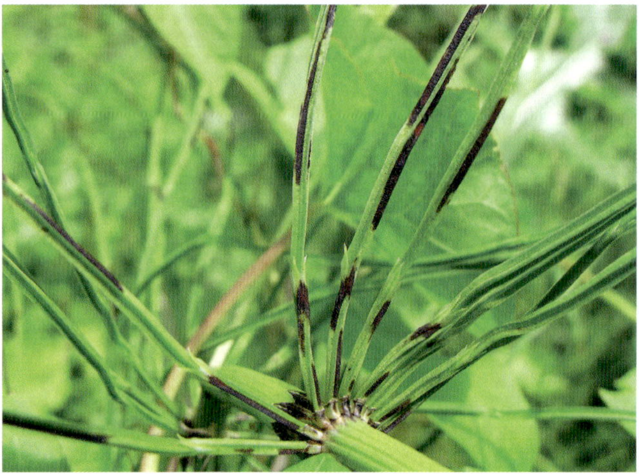

Riesenschachtelhalm mit abgestorbenen Triebspitzen.

Wahrscheinlich pilzbefallener Riesenschachtelhalm. Die sonst schwarzen Zacken der Stängelscheiden sind pudrigweiß verfärbt. In dieser Art verfärbte Pflanzen sollte man nicht sammeln.

Ackerschachtelhalm mit schwarzen Flecken, wahrscheinlich von einem Pilzbefall. Solche Pflanzen sollten nicht verwendet werden.

macht ein klein wenig Pilzbefall, den man vielleicht im Sammelgut übersehen hat, für äußerliche Anwendungen und Kosmetik nach meinen bisherigen Erfahrungen keine Probleme. Dennoch sortiere ich braune, pudrig weiße oder anders verfärbte Pflanzenteile immer aus.

Befallene Pflanzen haben oft entfärbte Stellen, sind am oberen Ende gräulich, farblos oder sie haben dunkle Stellen oder Flecken, vielleicht auch einen modrigen Geruch. Wenn man die verfärbten Stellen etwas reibt, kann manchmal puderiger, schwarzer oder anders gefärbter Staub entstehen. Solcherart veränderter Schachtelhalm darf nicht verwendet werden! Diese Regel gilt generell für alle Pflanzen.

Verwechslungsmöglichkeiten

Eigentlich sind die Schachtelhalme sehr typisch mit ihrer ordentlichen Gliederung von Stängeln und Seitentrieben, den hohlen Haupttrieben, den Sporenkolben und den oft gerillten kompakten Stängeln und Trieben ohne jegliche Blüte oder breiteres Blatt. Dennoch gibt es zwei Pflanzen, Meerträubel und Tannenwedel, die ihnen ähnlich sehen und die hier zur besseren Unterscheidung vorgestellt werden.

Meerträubel, Ephedra helvetica C. A. Mey.

Meerträubel ist ein kleiner, zwanzig bis fünfzig Zentimeter hoher Strauch mit dünnen, etwas besenartigen Zweigen. In der Traditionellen Chinesischen Medizin ist es eine offizielle Arzneipflanze, die auch in der Chinesischen Pharmakopöe aufgeführt wird. Meerträubel wird in Dosen von 1 bis maximal 10 g täglich zum Beispiel bei beginnenden Erkältungskrankheiten, Asthma oder niedrigem Blutdruck eingesetzt. In den USA kennt man Tee aus *Ephedra* als »Mormonentee«, da diese Volksgruppe gerne den stimulierenden Tee trinkt, wie mir Wolf-Dieter Storl mitteilte. Er erwähnte auch, dass bereits die Neanderthaler vor sechzigtausend Jahren *Ephedra* benutzten, wie Funde aus Shanindar im heutigen Irak aufzeigten. *Ephedra* gilt zudem als Aphrodisiakum für Frauen. Bei zu hoher Dosierung können jedoch Vergiftungserscheinungen wie Schwitzen, Zittern, Schwäche, Bluthochdruck, Unruhe und bei größeren Mengen gefährliche, sogar tödliche Herzrhythmusstörungen auftreten.

Meerträubel *(Ephedra helvetica* C. A. Mey.) im August.

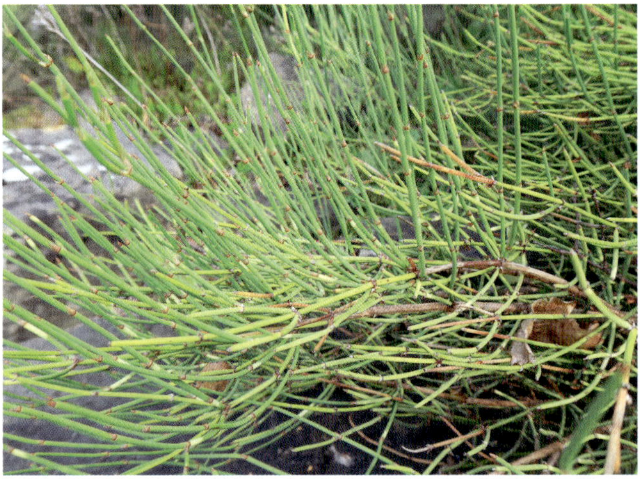

Von links nach rechts: Ackerschachtelhalm *(Equisetum arvense* L.), Bunter Schachtelhalm *(Equisetum variegatum* Schleich.) und Meerträubel *(Ephedra helvetica* C. A. Mey.).

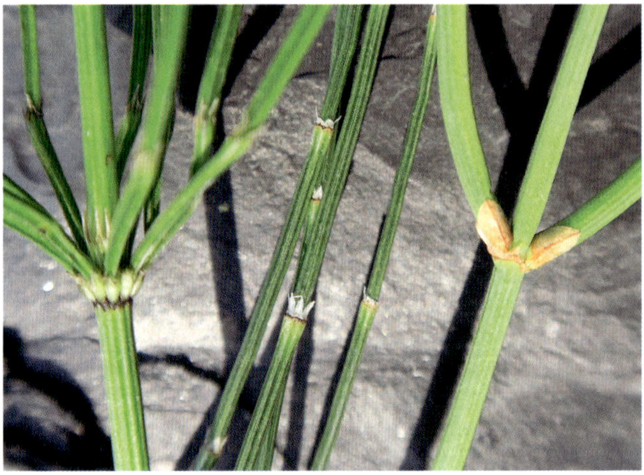

Da die gegenständigen, schuppenartigen Blätter nur ein bis drei Millimeter lang sind und sich ganz an den Trieb anlegen, sieht es aus, als habe die Pflanze keine Blätter – ähnlich wie die Schachtelhalme. Es gibt männliche Sträucher, die von April bis Mai kleine gelbe Blüten bilden, und weibliche Sträucher mit kleinen roten, beerenartigen Früchten im Herbst.

Beim Betrachten der Stängelscheiden sieht man klar die Unterschiede: Meerträubel hat kleine braune anliegende Blätter und keine Zähne an den Scheiden. Auch das Vorhandensein von Blüten und Beeren unterscheidet es klar von den Schachtelhalmen. Doch wenn gerade keine Blüten oder Früchte vorhanden sind, wird es schon schwieriger. Seine Zweige haben ähnlich den Schachtelhalmen in regelmäßigen Abständen kleine Unterteilungen, die beim genauen Hinschauen jedoch die Achsen sind, von denen Seitentreibe abgehen oder an denen kleine bräunliche Blätter wie Schuppen angewachsen sind. Auch fehlen die für Schachtelhalme typischen Stängelscheiden mit den Zähnen darüber. Und wenn man etwas sucht, kann man einen braunen hölzernen Hauptstamm des Busches finden, was es bei Schachtelhalmen nicht gibt. Denn diese bilden keine hölzernen Stängel. Meerträubel kommt an sonnigen und eher trockenen bis felsigen Standorten vor, doch ist es recht selten.

Tannenwedel, Hippuris vulgaris L.
Das Gute beim Tannenwedel ist, dass er ungiftig und essbar ist, sodass eine Verwechslung mit dem Schachtelhalm nicht schlimm wäre. Er kommt am Ufer von Süßgewässern und kleinen Teichen recht häufig vor und sieht, wie der Name schon sagt, einem Tannenwedel ähnlich. Er hat kleine, meist nur ein bis zwei Zentimeter lange Blätter, die in einem Quirl um den Stängel angeordnet sind, was ihn den Schachtelhalmen ähnlich macht. Doch sind diese Blätter flach und breit im Gegensatz zu den meist dreikantigen Seitentrieben der Schachtelhalme. In der Blütezeit von Mai bis August sitzen an der Basis dieser Blätter winzige Blütchen, eine gute Unterscheidung zu den blütenlosen Schachtelhalmen. Deren Seitentriebe werden auch deutlich länger. Die Tannenwedel haben zudem im Gegensatz zu Schachtelhalmen keine Stängelscheiden und keine Zähne darüber.

Beim Durchschneiden eines Tannenwedelstängels wird ein weiterer Unterschied deutlich: Die Stängel sind im Gegensatz zu den Schachtelhalmen nicht hohl, sondern fleischig und haben ein Mittelgefäß.

Wir haben während eines Grönlandtrekkings unsere mitgebrachten Speisen mit den frischen Vitaminen der an den Seen häufig zu findenden Tannenwedel aufgepeppt. Sie schmecken ähnlich wie Spinat und enthalten wie dieser etwas Oxalsäure. Deshalb sollte man sie nicht in größeren Mengen oder längere Zeit als Hauptnahrungsquelle verwenden, sonst könnten sie die Bildung von Nierensteinen begünstigen. Normale Beilagenmengen (ungefähr eine bis drei Pflanzen pro Tag) sind jedoch problemlos zu verzehren.

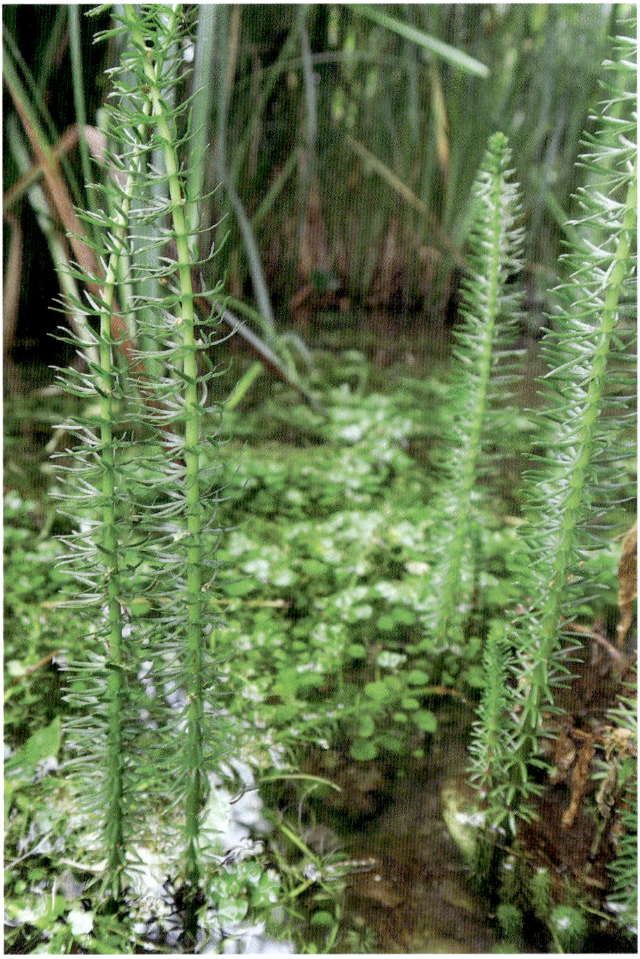

Tannenwedel im August.

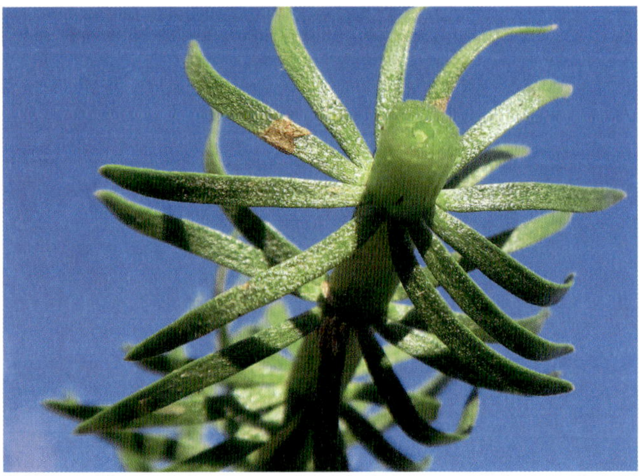

Durchgeschnittener Tannenwedel.

Noch ein paar Worte zu Dosierung und Unbedenklichkeit

Der Gebrauch von jungen Sporenkolbensprossen und jungem grünem Ackerschachtelhalm-Kraut als Nahrung in Europa, Asien und bei den nordamerikanischen Indianern spricht für die Harmlosigkeit und Ungiftigkeit dieser Pflanze. Roher, ungekochter, nicht erhitzter Schachtelhalm sollte innerlich jedoch nicht in größeren als den üblichen Mengen über längere Zeit und nicht als Hauptnahrungsmittel eingenommen werden – aufgrund seines Thiaminasegehaltes, über den ich ab Seite 71 Näheres geschrieben hatte. Gekochter oder anderweitig erhitzter Ackerschachtelhalm kann auch länger in den üblichen Mengen eingenommen werden. Für die äußerliche Anwendung kann nach meiner bisherigen Erfahrung jede Art, auch roh, ohne Probleme verwendet werden.

Schachtelhalme sind mit Ausnahme des Sumpfschachtelhalms ungiftig, Nebenwirkungen sind bisher keine bekannt. Dennoch ist es immer besser, sich von einer pflanzenmedizinisch ausgebildeten Fachperson beraten zu lassen, wenn man eine längere Kräuterkur beabsichtigt. Auch sollten die üblichen Tagesdosen eingehalten werden. Das sind 1 bis 4 Tassen Tee oder Abkochung täglich bei innerer Einnahme.

Für Winterschachtelhalm gilt nach der TCM, dass er nur mit Vorsicht bei geschwächten Personen eingesetzt werden sollte. Auch gilt Vorsicht bei Schwangeren. Generell sollte mit wassertreibend wirkenden Pflanzen in der Schwangerschaft sehr aufgepasst werden, da dann Fruchtwasser angesammelt wird, das es bis zur Geburt zu bewahren gilt. Außerdem sollten Personen, denen aufgrund einer schweren Herz- oder Nierenerkrankung eine eingeschränkte Flüssigkeitszufuhr verordnet wurde, keine Schachtelhalm-Teekur durchführen sowie generell jede Teekur mit ihrer betreuenden medizinischen Fachperson besprechen.

Winterschachtelhalm sollte nicht bei roten Augen angewendet werden, die nach dem TCM-Muster des aufsteigenden Leber-Yang auftreten. Auch soll er nicht als Langzeitanwendung genommen werden.

Es ist selbstverständlich, dass Schachtelhalm bei einer bekannten Allergie gegen die Pflanze nicht verwendet werden sollte. Allerdings sind Allergien gegen Schachtelhalm extrem selten.

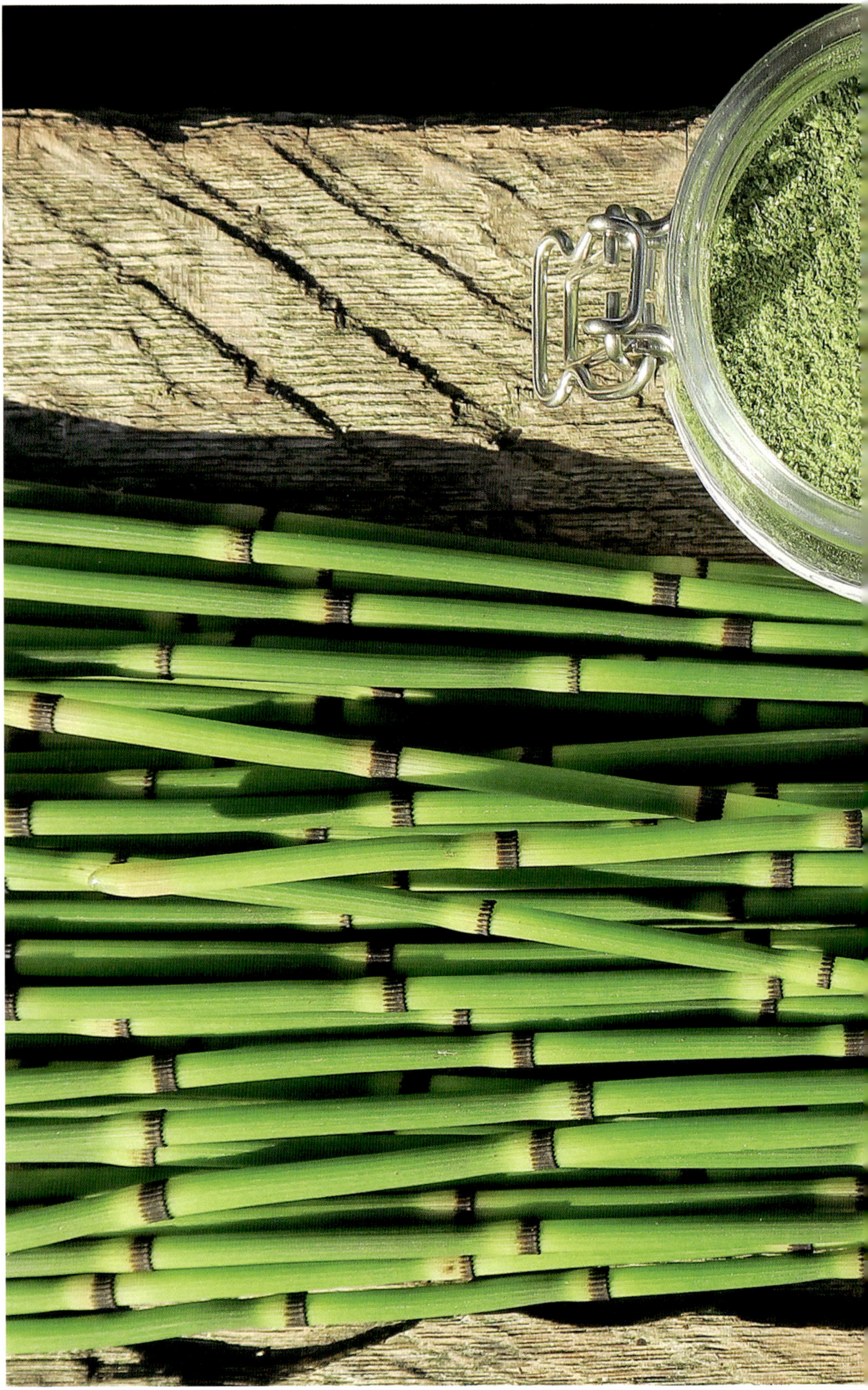

HEILWIRKUNGEN DER SCHACHTELHALME

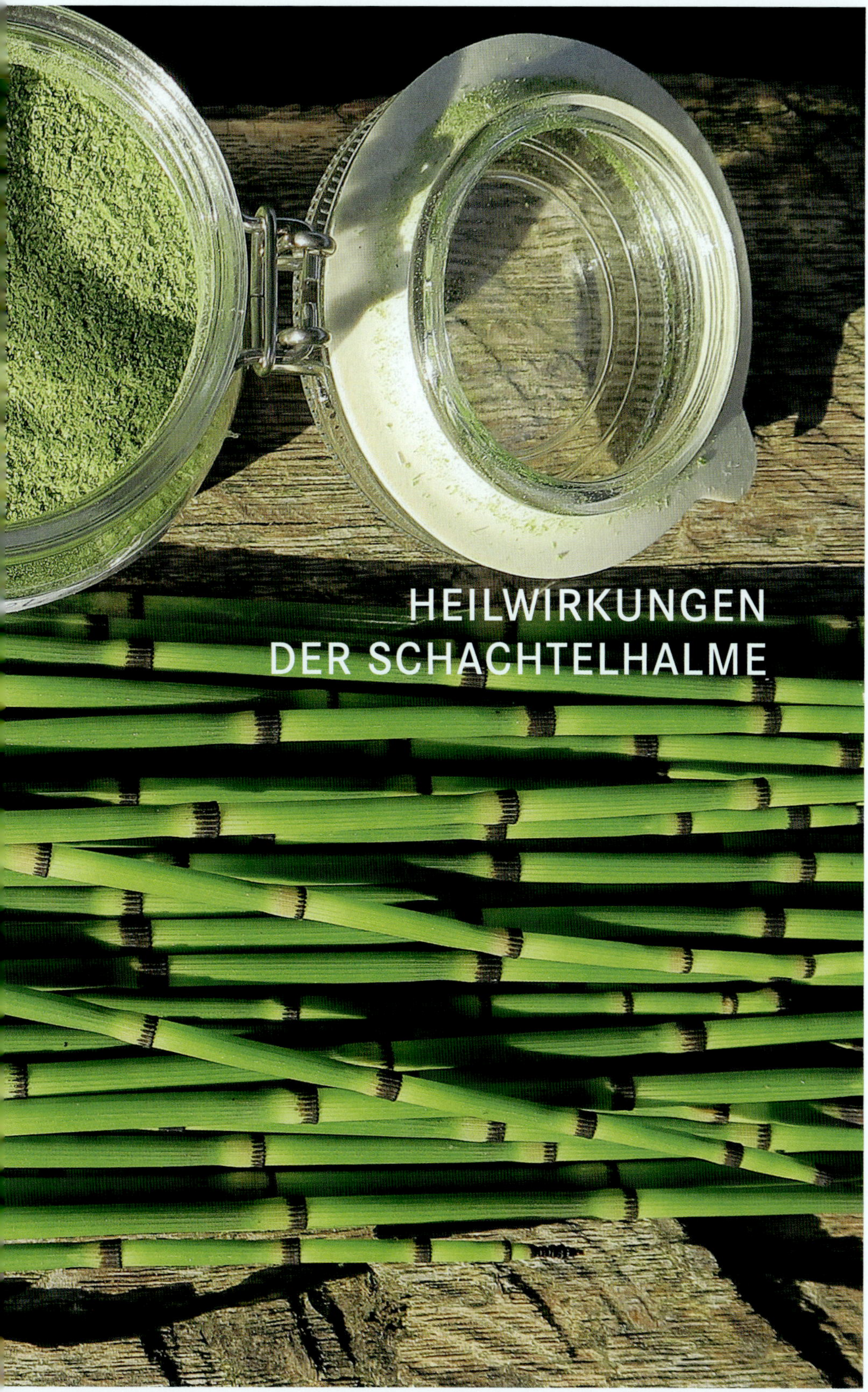

Da Schachtelhalme schon lange vor Erscheinen der ersten Menschen existierten, haben vielleicht schon die Vorfahren der Menschen an ihnen herumgeknabbert. Jedenfalls kann man annehmen, dass ihre Nutzung als Nahrungs- und Heilpflanze sehr lange zurückreicht, wohl bis in die letzte Eiszeit und weiter.

Die eiszeitlichen Jäger- und Sammlervölker benötigten vor allem Heilpflanzen für Verletzungen und Wunden, aber auch für Hauterkrankungen, Parasiten, Magen-Darm-Beschwerden und Probleme an Muskeln, Sehnen, Knochen und Zähnen. Bei all diesen Beschwerden können Schachtelhalme hilfreich sein.

Insbesondere auf Haut- und Schleimhauterkrankungen wirken sie heilsam, denn sie besitzen gute gewebeheilende, entzündungshemmende, wundheilende sowie blutstillende Eigenschaften, für die es teilweise bereits Hinweise aus der Forschung gibt. Dies macht sie auch für äußerliche Anwendungen und in der Kosmetik sehr wertvoll.

Dazu kommt ihre sanft beruhigende und ordnende Wirkung nicht nur auf die Psyche, sondern auch auf einige überfließende oder chaotische Zustände des Körpers. Bekannt ist weiterhin ihre gute Heilkraft auf Nieren- und Blasenbeschwerden. Und es gibt noch viele weitere Einsatzmöglichkeiten.

Die Schachtelhalme bilden in Europa zehn bis zwölf Arten, von denen die meisten heilkundlich verwendet werden können. Derzeit wird im deutschsprachigen Raum vor allem der Ackerschachtelhalm *(Equisetum arvense* L.) bevorzugt. Er ist in Europa eine offiziell in Apotheken gehandelte Heilpflanze, für die es eine Monografie der europäischen Heilmittelkommission gibt.

In der TCM ist Winterschachtelhalm *(Equisetum hiemale* L.) eine offizielle Heilpflanze[20] und findet sich im offiziellen chinesischen Arzneimittelbuch; in der chinesischen Volksheilkunde werden zudem Ackerschachtelhalm und Ästiger Schachtelhalm *(E. ramosissimum)* verwendet.[21] Ästiger Schachtelhalm ist auch in Taiwan eine bekannte Heilpflanze.[22] In Südamerika ist der dortige Riesenschachtelhalm eine offizielle Heilpflanze: *Equisetum giganteum* L. und *Equisetum myriochaetum* Schltdl u. Cham. Auch einige weitere Arten wie zum Beispiel Waldschachtelhalm *(Equisetum sylvaticum* L.), der im Rumänischen Arzneimittelbuch aufgeführt ist, sowie Riesenschachtelhalm *(Equisetum telmateia* Ehrh.) und Wiesenschachtelhalm *(Equisetum pratense* Ehrh.) werden für Heilzwecke eingesetzt. Diese Heilanwendungen verschiedener Schachtelhalmarten sind in den Volkstraditionen von Europa, Russland, bei den nordamerikanischen Indianern, im Iran, in Südamerika, in asiatischen Ländern wie China, Taiwan, Tibet und sicher noch in weiteren Regionen und Kulturen verankert.[23]

Die verschiedenen Schachtelhalmarten werden volksheilkundlich oft für ähnliche oder gleiche Beschwerden verwendet.[24] In alten europäischen Kräuterbüchern ab dem 16. Jahrhundert wie zum Beispiel bei Hieronymus Bock 1595 oder Theodor Zwinger 1696 wurden verschiedene Schachtelhalmarten für gleiche Krankheitsbilder eingesetzt. Die Arten unterscheiden sich nach meinen bisherigen Erfahrungen nur wenig in ihrer Wirkung. Bei allen Arten spielen die Hauptwirkstoffe Kieselsäure sowie enthaltene Flavonoide und Phenole eine wichtige Rolle und begründen möglicherweise die gleichen oder ähnlichen volksheilkundlichen Verwendungen. Die Bedeutung der Kieselsäure scheint nach mancher Ansicht für die Heilwirkungen so groß, dass Kräuterheilkundige wie Mathew Wood Schachtelhalm immer dort einsetzen, wo in der Homöopathie das Mittel Silicea (Kieselsäure) gebraucht wird.[25] Doch sind für die Heilwirkungen nachweislich auch andere Inhaltsstoffe wie zum Beispiel das antioxidativ, antientzündlich und antiallergen wirkende Flavonoid Isoquercitrin von Bedeutung.[26]

Derzeit gilt Sumpfschachtelhalm als giftig und sollte nicht innerlich eingenommen werden (siehe auch Seite 71). Doch enthält auch er viel Kieselsäure und kann durchaus für äußerliche Anwendungen gebraucht werden. Mehr dazu und wie man die verschiedenen Arten erkennt und unterscheidet, wurde im vorherigen Kapitel beschrieben.

INHALTSSTOFFE DES ACKERSCHACHTELHALMS

Etwa zehn Prozent der frischen Ackerschachtelhalmpflanze oder bis zu fünfundzwanzig Prozent seines Trockengewichts bestehen aus Mineralien, davon sind etwa zwei Drittel Kieselsäure (Siliciumdioxid) oder Silikate, die wiederum zu zehn Prozent wasserlöslich sind. 0,2 bis 0,9 Prozent der Inhaltsstoffe stellen Flavonoide dar, hauptsächlich Kaempferol, Quercetin-Glycoside und ihre Malonylester. Es scheint zwei Chemotypen des Ackerschachtelhalms zu geben:

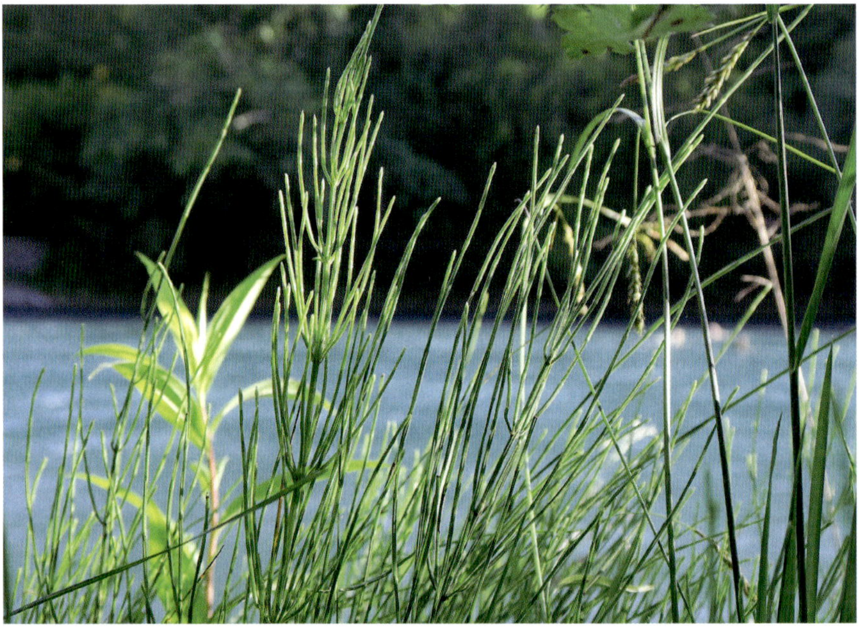

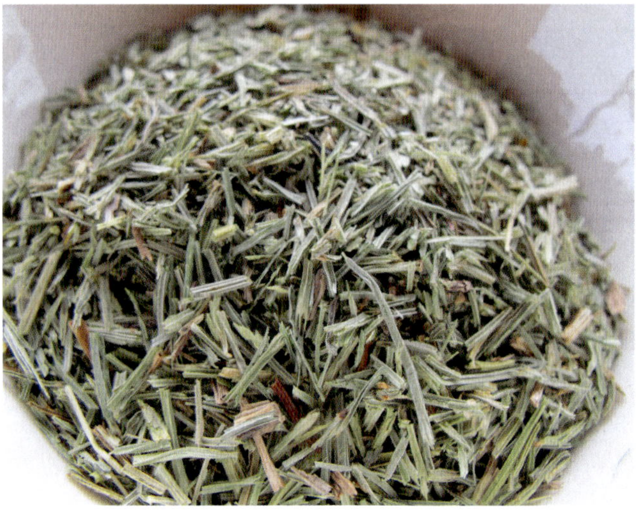

Ackerschachtelhalm am Aareufer.

Die Arzneidroge Ackerschachtelhalm-Kraut, getrocknet und zerkleinert.

Asiatische und nordamerikanische Varianten enthalten Luteolin-5-Glycosid, das in europäischen Pflanzen nicht festgestellt wurde. Auch Kaffeesäurederivate und kleine Mengen eines Styrylpyron-Glukosids, Polyensäure, Sterole, seltene Dicarboxylsäuren und Spuren von Alkaloiden inklusive Nicotin wurden gefunden.[27] Ein vermuteter Saponinkomplex, den man früher als »Equisetonin« bezeichnete, wurde als eine Mischung aus Zuckern und Flavonoiden identifiziert, weshalb vorgeschlagen wurde, »Equisetonin« von der Inhaltsstoffliste zu streichen.

Mineralienzusammensetzung und -gehalt sind stark variabel, sodass je nach Standort und Jahreszeit bis zu 24 Prozent Kalzium enthalten sein können, sowie 1,5 Prozent Kalium- und Aluminiumchlorid, Vitamin C, Vitamin E, Zink, Eisenoxid und Thiaminase.[28] Bei Analysen wurden zudem hohe Werte von Selen im Ackerschachtelhalm gefunden, sodass vermutet wurde, er könne als Therapeutikum bei Selenmangel eingesetzt werden.

Siliziumgehalt in Ackerschachtelhalm-Zubereitungen

Eine Forschergruppe der Universität Freiburg unter Leitung von Carsten Gründermann hat gezeigt, dass ein Teeaufguss von 2,5 Gramm getrocknetem Ackerschachtelhalm-Kraut, mit 100 Milliliter kochendem Wasser aufgebrüht, zugedeckt 15 Minuten ziehen gelassen, dann abgesiebt, circa 56 Milligramm pro Liter (mg/l) Silizium enthält. Wenn man 5 Gramm getrocknetes Kraut über Nacht in 200 Milliliter kaltem Wasser einweicht und danach in diesem Wasser 30 Minuten, eine, zwei, drei oder vier Stunden bei rund 90 Grad köcheln lässt, erhöht sich der Siliziumgehalt in der Abkochung deutlich, nämlich bei einer Kochzeit von 30 Minuten auf 214 mg/l, bei 1 Stunde auf 268 mg/l, bei 2 Stunden auf 312 mg/l, bei 3 Stunden auf 343 mg/l und bei 4 Stunden auf 345 mg/l.

Somit sind Abkochungen aus Schachtelhalm deutlich reicher an Silizium als Teezubereitungen. Dies erklärt sich dadurch, dass Siliziumdioxid durch längeres Kochen in die wasserlöslichere Siliziumsäure übergeht. Der maximale Siliziumgehalt wird bei einer Kochzeit von 3 Stunden erreicht. Wenn man nach oben genannter Zubereitungsart einen halben Liter der Abkochung trinkt, enthält dies ungefähr 130 Milligramm Silizium. Der geschätzte Tagesbedarf an

Silizium beträgt 20 bis 50 Milligramm[29], was möglicherweise zu tief angesetzt ist. Die empfohlenen Verzehrmengen von Kieselsäure als Nahrungsergänzungsmittel für Nägel und Haare entsprechen 2 bis 3 Teelöffeln Kieselerdepulver; das ergibt ungefähr 5 bis 8 Gramm Kieselsäure täglich. Bei einigen Fällen in meiner Praxis konnte nach mindestens dreimonatiger Einnahme von Kieselsäure als Nahrungsergänzungsmittel in der empfohlenen Tagesdosis von 2 bis 3 Teelöffeln täglich beobachtet werden, wie sich Nägel und Haarwachstum verbessert hatten, dies bei guter Verträglichkeit.

Die Heilwirkungen von Schachtelhalm gründen jedoch nicht nur auf seinem Kieselsäuregehalt, sondern ebenfalls auf antioxidativ, entzündungshemmend und antiallergen wirkenden Flavonoiden.

HEILWIRKUNGEN AUF DEN KÖRPER

In meiner Praxistätigkeit setze ich vor allem Acker- und Winterschachtelhalm heilkundlich ein. Meine Erfahrungen damit sind in die folgenden Abschnitte eingeflossen ebenso wie die mir verfügbaren Informationen aus volksheilkundlichen Traditionen in verschiedenen Kulturen, ergänzt durch Studien zu den Schachtelhalmen. Es werden auch einige schwerwiegendere Beschwerdebilder aufgelistet, die in früheren Zeiten volksheilkundlich mit Schachtelhalm behandelt wurden, sich aber nicht zur Selbstbehandlung eignen, worauf jeweils hingewiesen wird. Die Heilwirkungen sind nach Krankheitsthemen geordnet, unter denen die jeweils hierfür verwendete Schachtelhalmart erwähnt ist, wobei oft mehrere Arten für dieselben Beschwerden eingesetzt werden.

Sie können die Pflanzen selbst sammeln und zubereiten (auch dazu finden Sie in diesem Buch Hinweise). Und es gibt in Drogerien und Apotheken getrockneten Ackerschachtelhalm zu kaufen, zudem auch die Tinktur oder den Frischsaft aus der Pflanze, und andere Zubereitungen wie beispielsweise Ackerschachtelhalm-Feuchttüchlein für die Haut.

Haut

Nässende Hautekzeme

Nach meiner Praxiserfahrung ist Ackerschachtelhalm ein sehr gut verträgliches und wirksames Hautheilmittel. Er kann gut bei Ekzemen eingesetzt werden, vor allem bei nässenden Ekzemen, die bei feuchtem Wetter, in der feuchten Jahreszeit, in feucht-heißem Klima wie den Tropen oder durch Schwitzen auftreten oder verschlimmert werden. Ein Beispiel ist das dyshidrosiforme Handekzem, das mit Juckreiz, Bläschen- und Krustenbildung sowie vermehrter Hautfältelung einhergeht. Ein Ackerschachtelhalm-Handbad oder -Umschlag kann hier meist rasch den Juckreiz lindern und bei fortgesetzter regelmäßiger Behandlung das Ekzem bessern. Nicht umsonst wird die Wirkung des Ackerschachtelhalms in der europäischen und chinesischen Kräuterheilkunde als kühlend, adstringierend und trocknend beschrieben.

Auch der Riesenschachtelhalm *(E. telmateia)* wird in der Volksheilkunde für Hautekzeme verwendet und besitzt gute antibakterielle und antioxidative Wirkungen.[30]

Ackerschachtelhalm-Umschlag

Man nimmt 2 Handvoll vom frischen oder getrockneten Kraut oder so viel, dass die ganze betroffene Hautfläche damit dünn bedeckt werden kann. Das Kraut dämpft man etwa 10 Minuten lang in heißem Wasserdampf: Das geht sehr gut in einem Topf mit Siebeinlage und Deckel oder indem man ein großes Sieb über einen Topf mit kochenden Wasser legt, sodass das Kraut im Sieb nur im Wasserdampf und nicht im kochenden Wasser ist. Durch Zugabe von 1 Esslöffel getrockneter Süßholzwurzel ins Kochwasser wird die Wirksamkeit erhöht. Dann legt man das gedämpfte Schachtelhalmkraut auf ein Papiertaschentuch oder dünnes Küchentuch, schlägt die Enden ein, befeuchtet es mit etwas Kochwasser aus dem Topf und legt es warm auf die betroffene Haut, mindestens 1 Stunde lang, besser 2 bis 3 Stunden am Abend. Man kann das lauwarme Kraut auch direkt auf die Haut auflegen und mit einer Mullbinde oder Küchenfolie befestigen.

Eine andere Variante wird mit frischem Kraut gemacht, das mit dem Nudelholz auf einem Holzbrett gequetscht wird, bis der Saft austritt. Dann kommt das Kraut direkt auf die Haut. Oder man mörsert oder mahlt in der elektrischen Kaffeemühle oder im Blitzhacker (Cutter) frischen Ackerschachtelhalm zu einem feuchten Brei, der dann ebenfalls direkt aufgelegt wird.

Dies wird jeden Abend wiederholt, bis das Ekzem besser oder abgeheilt ist. Bei manchen Patienten dauert das 3 Tage, in hartnäckigen Fällen können es auch 3 Wochen sein. Man sollte diese Kur immer dann beginnen, wenn die Haut anfängt, unruhig zu werden, noch vor Ausbruch des Ausschlags.

Es gibt auch Feuchttüchlein mit Ackerschachtelhalm zu kaufen (zum Beispiel von der Schweizer Firma Alpmed). Damit sind die Umschläge sehr einfach zu machen.

Deutlich stärker und tiefreichender wirkt diese Therapie, wenn man dazu täglich 3 bis 4 Tassen Ackerschachtelhalm-Tee trinkt oder eine Tinktur einnimmt.

Hautbeschwerden der Kinder

Diese wurden in indigener Tradition mit einer Abkochung (Dekokt) aus Winterschachtelhalm-Stängeln gewaschen. Für Winterschachtelhalm wurden gute antibakterielle Wirkungen sowie Anti-Biofilm-Effekte festgestellt. Diese Wirkungen werden unter anderem auf den Gehalt an Rosmarinsäure und Chlorogensäure zurückgeführt. Ein Biofilm wird von Bakterien für ihre Ausbreitung produziert und benötigt; durch Winterschachtelhalm kann dieser stark eingeschränkt werden. Auch gegen Pilze ist Winterschachtelhalm wirksam.[31] Um die heilenden Wirkungen der Kieselsäure bestmöglich nutzen zu können, sind, wie oben aufgeführt, Abkochungen sehr gut geeignet; sie schmecken mild-aromatisch, nicht bitter oder auf andere Art unangenehm. Gesammelt werden die dunkelgrünen Stängel des Vorjahres, denn sie enthalten mehr Kieselsäure als die jungen hellgrünen Triebe. Die Halme werden auch nach 1 Stunde Kochen nicht weich.

Winterschachtelhalm-Abkochung

Eine Tagesdosis (20 g) getrockneter Winterschachtelhalm wird für 1 Stunde in 1 Liter kaltem Wasser eingeweicht und dann 1 bis 3 Stunden darin gekocht. Die Abkochung wird dann über den Tag verteilt getrunken oder für Hautwaschungen verwendet.

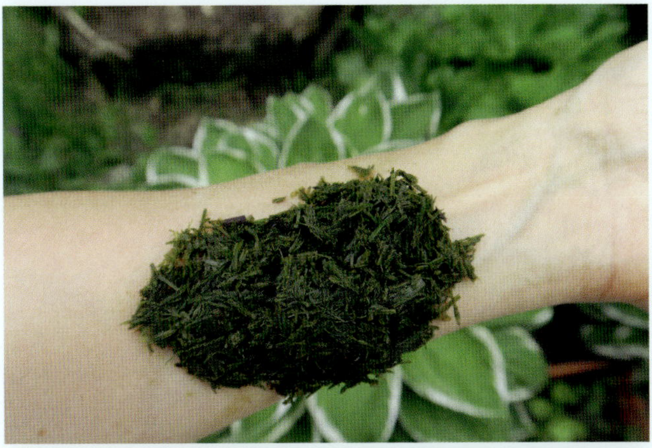

Hautauflage mit zerstampftem Ackerschachtelhalmkraut.

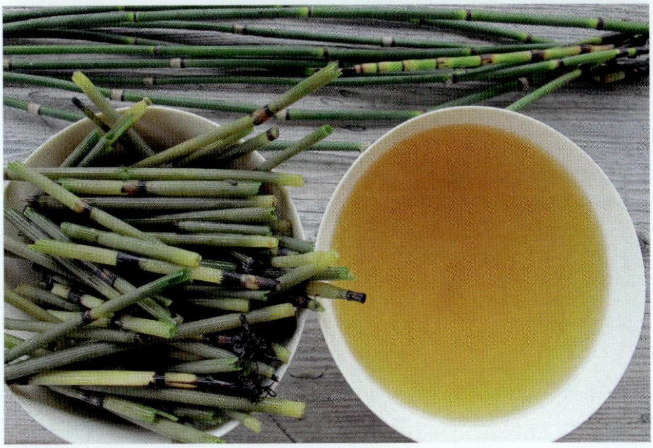

Winterschachtelhalm-Abkochung zum Trinken und für die Haut. Rechts im Bild die Abkochung, links das abgekochte Kraut, oben das frische Kraut.

Hautpilzerkrankungen

Bei Hautpilzerkrankungen mit Candidapilzbefall in den Hautfalten habe ich gute Erfahrungen mit mehrmals täglicher Anwendung der auf Seite 110 beschriebenen Ackerschachtelhalm-Hautcreme gemacht. Der Juckreiz lässt rasch nach, und bei fortgesetzter Anwendung verschwindet der Pilzausschlag.

Nordamerikanische Indianer legten Breiumschläge aus zerstampften frischen Stängeln des Ackerschachtelhalms auf Hautausschläge durch Pilzerkrankungen wie Candidapilze in Achsel oder Leiste. Offene oder juckende Hautstellen wurden mit einer Abkochung aus Ackerschachtelhalm gewaschen. Diese Anwendung findet sich gleichfalls bei der kräuterheilkundigen Schwester Bernardine, die empfahl, ein Tuch in Ackerschachtelhalm-Absud (Rezept unten) zu tunken und warm und feucht auf die betroffene Stelle aufzulegen. Dies 30 Minuten lang 3-mal täglich.[32] Der Juckreiz verschwindet nach meiner Erfahrung meist rasch, und die Anwendung ist selbst im Intimbereich nicht

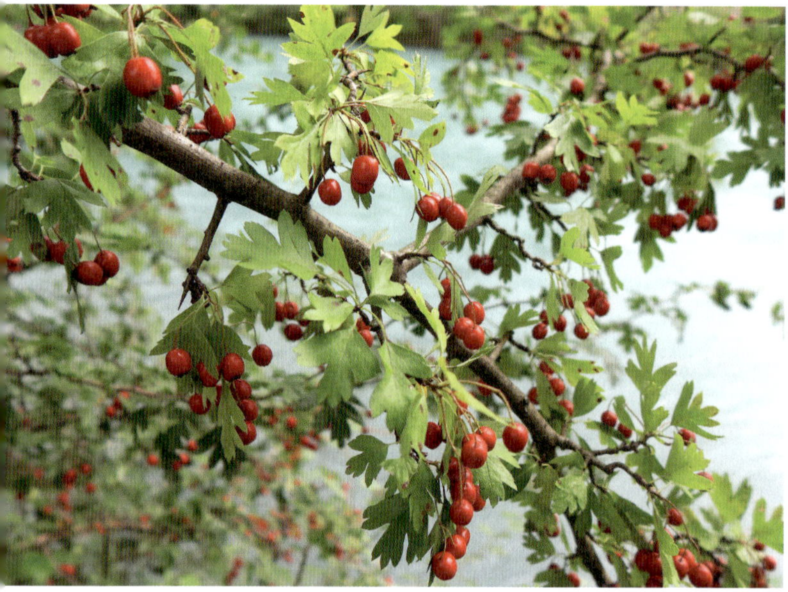

Weißdorn *(Crataegus monogyna* Jacq.) mit Früchten im September.

brennend oder reizend. Bei Intimpilz können Sitzbäder mit Ackerschachtelhalm-Absud gemacht werden. Man kann diese Therapie auch gut mit einer konventionellen Creme gegen Hautpilz kombinieren.

Maria Thun empfahl bei Pilzerkrankungen von Mensch, Tier oder Pflanze Ackerschachtelhalm über Nacht in kaltem Wasser anzusetzen, dann 20 Minuten zu kochen und erst dann anzuwenden. Zusammen mit Tee aus Weißdornblüten, -blättern und -früchten (Crataegi flos, folium und fructus) wirke er noch besser.[33] Die pilzwidrige Wirkung konnte wissenschaftlich nicht nur für Ackerschachtelhalm, sondern ebenfalls für Winterschachtelhalm und Riesenschachtelhalm nachgewiesen werden.

In der TCM wird bei einer Neigung zu Pilzerkrankungen zusätzlich die Ernährungsweise betrachtet: Man sollte dann befeuchtend wirkende Nahrungsmittel vermeiden, das sind vor allem Rohkost, Milchprodukte und Zucker.

Absud mit Ackerschachtelhalm

2 Esslöffel Ackerschachtelhalmkraut (frisch oder getrocknet) mit gut ¼ Liter Wasser 20 Minuten bei geschlossenem Deckel köcheln lassen, dann absieben und ein frisches Küchentuch darin eintunken, lauwarm auf die betroffene

Hautstelle legen und mindestens 20 Minuten bis zu 1 Stunde aufgelegt lassen. Dazu kann innerlich eine Abkochung mit Schachtelhalm getrunken werden, 2 bis 4 Tassen täglich über den Tag verteilt.

Windeldermatitis
Diese ist oft mit Hautpilzbefall assoziiert, der im feuchten Klima der Windel gut gedeihen kann. In der Anthroposophischen Medizin verabreicht man dem Säugling hierfür speziell zubereitete alkoholfreie Tropfen aus homöopathisch aufbereitetem Ackerschachtelhalm (D6). Den gibt es von der Firma Weleda: Equisetum arvense Rh D6 Tropfen. Empfohlen sind 2- bis 3-mal täglich 5 Tropfen.

Wunden, Blasen, Quetschungen, Entzündungen, Hautgeschwüre
Die aktuelle Monografie der europäischen Heilmittelbehörde (HMPC) zum Schachtelhalm enthält als anerkannte Heilwirkung die Behandlung oberflächlicher Wunden.[34] In der europäischen und indigenen nordamerikanischen Volksmedizin werden Umschläge aus frischem zerstampftem Acker-, Riesen- und Waldschachtelhalm-Kraut oder Auflagen mit in Schachtelhalmabsud getunkten Tüchern empfohlen, und zwar bei eitrigen Wunden, Quetschungen, Schnitt- und Stichwunden, entzündeten Blasen und anderen Entzündungen.[35]

Ich habe mit Ackerschachtelhalm auch bei blutenden Wunden gute Erfahrungen gemacht. Der französische Kräuterheilkundige Maurice Mességué beschrieb für das Kraut eine gewebeheilende Wirkung, die kaum ein Medikament erreichen könne. Für diesen gewebeheilenden Effekt gibt es inzwischen wissenschaftliche Belege.[36] In einer Studie konnten zum Beispiel gute schmerzlindernde und wundheilende Wirkungen von Ackerschachtelhalm-Creme bei frischen Dammschnittwunden aufgezeigt werden.[37] Otto Brunfels empfahl, die pulverisierten Seitentriebe aufgrund der zusammenziehenden Wirkung in frische Wunden zu streuen. Ergänzend dazu wurde der ausgepresste Schachtelhalmsaft getrunken. Bei Wundheilungsstörungen verwendet Florian Ploberger das rohe frische Kraut des Ackerschachtelhalms, das Pfarrer Künzle zudem als Blutstillungsmittel für frische Wunden empfahl.[38]

Von Poison-Ivy berührte Haut (kletternder Gift-Sumach, *Toxicodendron radicans* Kuntze) kann verbrennungsähnliche Hautreizungen aufweisen. Diese wusch man in Nordamerika mit verwässertem, zerstampftem Ackerschachtelhalm oder pulverisiertem Winterschachtelhalm, der mit Wasser vermischt wurde. Auch bei Hautgeschwüren, die bei Diabetes auftreten, wurden in einer Tierversuchsstudie gute hautheilende Wirkungen einer Ackerschachtelhalm-Creme festgestellt.[39]

Natürlich ist eine Heilpflanze mit diesen günstigen hautheilkundlichen Eigenschaften, die auch das Bindegewebe zu stärken vermag, sehr gut für eine steile Karriere im Kosmetik- und Schönheitsbereich geeignet. Ab Seite 158 finden sich dazu ein paar Rezepte zum Ausprobieren und Selbermachen.

Wer Ackerschachtelhalm als Creme anwenden möchte, kann diese sehr einfach selbst herstellen. Ich habe sie bisher bei Hautpilzerkrankungen und oberflächlichen Kratz- und Schürfwunden eingesetzt, sie eignet sich zudem gut als Gesichts- oder Körpercreme, also auch für die kosmetische Anwendung.

Ackerschachtelhalm-Hautcreme

20 g getrockneter Ackerschachtelhalm
180 g Kokosöl nativ
10 Tropfen ätherisches Lavendelöl

Den Ackerschachtelhalm klein schneiden und in einer elektrischen Kaffeemühle, im Blitzhacker (Cutter) oder von Hand im Mörser sehr fein pulverisieren. Ich bevorzuge aus Zeitgründen die elektrische Variante, da hiermit rascher eine größere Menge hergestellt werden kann. Im Steinmörser geht das Pulverisieren auch, dauert aber deutlich länger.

Das Kokosöl in einem Topf bei geringer Hitze schmelzen. 20 g fein gepulverten Ackerschachtelhalm einrühren, gut umrühren und vom Herd nehmen. Für die bessere Haltbarkeit, zur Ergänzung der hautheilenden Wirkung sowie für einen guten Duft 10 Tropfen ätherisches Lavendelöl erst dann einrühren, wenn das Fett schon deutlich abgekühlt, aber gerade noch flüssig ist. In ein gut verschließbares Gefäß abfüllen, mit einem sauberen Küchentuch oder Küchenpapier bedecken und im Kühlschrank auskühlen lassen. Erst verschließen, wenn die Creme ganz fest geworden ist, da sonst Kondenswasser vom Deckel in die Creme tropfen kann und die Haltbarkeit beeinträchtigt.

Diese Creme wird grasgrün, deshalb muss man bei weißer Kleidung etwas achtsam sein. Sie schmilzt rasch auf der Haut und zieht gut ein. Für längere Haltbarkeit im Kühlschrank aufbewahren.

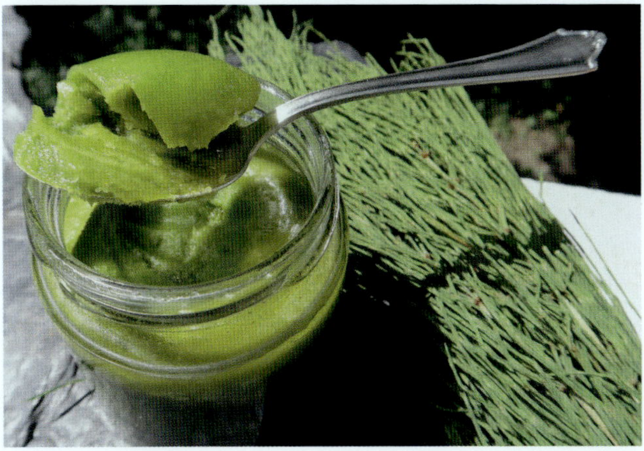

Ackerschachtelhalm-Hautcreme.

Blutstillung bei kleinen Wunden

Zu feinem Pulver zermahlener Acker-, Winter-, Wald- oder Riesenschachtelhalm wurde als Wundstillpulver verwendet, indem dieses direkt auf die frische Wunde gestreut wurde. Die Mineralien und andere Wirkstoffe in der Droge wirken sekretabsorbierend und zusammenziehend. Ich habe hiermit bei mir selbst sehr gute Erfahrungen bei kleinen Schnitt- oder Risswunden machen können; die Blutung hört rasch auf, das Pulver brennt oder reizt überhaupt nicht. Wenn man in der freien Natur ist und nichts anderes zur Verfügung hat, kann man ein paar Seitentriebe von frischem Acker-, Wald- oder Riesenschachtelhalm, an einem sauberen, unbelasteten Ort gepflückt und kurz gewaschen, von der verwundeten Person zu einem Brei kauen lassen und diesen dann auf die Wunde »kleben«. Der eigene Speichel wirkt bereits desinfizierend und wundheilend, was durch die heilenden und blutstillenden Eigenschaften des Schachtelhalms ergänzt wird. Den Brei auf der Wunde trocknen lassen, dann klebt er wie ein Pflaster und schützt die Haut.

In der europäischen Volksmedizin galt Schachtelhalm allgemein als gutes Blutstillungsmittel und wurde auch bei Nasenbluten, zu starker Menstruationsblutung oder wie unten beschrieben bei Blutungen aus dem Darm eingesetzt. Hierzu wurden große Tagesdosen von 50 bis 60 Gramm des getrockneten Krauts als Abkochung eingenommen. Ich habe Schachtelhalm in meiner Praxis nicht für diese Beschwerden eingesetzt. Generell sollte man bei dieser Art Blutungsbeschwerden eine medizinische Fachperson aufsuchen.

Juckreiz der Haut

Hierfür kann eine Waschung, ein Bad oder eine nasse Auflage mit einem Schachtelhalmaufguss oder einer Abkochung (Rezept Seite 106) oder dem frischen zerquetschten, auch dem getrockneten und dann gedämpften Kraut direkt auf die befallenen Hautstellen gemacht werden.

Frischen Schachtelhalm kann man mit dem Nudelholz auf einem Holzbrett quetschen, bis der Saft austritt, oder klein geschnitten in einem Steinmörser zu einem feuchten Brei mörsern.

Bei trockener juckender Haut kann auch die Creme mit Ackerschachtelhalm verwendet werden.

Auflage beziehungsweise Wickel mit Schachtelhalm

Je nach befallener Fläche 1 bis 3 Handvoll getrocknetes Ackerschachtelhalmkraut in einem Sieb in einen Topf hängen, der mit wenig Wasser gefüllt wird, sodass das Kraut nicht im Wasser schwimmt. Das Wasser zum Kochen bringen und das Kraut im heißen Wasserdampf 10 Minuten mit Deckel dämpfen. Das Sieb herausnehmen, etwas abkühlen lassen und das Kraut lauwarm auf die betroffene Haut auflegen, dann mit einem feuchten Küchentuch oder einer Klarsichtfolie umwickeln oder nur abdecken. Mindestens 20 Minuten, besser 2 Stunden einwirken lassen, dann den Wickel abnehmen und die Haut trocknen lassen, nicht abwaschen.

Auch die anderen Schachtelhalmarten wie Riesenschachtelhalm, Sumpfschachtelhalm (nur äußerlich anwenden!) und Waldschachtelhalm können für solche Umschläge genommen werden.

Wenn man frischen Ackerschachtelhalm hat, ist das noch besser. Dann zerquetscht man ein Büschel frische Pflanzen mit dem Nudelholz auf einem Holzbrett, bis Pflanzensaft austritt. Dann legt man diese nassen Pflanzen direkt auf die betroffene Haut. Auch mit der elektrischen Kaffeemühle, im Blitzhacker (Cutter) oder in einem Mörser kann man das Kraut zu einem feuchten Brei mahlen und diesen direkt auflegen.

Nagelbettentzündung

Maria Treben empfahl, die betroffene Hand oder den Fuß 20 Minuten in Schachtelhalmwasser zu baden. Hierzu wird 100 g getrocknetes Schachtelhalmkraut für 12 Stunden in kaltem Wasser eingeweicht. Danach bis zum Kochen erwärmen und dem Badewasser zugießen. 20 Minuten die befallene Hand oder den Fuß darin baden. Anschließend einen Schachtelhalmwickel wie oben beschrieben um die betroffene Stelle legen.

Studie mit Ackerschachtelhalm-Nagellack
Eine Forschungsstudie konnte aufzeigen, dass Nagellack mit einem Extrakt aus Ackerschachtelhalm Nagelveränderungen durch die Hautkrankheit Schuppenflechte (Psoriasis) verbessern konnte. Betroffene Patienten hatten diesen Lack 1-mal täglich über 24 Wochen angewendet.[40]

Einschub: Verkohlen als Arzneizubereitungsform

In manchen traditionellen chinesischen Rezepturen aus dem 16. Jahrhundert wurde empfohlen, den Schachtelhalm »so zu verbrennen, dass seine Eigenschaften erhalten bleiben«. Gewöhnlich wird damit das Rösten in einer trockenen feuerfesten Pfanne unter Wenden gemeint, sodass die Kräuter außen dunkelbraun bis schwarz sind (innen können sie noch hell sein), ohne dass die Droge Feuer fängt. Heute wird diese Methode als Carbonisieren bezeichnet.

Nach dem Carbonisieren wurde der Schachtelhalm pulverisiert und je nach Beschwerden mit anderen Heilpflanzen kombiniert in Flüssigkeit eingenommen, oder das Pulver wurde zum Beispiel bei Darmvorfall direkt in den Darmausgang gegeben.

Beim Carbonisieren verbrennen viele organische Substanzen, zurück bleiben Asche und Mineralstoffe. Damit erhöht sich ihr Anteil, man erhält also ein recht konzentriertes Kieselsäurepulver. Verbrennt man Schachtelhalm ganz, kann die Asche bis zu neunzig Prozent Siliziumdioxid enthalten.

In der chinesischen Medizin wird Carbonisieren bei der Zubereitung so mancher blutstillender und zusammenziehend wirkender Kräuter angewendet, weil sich dadurch deren Eigenschaften verstärken.[41] So auch beim Winterschachtelhalm. Wenn er in einer trockenen Pfanne 5 Minuten ohne sonstige Zutaten geröstet wird, bis er aufgehört hat, zu rauchen, kann man ihn dann sehr gut zu einem Pulver zermörsern, das nach Asche schmeckt, ähnlich dem Kohlepulver, das bei Durchfällen gegeben wird. Es soll nach chinesischer und europäischer Tradition ein gutes Blutstillungsmittel sein.

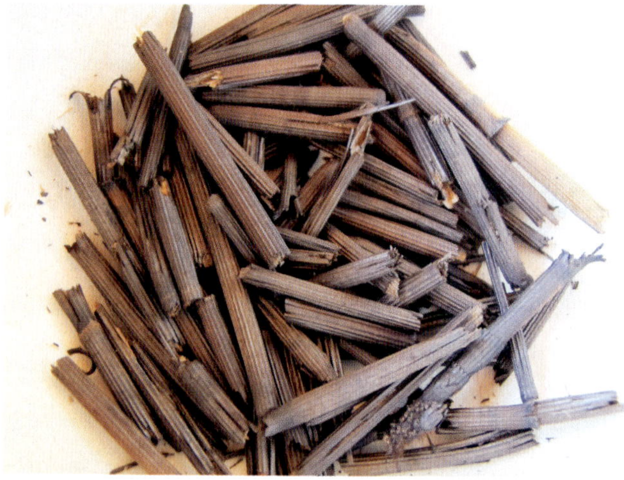

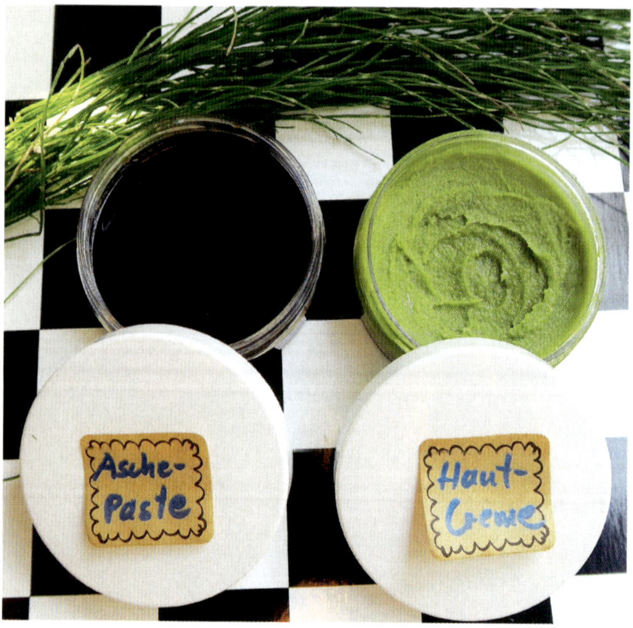

Trocken gerösteter Winterschachtelhalm.

Ackerschachtelhalm-Aschepaste (links) und Ackerschachtelhalm-Creme mit Kokosfett (rechts).

Aus der Asche der verschiedenen Schachtelhalmarten wurde auch bei mehreren nordamerikanischen Indianerstämmen mit Wasser oder Fett eine Paste gemacht, die auf Verbrennungen oder Hautwunden aufgetragen wurde.

Paste aus Schachtelhalmasche
Benötigt werden 8 gehäufte Esslöffel klein geschnittener getrockneter Ackerschachtelhalm und 4 Teelöffel Öl, zum Beispiel Olivenöl oder Sonnenblumenöl. Den Ackerschachtelhalm in der trockenen Pfanne unter Wenden erhitzen, bis die Außenseite des Krautes dunkelbraun bis schwarz ist, innen darf er noch hell oder grün sein. Durch dieses Rösten wird das Kraut nicht nur verkohlt, sondern auch desinfiziert. Das dauert etwa 5 bis 8 Minuten. Dann abkühlen lassen und zu feinem Pulver zermörsern oder mahlen. In dieses Pulver rührt man etwa 4 Teelöffel Speiseöl ein, bis eine streichfähige kohlschwarze Paste entsteht. Wenn das Öl vor dem Einrühren erhitzt wurde und die verwendeten Gefässe steril sind, zum Beispiel durch Auskochen, ist auch die Paste steril und noch besser für offene Wunden geeignet. Allerdings ist sie in dieser Form nicht so lange haltbar.

Für die Füße

Die adstringierenden, erfrischenden und trocknenden Eigenschaften von Schachtelhalm eignen sich wunderbar für die Füße. Dies spiegelt sich in ihrer volksheilkundlichen Verwendung bei Fußschweiß, wofür es mehrere Anwendungsmöglichkeiten gibt. Am praktischsten ist wohl das Fußdeospray, das sehr einfach selbst herzustellen ist. Außerdem kann man bei stärkerem Fußschweiß und bei wunden Füßen Fußbäder und Kräuterpackungen kombinieren.

Fußbad bei wunden Füßen
1 Handvoll frisches oder getrocknetes Schachtelhalmkraut mit gut 1 Liter kochendem Wasser übergießen, 20 Minuten ziehen lassen. Abgießen und in eine Fußbadewanne mit so viel zusätzlichem heißem Wasser geben, dass die Füße gut bedeckt sind, etwa 10 Minuten darin baden. Man kann die Kräuter auch mit ins Bad geben.

Fußbad bei Fußschweiß

100 g getrocknetes Schachtelhalmkraut für 12 Stunden in kaltem Wasser einweichen lassen. Danach bis zum Kochen erwärmen und dem Fußbadewasser zugießen. 20 Minuten darin baden. Maria Treben empfahl bei Fußschweiß dieses Fußbad sowie zusätzlich Schachtelhalmtee zum Trinken.

Maria Trebens Schachtelhalmessenz bei Fußschweiß

20 g ausgewachsene Pflanzen sehr klein schneiden (das ergibt ungefähr 1 Tasse), zu 100 Milliliter gutem Branntwein (38 bis 40 Prozent Alkohol) geben und mindestens 2 Wochen in einer dunklen Flasche gut verschlossen an einem warmen Ort stehen lassen, immer mal wieder durchschütteln. Danach die Essenz abseihen und in einer dunklen Flasche aufbewahren. Bei Fußschweiß damit die Füße einreiben.

Wer den desodorierenden Effekt des Schachtelhalms verstärken möchte, kann sich ein Deospray aus dieser Schachtelhalmessenz herstellen, das auch für die Achseln eingesetzt werden kann. Weil dieses Deospray leicht grün ist, kann es helle Kleidung eventuell etwas verfärben. Es gibt noch weitere Möglichkeiten für Deodorants aus Schachtelhalm; Rezepte dazu, unter anderen auch eines für ein farbloses Deo, finden sich im Kapitel zur Kosmetik ab Seite 158.

Deospray für Achseln und Füße

100 ml Schachtelhalmessenz nach obenstehendem Rezept mit 1 gehäuften Teelöffel feinst pulverisierter Pottasche und nach Belieben 5 Tropfen ätherischem Öl, zum Beispiel Lavendel, Zitrone oder Salbei, verrühren und in einen Pumpzerstäuber füllen. Damit dieser nicht verstopft, muss die Pottasche wirklich sehr fein pulverisiert werden, was mit der elektrischen Kaffeemühle oder im Blitzhacker (Cutter) sehr gut funktioniert. Dieses Spray vor dem Gebrauch etwas aufschütteln, da sich nach längerem Stehen die Pottasche absetzt. Dann die Füße oder die Achseln damit einsprühen.

Schönes Haar, kräftige Nägel

Meine Urgroßmutter sammelte immer Schachtelhalm für Tee. Ich habe sie nicht mehr erlebt, und meine Mutter erinnert sich nicht mehr sicher, wofür sie diesen Tee nahm, sie meint jedoch, für das Haar. Und tatsächlich wurde meine Urgroßmutter bis ins Alter für ihr schönes volles Haar bewundert. Sie war eine kräuterheilkundige Frau und hat sicher noch einiges mehr für ihr Haar getan. Doch Schachtelhalm gilt volksheilkundlich auf jeden Fall als gutes Haarmittel, innerlich eingenommen sowie äußerlich verwendet. Eine Abkochung des Waldschachtelhalms wurde denn auch vielerorts für kräftiges Haar und starke Nägel und Zähne getrunken. In Indien wird *Equisetum debile*, eine Unterart des Ästigen Schachtelhalms, in der Volksmedizin gegen Haarausfall eingenommen, für dessen Wirksamkeit es auch Hinweise aus der Forschung gibt.[42] In Pakistan gelten Ackerschachtelhalm-Triebe mit Senföl als Haarkräftigungsmittel.

Im Handel gibt es spezielle Pulvermischungen für schönes Haar und kräftige Nägel, die Schachtelhalm enthalten. Sein Kieselsäure- und Selenreichtum macht ihn zu einem guten Haarstärkungsmittel. Oft wird noch zusätzlich Hirseextrakt, Kieselerde, Biotin, Zink und Vitamin C ergänzt. (Eine solche Mischung ist zum Beispiel in den Noyer-Apotheken in Bern erhältlich.)

Schachtelhalm-Hirsepulver bei Haarausfall

Bei Haarausfall oder brüchigen Nägeln habe ich gute Erfahrungen mit der Verschreibung von reiner Kieselerde oder oben genannter Pulvermischung gemacht, wovon 2 bis 3 Teelöffel täglich über 6 Monate und länger genommen werden. Dies brachte bei manchen meiner Patienten dichteres und kräftigeres Kopfhaar. Voraussetzung ist hierfür, dass andere Ursachen für Haarausfall (wie zum Beispiel Eisenmangel, Schilddrüsenstörungen, Kopfhauterkrankungen, Hormonstörungen oder Stress) nicht bestehen beziehungsweise behandelt wurden.

Ein kräftigendes Haarpulver kann man auch selbst herstellen.

Mineral-Haarfit-Pulver zum Einnehmen

5 Teile sehr fein gemahlenes Pulver aus getrocknetem Ackerschachtelhalm
4 Teile sehr fein gemahlene Hirse
1 Teil Kieselerde

Alle Zutaten gut vermischen und in ein luftdicht verschließbares Glas geben. Täglich 1,5 bis 3 g, das sind 1 bis 2 gut gehäufte Teelöffel, in eine Tasse geben, mit kochendem Wasser aufbrühen und einnehmen.

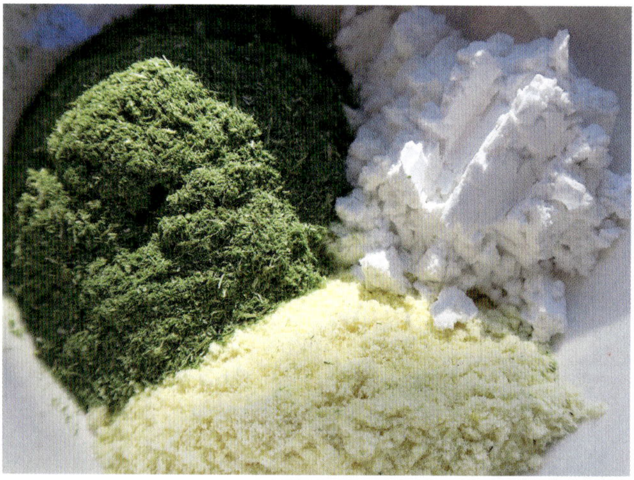

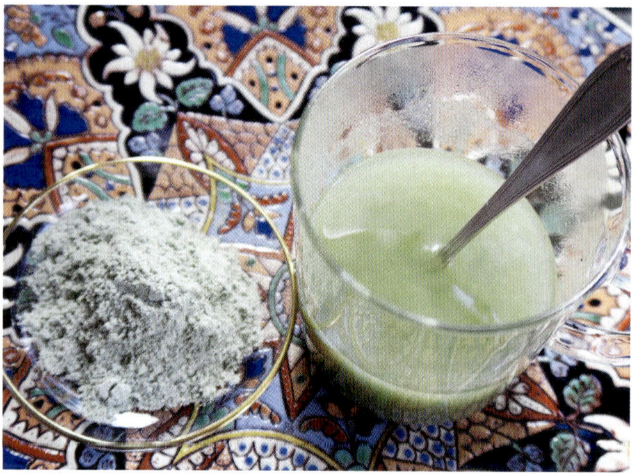

Herstellung des Haarfit-Pulvers (links), das trinkfertige Pulver (unten).

Pfarrer Kneipp erwähnte, dass Schachtelhalm den Magen reizen könne. Da dieses Pulver längere Zeit eingenommen werden sollte, kann man bei einem empfindlichen Magen das Pulver für die bessere Bekömmlichkeit mit heißem Fencheltee aufbrühen. Auch die Hirse mildert bereits.

Die gemahlene Hirse sollte nicht länger als 2 Wochen aufbewahrt werden, da manche Inhaltsstoffe an der Luft reagieren. Daher das Pulver immer wieder frisch herstellen.

Ungeziefer in den Haaren

Nordamerikanische Indianer wuschen in solchen Fällen das Haar mit einer Abkochung aus Stängeln des Winterschachtelhalms.

Schuppende Kopfhaut

Diese behandelte Maria Treben mit einem Tee: 4 gehäufte Teelöffel Ackerschachtelhalmkraut werden mit 1 Liter kochendem Wasser aufgebrüht, ½ Minute ziehen gelassen, abgeseiht und täglich das Haar damit durchgewaschen, ohne es auszuspülen. Danach sollte die noch nasse Kopfhaut mit etwas Olivenöl massiert werden.

Mund und Rachen

Entzündungen im Mundraum

Bei Entzündungen von Mund, Zahnfleisch oder Rachen verwendeten nordamerikanische Indianer Mundspülungen mit Ackerschachtelhalm-Absud.

Auch in der europäischen Volksheilkunde kannte man diese Anwendung: Theodor Zwinger empfahl hierfür Spülungen oder Gurgeln mit lauwarmer Ackerschachtelhalm-Abkochung (Zubereitung siehe Seite 120).

Mundspülung mit Ackerschachtelhalm-Johanniskraut-Tee bei Zahnfleischentzündung

Hierfür soll man nach Maria Treben das Ackerschachtelhalm-Kraut zu gleichen Teilen mit Johanniskraut mischen und einen Tee zubereiten aus 1 gehäuften Teelöffel der Kräutermischung für 1 Tasse kochendes Wasser. 30 Sekunden ziehen lassen, absieben, abkühlen lassen und lauwarm den Mund damit spülen.

Halsweh

Bei Halsweh wurde Ackerschachtelhalm in Bier gekocht, dann abgesiebt und mit der lauwarmen Abkochung gegurgelt. Eine Ackerschachtelhalm-Abkochung wurde bei Halsentzündungen auch getrunken. Wenn diese mit Fieber einherging, sollte laut Hieronymus Bock die Abkochung mit Wasser zubereitet werden, ohne Fieber empfahl er, sie in Wein gekocht einzunehmen.

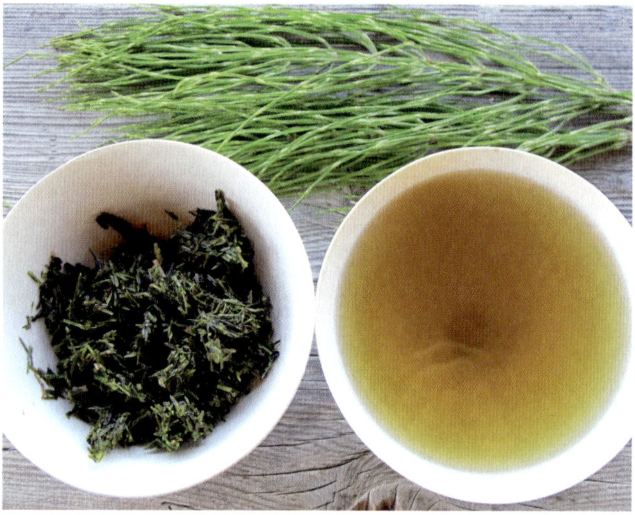

Absud aus 20 Minuten gekochtem Ackerschachtelhalm (rechts), ausgekochtes Kraut (links) und frisches Kraut (oben). Es schmeckt kräftig und etwas würzig nach Heu.

In Forschungsarbeiten konnten deutliche Wirkungen gegen Viren, Bakterien und Pilze in den ätherischen Ölen und weiteren Inhaltsstoffen des Ackerschachtelhalms gefunden werden.[43] Gerade bei Mund- und Halsentzündungen können Viren und Pilze ursächlich oder mitbeteiligt sein.

Abkochung aus Ackerschachtelhalm
2 Esslöffel Ackerschachtelhalm-Kraut, frisch oder getrocknet, mit gut ¼ Liter Wasser 20 Minuten bei geschlossenem Deckel köcheln lassen, absieben und über den Tag verteilt trinken, bei Mundentzündungen den Mund damit spülen, bei Halsentzündungen damit gurgeln.

In der TCM wird bei akuter Halsentzündung mit Schwellung eine Abkochung oder ein Pulver aus geröstetem Winterschachtelhalm verabreicht. Die Abkochung wurde auch bei Zungensteifigkeit mit Blutung angewendet. Bei letztgenannten Beschwerden sollte aber zunächst rasch ärztliche Hilfe gesucht werden.

Zähne

Schachtelhalme werden in der Volksmedizin zur Behandlung und Pflege der Zähne eingesetzt. Kanadische Indianerstämme zum Beispiel behandelten Zahnschmerzen mit Auflagen aus erhitzten Schachtelhalmwurzeln. Die Riesenschachtelhalm-Art *Equisetum telmateia* var. *braunii* wurde bei indigenen Nordamerikanern Kindern gegen Zähneknirschen auf die Zähne gerieben.

Zahnen der Kinder

Die Iroquois gaben Babys beim Zahnen lange zähe Stücke roher Ackerschachtelhalm-Stängel zum Kauen. Zudem verabreichten sie zahnenden Babys den Tee oder die Abkochung aus Ackerschachtelhalm- und Haselnusswurzeln *(Corylus americana* Walt.).

Zahncremes aus Schachtelhalm

Zusammen mit den schon genannten günstigen Effekten auf Zahnfleisch und Mundschleimhaut sowie mit seinem hohen Mineraliengehalt ist Schachtelhalm sehr gut für Zahncremes geeignet. Deshalb folgen hierzu zwei Rezepte. Die erste Zahncreme enthält fein pulverisierten Schachtelhalm (im Bild auf Seite 124 dunkelgrün) und kann Zahnbeläge recht effektiv entfernen. Die zweite (im Bild hellgrün) enthält einen Schachtelhalmauszug und ist schwächer in der Antibelagwirkung, doch genauso entzündungshemmend und pflegend. Generell sollte beim Zähneputzen die Zahnpasta noch möglichst lange (bis zu 1 Stunde) im Mund gehalten werden. Denn dann können sich die Zähne remineralisieren, das bedeutet, die vielen Mineralien der Schachtelhalmpaste können in die Zähne eingebaut werden und diese tatsächlich regenerieren und festigen.

Supersauber: Schachtelhalmpulver-Zahncreme

Mit dieser selbst hergestellten Zahncreme kann man sich die entzündungshemmenden und stärkenden Wirkungen des Schachtelhalms auf Zähne und Zahnfleisch zunutze machen. Sie reinigt gut, beugt Karies und Parodontose vor und hat einen angenehmen Geschmack. Sie ist sehr mineralienreich und kommt ohne Fluor aus. Man kann sie aus getrocknetem und sehr fein pulverisiertem Acker-, Riesen- oder Waldschachtelhalm herstellen. Der Hauptbestandteil ist Schlämmkreide, das ist ganz gewöhnlicher, sehr fein gemahlener Kalk, der in vielen Zahncremes enthalten ist. Er besteht aus Kalziumkarbonat, wird auch Kalzit genannt und ist weicher als Apatit, aus dem die Zähne bestehen. Somit kann er sanft reinigen, ohne den Zahnschmelz zu stören, gleichzeitig wirkt er pflegend. Eierschalen oder der Kalk im Wasserkocher bei kalkhaltigem Trinkwasser sind chemisch dieselbe Substanz. Schlämmkreide/Kalk sowie die weiteren Zutaten Glycerin und Xanthan sind in gut sortierten Apotheken oder übers Internet erhältlich (zum Beispiel unter dragonspice.de).

Xanthan wird als Verdickungsmittel gebraucht, es ist ein natürlich vorkommendes Polysaccharid, das auch in Ökolebensmitteln benutzt wird. Glycerin ist ein süßlich schmeckender Zuckeralkohol, der in natürlichen Pflanzenfetten enthalten ist und hier als verbindendes, gut schmeckendes und konservierendes Feuchthaltemittel benutzt wird.

35 g Glycerin
20 g Wasser
30 g Schlämmkreide
10 g oder 3 gut gehäufte Teelöffel sehr fein gemahlenes Pulver aus getrocknetem Schachtelhalm
20 g Xylit (Birkenzucker)
1 gehäufter Teelöffel Kieselsäurepulver
½–¾ Teelöffel Xanthan
nach Belieben 4–6 Tropfen ätherisches Pfefferminzöl für den Geschmack

Glycerin und Wasser zusammenrühren. In einer anderen Schale die trockenen Zutaten zusammengeben und gut vermischen: Schlämmkreide, Schachtelhalmpulver, Xylit, Kieselsäurepulver und Xanthan. Wenn alle Pulver sehr gut vermischt sind, die Flüssigkeiten Glycerin und Wasser dazugeben und zu einer glatten zähen Masse verrühren. Ist sie zu zäh, etwas Wasser dazugeben. Ist sie zu dünnflüssig, mehr Schlämmkreide dazugeben, bis eine Zahnpastakonsistenz entsteht. Zum Schluss, wenn gewünscht, das ätherische Pfefferminzöl für einen frischen Geschmack und längere Haltbarkeit unterrühren – fertig. Wer diese sonst grüne Zahncreme in einem bläulichen Farbton haben möchte, kann 1 Esslöffel getrocknete Blüten des Wiesenstorchschnabels fein pulverisieren und dazurühren. Diese blaue Farbe in Zahncremes wirkt einer gelblichen Verfärbung der Zähne entgegen.

Die fertige Zahncreme in eine Cremetube oder einen Cremedosierspender füllen (erhältlich in Apotheken oder übers Internet). Eine einfache Alternative zu Cremetuben sind Einwegspritzbeutel aus dem Backzubehör, mit denen sonst Torten verziert werden. Diese können nach dem Befüllen am offenen Ende zugeknotet werden, vorne schneidet man die Spitze ab, dann lässt sich die Creme gut herauspressen. Auch kann man so gut eine Wochendosis abfüllen und den

Die Herstellung der Schachtelhalm-Zahncreme in drei Schritten.

Die flüssigen und trockenen Zutaten getrennt voneinander vermischen.

Die trockenen Pulver sehr gut miteinander verrühren. Eventuell blaues Storchschnabelpulver einrühren.

Zum Schluss die Flüssigkeiten zum Pulver geben und zu einer homogenen Creme verrühren.

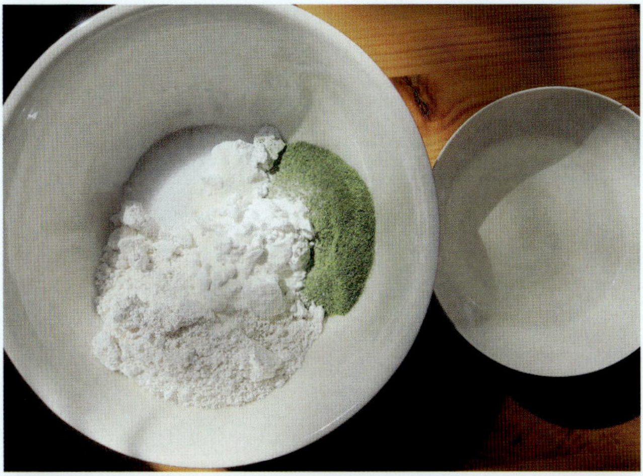

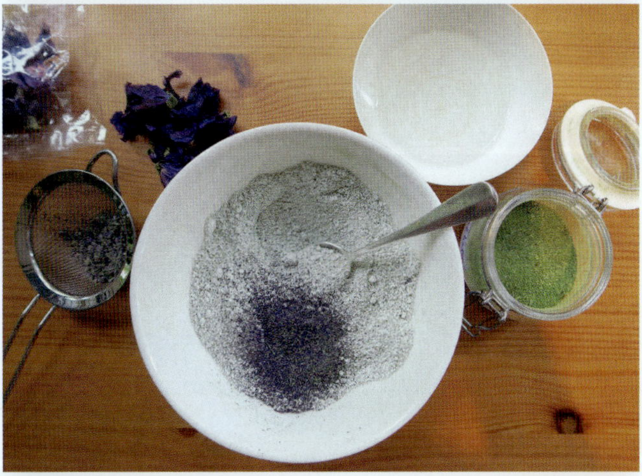

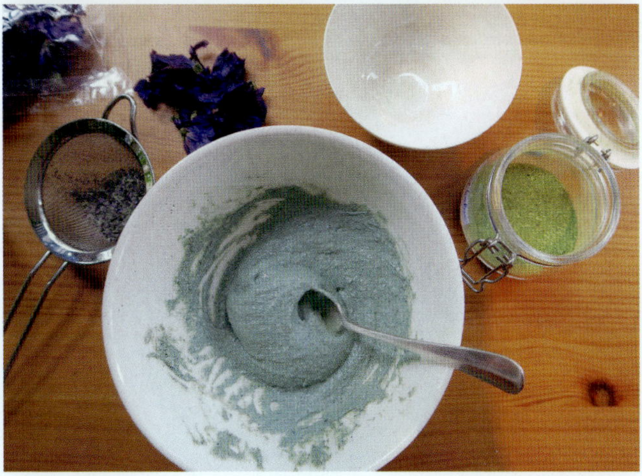

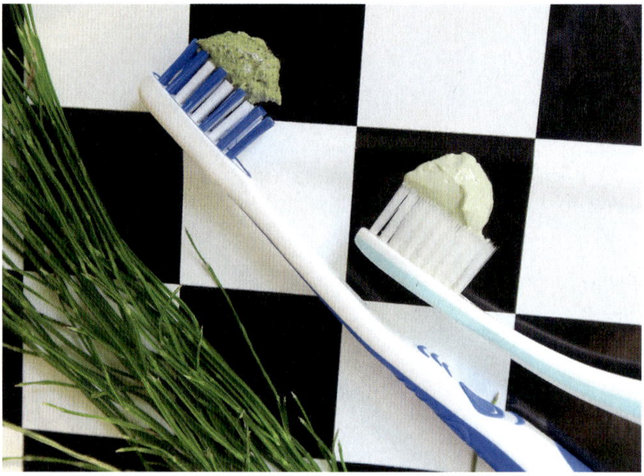

Ackerschachtelhalm-Zahncremes: dunkelgrüne Supersauber Schachtelhalmpulver-Zahncreme und hellgrüne Pflegende Schachtelhalmextrakt-Zahncreme.

Rest für längere Haltbarkeit im Kühlschrank aufbewahren. Die Zahncreme ist im Kühlschrank mindestens 4 Monate haltbar.

Pflegende Schachtelhalmextrakt-Zahncreme
Man braucht dieselben Zutaten wie oben, nur wird hier frischer Schachtelhalm verwendet und zuerst 2 Tage lang in Glycerin ausgezogen, dann abgesiebt. Dadurch erhält die Zahncreme eine cremigere Konsistenz und wirkt weniger abrasiv (abschilfernd).

3 gut gehäufte Esslöffel frischer klein geschnittener Acker-,
Wald- oder Riesenschachtelhalm
35 g Glycerin
30 g Schlämmkreide
20 g Xylit (Birkenzucker)
1 gehäufter Teelöffel Kieselsäurepulver
¾ Teelöffel Xanthan
20 g abgekühlten Wiesenstorchschnabel-Blütentee
für eine bläuliche Farbe (alternativ abgekochtes Wasser)
nach Belieben 4–6 Tropfen ätherisches Pfefferminzöl
für den Geschmack

Den frischen gewaschenen Schachtelhalm in der elektrischen Kaffeemühle oder im Blitzhacker (Cutter) sehr fein zermahlen. Dieses feuchte Schachtelhalmpulver in ein kleines, gut verschließbares Schraubglas füllen, mit den 35 g Glycerin auffüllen, gut verschließen und unter gelegentlichem Schütteln 2 Tage ausziehen lassen. Danach die trockenen Zutaten, Schlämmkreide, Xylit, Kieselsäurepulver und Xanthan, in eine Schüssel geben und sehr gut durchrühren. Den Glycerin-Schachtelhalmauszug absieben und die grüne Flüssigkeit zu den Pulvern geben. Das abgekühlte Wasser beziehungsweise den kalten Wiesenstorchschnabel-Tee dazugeben und alles sehr gut umrühren. Wenn die Masse zu dünn ist, noch Schlämmkreide dazugeben. Wenn sie zu dick ist, noch etwas Wasser dazugeben. Zum Schluss, wenn gewünscht, das Pfefferminzöl unterrühren und in einen Cremespender füllen. Für längere Haltbarkeit im Kühlschrank aufbewahren.

Niere und Blase

Bei Blasenentzündungen werden in der europäischen Volksheilkunde Umschläge aus frischem oder getrocknetem Acker- oder Sumpfschachtelhalm-Kraut gemacht. Mit dieser Anwendung insbesondere des frischen Krauts macht man sich die antiinfektiösen Eigenschaften des ätherischen Öls zunutze. Dieses Öl des Ackerschachtelhalms zeigte bei einer Forschungsarbeit in einer Verdünnung von 1:10 eine breite Wirkung gegen häufige bakterielle Infektionserreger wie *Staphylococcus aureus, Escherichia coli,* Klebsiella, Pseudomonas, Salmonella und Pilze wie *Aspergillus niger* und *Candida albicans*.[44] Für Acker- und Winterschachtelhalm wurden zudem hemmende Effekte auf die Bildung eines Biofilms gefunden, der eine Voraussetzung für die Bakterienbesiedlung ist. Das Kraut bremst damit diese Besiedlung.[45] Für den Ästigen Schachtelhalm *(Equisetum ramosissimum* Desf.) wurden starke Wirkungen gegen Pilze festgestellt.

Die Kommission E des früheren Deutschen Bundesamtes für Gesundheit (BGA) von 1986 empfahl die innerliche Anwendung von Ackerschachtelhalm zur Durchspülung bei bakteriellen und entzündlichen Erkrankungen der ableitenden Harnwege und bei Nierengrieß sowie bei Wasseransammlungen (Ödemen).[46] Und auch das Committee on Herbal Medicinal Products (HMPC), die europäische Zulassungsbehörde für pflanzenheilkundliche Produkte, nannte in der 2016 veröffentlichten Monografie zum Ackerschachtelhalm dessen therapeutische Anwendung zur Erhöhung der Urinmenge, um eine Durchspülung des Harntraktes zu erreichen, sowie seine Eignung als Hilfsmittel bei geringen Beschwerden des Harntrakts.[47]

Schachtelhalmumschlag bei Blasenentzündung

Dies ist eine einfache volksheilkundliche Anwendung, die bei beginnenden Blaseninfekten wirksam ist. Man legt hierzu etwa 2 Handvoll frisches gequetschtes Kraut, alternativ getrocknetes Kraut, das etwa 10 Minuten in einem Sieb über kochendem Wasser gedämpft wurde, warm auf den Unterbauch auf: am besten direkt auf die Haut oder in Küchenpapier eingeschlagen. Es sollte 1 bis 2 Stunden lang einwirken und dabei mit einer Wärmflasche warm gehalten werden. Für diese äußerliche Anwendung kann auch Sumpfschachtelhalm genommen werden, der in der europäischen Volksheilkunde in dieser äußerlichen Anwendungsform bei Blasenreizungen oder -infekten als die wirksamste Schachtelhalmart gilt. Zusätzlich sollte ein Tee aus Ackerschachtelhalm getrunken werden.

Ich behandle Blasenentzündungen wie eine Erkältungskrankheit und empfehle ansonsten gesunden Menschen, dafür 2 oder 3 Tage zu Hause zu bleiben, täglich 2 bis 3 Liter Blasentee aus Schachtelhalm, Brennnessel, Bärentraubenblätter oder auch Blasenteemischungen zu trinken und zugedeckt im Bett oder auf dem Sofa liegen zu bleiben. Denn so ein Infekt kuriert sich am besten in Ruhe und Wärme aus, was nicht möglich ist, wenn man auf den Beinen ist und arbeitet. Auch empfehle ich zur Vorbeugung und Behandlung Senffußbäder, bei denen ein Esslöffel scharfer Senf in eine Wanne mit heißem Wasser eingerührt wird und dann die Füße darin so lange gebadet werden, bis sie sich auch in der Tiefe richtig warm anfühlen.

Auf diese Weise auskurierte Blasenentzündungen heilen meist folgenlos aus, es entstehen dann auch keine wiederkehrenden Entzündungen. Bei Blasenbeschwerden mit starken Schmerzen, Fieber, Rückenschmerzen oder Blut im Urin sollte man ärztliche Hilfe aufsuchen.

Erschwertes Wasserlassen

Nordamerikanische Indianer bereiteten aus Wurzeln der Sporentriebe des Ackerschachtelhalms einen stark wassertreibenden Tee. Auch Tee aus Winterschachtelhalm-Wurzeln galt als Medizin für alte Menschen, wenn der Urin »zu rot« war. Tee oder Abkochung aus Acker-, Wald-, Winter- oder Riesenschachtelhalm wurde bei Nierenerkrankungen, schmerzhaftem Wasserlassen und Wassersucht getrunken.

Südamerikanischer Riesenschachtelhalm *(Equisetum giganteum* L.) wird in der mittel- und südamerikanischen Volksheilkunde als wassertreibende Medizin

Schachtelhalm-Seitentriebe mit Guttationstropfen im Morgentau.

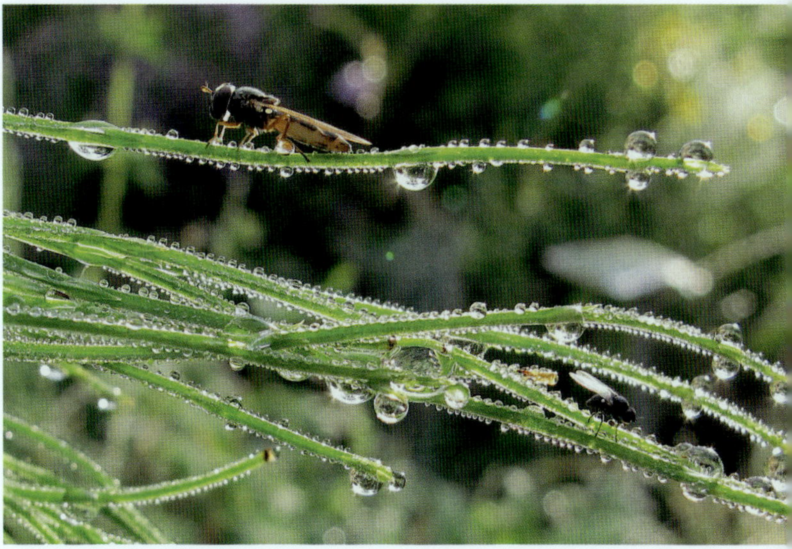

bei Schwellungen, auch bei Blaseninfekten und anderen Blasen- und Nierenerkrankungen sowie zum Knochenstärken und Vorbeugen von Osteoporose eingesetzt. Verabreicht wird eine Abkochung oder ein Tee, und dies nicht nur bei Menschen mit diesen Beschwerden, sondern auch bei Tieren.[48] Die wassertreibende Wirkung wird für Winterschachtelhalm und Waldschachtelhalm ebenfalls in der russischen Volksheilkunde, für Schlammschachtelhalm in Mexiko beschrieben.

Bereits im Jahr 1532 empfahl Otto Brunfels bei Harnverhalt und Harnsteinen, Schachtelhalmsaft mit Wein zu trinken, um Harn zu treiben. Auch in anderen alten europäischen Quellen wie bei Hieronymus Bock wurde empfohlen, bei Wassersucht, Nierenerkrankungen, erschwertem Wasserlassen und Steinleiden die Abkochung in Wasser oder Wein einzunehmen, 3- bis 4-mal täglich 4 bis 5 Loth (das sind etwa 4 bis 5 Löffel voll). Laut Pfarrer Künzle sollte man 2- bis 3-mal täglich ½ Tasse Tee trinken, dabei 1 Teelöffel frisches oder getrocknetes Kraut pro Tasse kochendes Wasser nehmen und 10 Minuten ziehen lassen. Pfarrer Künzle kombinierte den Tee mit Wacholder, Tausendgüldenkraut oder Salbei, weil er sonst den Magen reizen könne. In Wein gekocht sei Schachtelhalm ebenfalls besser verträglich. Die tibetische Medizin verwendet ganze Ackerschachtelhalm-Pflanzen samt Wurzeln bei Wassersucht.[49]

Ein paar wenige Forschungsstudien weisen ebenfalls auf die wassertreibende Wirkung verschiedener Schachtelhalmarten hin. So wurde für die in den Anden vorkommende Schachtelhalmart *Equisetum bogotense* in einer Studie mit 25 freiwilligen Personen die wassertreibende Wirkung aufgezeigt.[50]

Auch für Ackerschachtelhalm gibt es ältere Tierforschungsstudien mit dem Beleg für wassertreibende Wirkungen. Untersuchungen verschiedener Schachtelhalmarten in ihren wassertreibenden Effekten an Mäusen im Vergleich zu drei chemischen Diuretika (wassertreibenden Standardmedikamenten) kamen zum Schluss, dass Winterschachtelhalm am stärksten wassertreibend wirkt, auch stärker als die chemischen Medikamente. In der Stärke der Wirkung folgten in absteigender Reihenfolge Teich- oder Schlammschachtelhalm *(Equisetum fluviatile)*, Südamerikanischer Riesenschachtelhalm *(Equisetum giganteum)* und Mexikanischer Riesenschachtelhalm *(Equisetum myriochaetum)*.[51]

Bei Ratten wurden die harntreibenden Eigenschaften einer Kräutermischung aus Ackerschachtelhalm mit Birkenblättern *(Betula)*, Weißdornfrüchten *(Crataegus)*, Walderdbeerblättern *(Fragaria vesca)*, Mais *(Zea mays)* und Kamillenblüten *(Matricaria camomilla)* untersucht, wobei die Kräutermischung den größten harntreibenden Effekt hatte, verglichen mit Hydrochlorthiazid (Inhaltsstoff wassertreibender Tabletten) oder Ackerschachtelhalm allein.[52]

Harnverhalt

Bei Harnverhalt und zum Wassertreiben wurde nach indigener nordamerikanischer Tradition eine Abkochung aus jungen Triebspitzen des Acker-, Winter- oder Riesenschachtelhalms eingenommen. Auch Pfarrer Kneipp bezeichnete Ackerschachtelhalm-Tee als unschätzbare und unersetzbare Medizin bei erschwertem Wasserlassen[53] und empfahl, diesen Tee täglich zu trinken sowie zusätzlich Schachtelhalm-Dampfbäder zu machen.

Schachtelhalm-Dampfbad bei erschwertem Wasserlassen

Hierbei werden in einer großen Schüssel 2 bis 3 Handvoll Schachtelhalmkraut mit kochendem Wasser überbrüht. Dann setzt sich der Kranke mit unbekleidetem Unterleib auf einen Stuhl ohne Sitzfläche, unter dem die Schüssel mit dem heißen Dampf steht. Die Schüssel kann auch in die Toilette gestellt werden und man setzt sich darüber. Mit einer Decke umhüllt den Dampf möglichst 15 bis 20 Minuten einwirken lassen. Danach mit einem in kaltes Wasser getauchten Leinentuch die gedämpfte Körperpartie kurz abreiben und anschließend ausruhen.

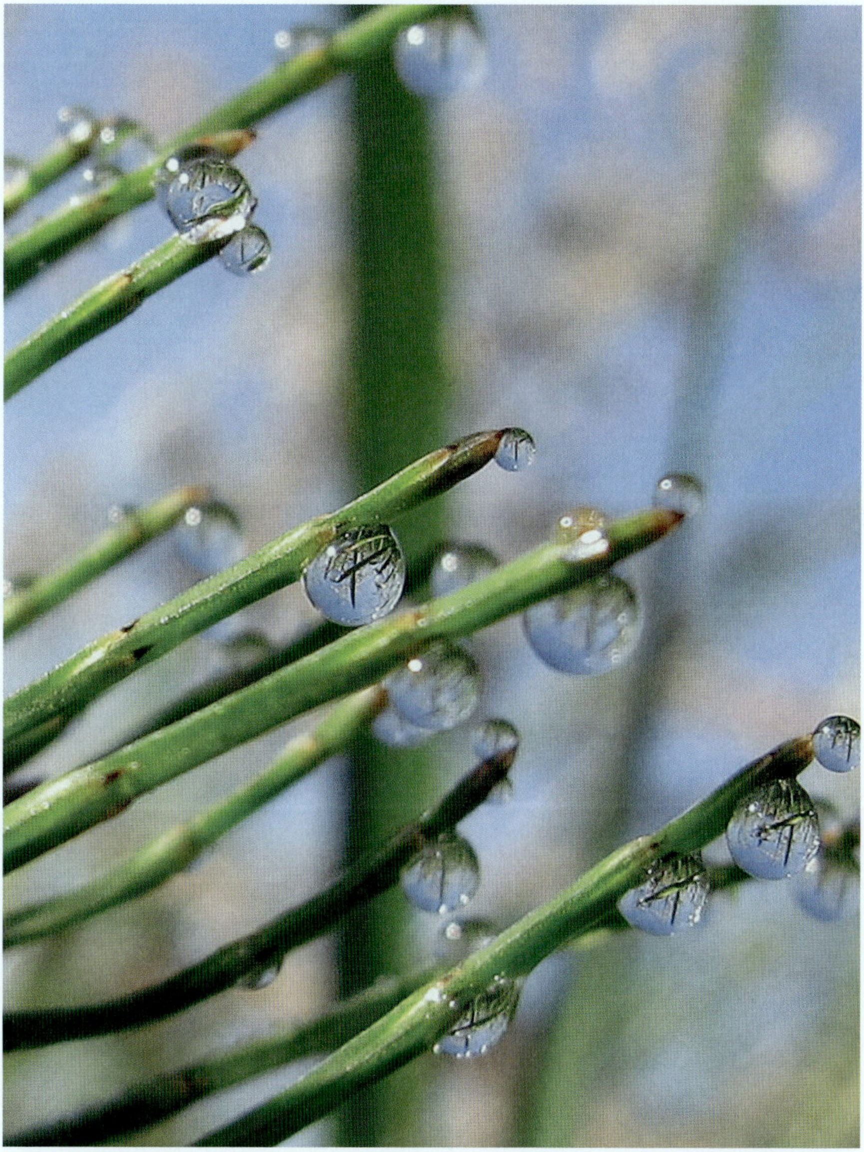

Sumpfschachtelhalm, die Spitzen der Seitentriebe mit Guttationstropfen an einem frühen Junimorgen.

Ackerschachtelhalm-Wickel zur Erleichterung des Wasserlassens

Um alten Leuten das Wasserlassen zu erleichtern, aber auch bei Wassersucht und zum Auflösen von Blasensteinen, helfe laut Pfarrer Künzle ein Wickel mit Ackerschachtelhalm-Absud, wobei ein Küchentuch in den warmen Absud getaucht und dieses feucht auf den Unterleib aufgelegt werden sollte.

2 Esslöffel Ackerschachtelhalm-Kraut (frisch oder getrocknet) lässt man dafür mit gut ¼ Liter Wasser 20 Minuten bei geschlossenem Deckel köcheln, dann absieben. Für den Wickel ein sauberes Tuch in den warmen Absud tunken, etwas auswringen und feucht-warm auf den Unterleib auflegen. Eine Wärmflasche darüberlegen und mindestens 1 Stunde einwirken lassen.

Harnsteine und Nierensteine

In der Volksheilkunde wurde Ackerschachtelhalm-Tee zur Vorbeugung und Behandlung von Nierengrieß sowie Nieren- und Blasensteinen gebraucht. In einer Forschungsstudie an zwanzig Patienten mit Nierensteinen kam eine früher auf dem Markt erhältliche Kräuterteemischung namens Harntee 400® zum Einsatz: mit Ackerschachtelhalm *(Equisetum arvense)*, Ringelblume *(Calendula officinalis)*, Fenchel *(Foeniculum vulgare)*, Wacholder *(Juniperus communis)*, Süßholzwurzel *(Glycyrrhiza glabra)*, Hauhechel *(Ononis spinosa)*, Javatee *(Orthosiphon stamineus)* und Birke *(Betula)* sowie Arbutin. Bei guter Verträglichkeit konnte eine erhöhte Harnausscheidung sowie ausgleichende Wirkung auf die Urinkonzentrationen beobachtet werden.[54]

Eine weitere Untersuchung an mit Ackerschachtelhalm behandelten Ratten bestätigte die günstige Beeinflussung der Risikofaktoren für Harnsteine.[55] Dies ist noch kein Beweis für eine vorbeugende Wirkung, doch scheinen günstige Effekte vorhanden zu sein. Generell sollte bei Steinleiden ärztliche Hilfe gesucht werden.

Nierenstärkendes Bad

Maria Treben empfahl zur Stärkung der Nieren folgendes Sitzbad: 100 g getrocknetes Schachtelhalmkraut für 12 Stunden in kaltem Wasser einweichen lassen. Danach bis zum Kochen erwärmen und dem heißen Badewasser zugießen. Das Wasser muss so hoch stehen, dass die Nieren bedeckt sind. 20 Minuten baden, danach nicht abtrocknen, sondern in einen Bademantel gehüllt im Bett 1 Stunde nachschwitzen.

Bettnässen

In der Volksheilkunde Großbritanniens wird Ackerschachtelhalm zur Behandlung bettnässender Kinder eingesetzt.

Blasenschwäche, überaktive Blase

In Australien ist ein Kombinationspräparat namens Urox® im Handel, das Ackerschachtelhalm *(E. arvense* L.), die ayurvedische Pflanzenarznei Ashwathanarayana-Rinde *(Crataevol nurvala)* sowie die chinesische Pflanzenarznei Fieberstrauchwurzel *(Lindera aggregata* [Sims] Kosterm.) enthält. In einer randomisierten, placebokontrollierten Doppelblindstudie an hundertfünfzig Patienten wurden damit gute Wirkungen gegen Blasenschwäche oder überaktive Blase bei guter Verträglichkeit aufgezeigt.[56]

Prostatabeschwerden

Eine Heilpflanzenmischung mit Ackerschachtelhalm *(Equisetum arvense)*, Doldenwinterlieb *(Chimaphila umbellata)*, Espe *(Populus tremula)*, Wiesenkuhschelle *(Pulsatilla pratensis)* und Weizenkeimöl half bei Prostatabeschwerden und nächtlichem Harndrang in einer Untersuchung an Patienten, wobei diese Heilpflanzenmischung zugleich auch gut verträglich war.[57]

Tee aus getrockneten Winterschachtelhalm-Stängeln galt nach indigener nordamerikanischer Tradition als heilsam bei Prostatabeschwerden. Breiumschläge aus Winterschachtelhalm wurden dort bei Blasen- oder Prostataschmerzen aufgelegt. In meiner Praxis habe ich bei Prostatabeschwerden auch gute Erfahrungen mit Teekuren mit dem Kleinblütigen Weidenröschen *(Epilobium parviflorum* Schreb.) gemacht.

Magen und Darm

Magenkrämpfe, Bauchschmerzen, Durchfall

Ackerschachtelhalm-Tee wird in der europäischen Volksheilkunde bei übelriechendem Durchfall getrunken. Dazu kann ein Ackerschachtelhalm-Wickel (siehe linke Seite) auf Magen oder Bauch gelegt werden, Wärmflasche darauf und dann mehrere Stunden oder über Nacht wirken lassen.

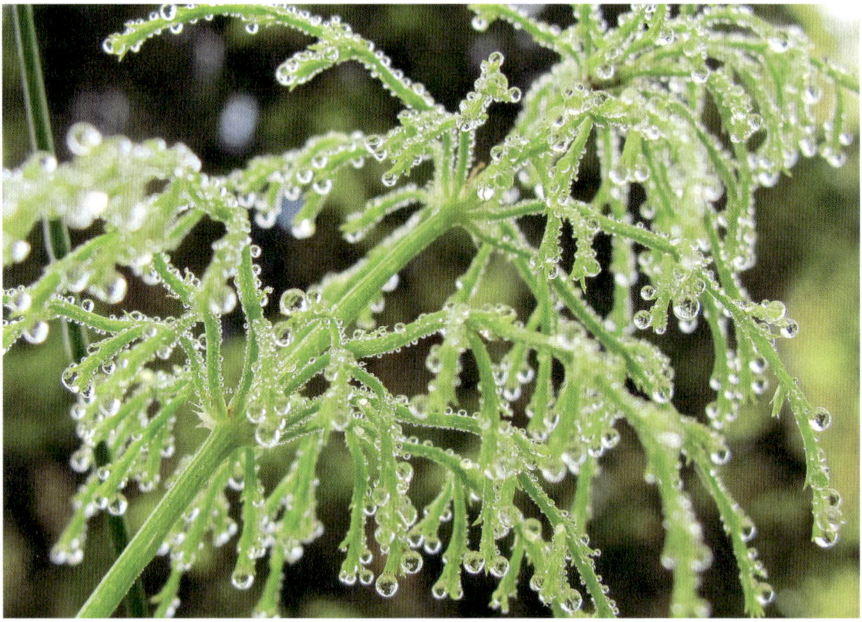

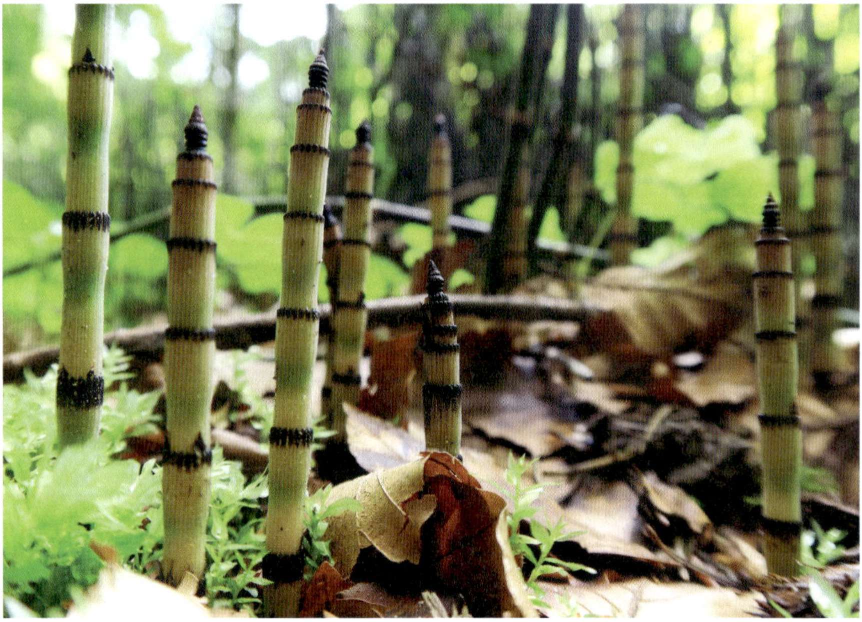

Waldschachtelhalm am Morgen mit Guttationstropfen und Tau (oben).

Junge Winterschachtelhalm-Sprosse im Mai (unten).

Wegen der guten Verträglichkeit riet Pfarrer Künzle, bei Durchfall in Wein gekochten Ackerschachtelhalm einzunehmen. Ackerschachtelhalm-Saft mit Wein zum Trinken wurde von Otto Brunfels bei Bauchschmerzen empfohlen. Auch die Einnahme von in Wasser oder Wein gesottenem Schachtelhalmkraut galt in der europäischen Tradition als heilsam bei Magenschmerzen.

Durchfall

Nach nordamerikanisch-indigener Tradition wurden bei Durchfall die jungen Sprosse des Winterschachtelhalms roh gegessen. In Mexiko wird Schlammschachtelhalm bei Durchfall eingesetzt.

Bei ständigem Durchfall, insbesondere wenn er mit einer Blutbeimengung einhergeht, wird in der TCM 15 g getrockneter Winterschachtelhalm 1 Stunde lang ausgekocht und dann warm eingenommen. Bei blutigen Durchfällen muss man sich natürlich in ärztliche Behandlung begeben.

Verstopfung

Ein sehr starker Tee aus Acker- oder Winterschachtelhalm wurde bei den Cherokee-Indianern gegen Verstopfung getrunken.

Hämorrhoidenblutung

Auch bei andauernder Hämorrhoidenblutung wurde in der TCM Winterschachtelhalm eingesetzt. Hierzu wurden 30 g des getrockneten zerkleinerten Krauts als Dekokt zubereitet: 1 Stunde lang bei geschlossenem Deckel auf kleiner Flamme mit Wasser kochen und diese Abkochung warm auf 2 Dosen täglich verteilt trinken.

In der heutigen TCM wird bei Hämorrhoiden mit und ohne Blutung Winterschachtelhalm als Abkochung zusammen mit der Wurzel des Großen Wiesenkopfes (Radix Sanguisorbae officinalis) und den Früchten des Japanischen Pagodenbaums (Fructus Sophorae japonicae) getrunken. Wichtig: Bei diesen Beschwerden oder allgemein bei jeglicher Blutung aus dem Darm sollte ärztliche Hilfe gesucht werden.

Einem alten Rezept aus der TCM bei Hämorrhoiden folgt diese Zubereitung: In einer trockenen Pfanne wurden 60 g Winterschachtelhalm, 60 g Bitterorangensamen, 30 g getrocknete Ingwerwurzel und 7,5 g getrocknete Rhabarberwurzel schonend geröstet, bis sie braun wurden. Dann alles abgekühlt zu einem Pulver vermahlen, wovon man täglich 6 g zusammen mit einer Hirseabkochung einnahm. Dieses Rezept wurde als sehr effektiv beschrieben.

Darmvorfall

Für Darmvorfall wurde in der alten TCM verkohlter pulverisierter Winterschachtelhalm in den Darmausgang gegeben, manchmal kombiniert mit der mineralischen Droge Os draconis *(long gu*, siehe Seite 155). Pfarrer Künzle riet bei Darmvorfall zu Sitzbädern mit Schachtelhalmabsud. Auch hier sollte ein Arzt aufgesucht werden.

Bauchwandbrüche (Hernien)

Otto Brunfels empfahl im Jahr 1532 bei Bauchwand- , Leisten- oder Hodenbrüchen, eine Schachtelhalmabkochung einzunehmen. In der TCM wurde Winterschachtelhalm-Pulver aus zerkleinerten, trocken gerösteten Stängelstückchen zu 6-g-Portionen mit heißem Wasser oder heißem Wein bei Brüchen wiederholt solange eingenommen, bis eine Besserung eintrat.

Zum Blutstillen

Die Einnahme von Ackerschachtelhalm-Tee wurde von Naturheilkundigen – wie den Pfarrern Kneipp und Künzle sowie Maria Treben – zur Blutsillung, zum Beispiel bei Nasenbluten, Bluterbrechen oder blutenden Hämorrhoiden genannt. Diese Anwendung findet sich schon in den ältesten europäischen Quellen wie bei Dioscurides und den darauf gründenden späteren Autoren wie Johann Wonnecke von Cube, Hieronymus Bock, Theodor Zvinger, Bernhard Verzascha und Otto Brunfels.

Bei blutenden Hämorrhoiden riet Maria Treben, den Tee stärker zu machen, mit 2 bis 3 gehäuften Teelöffeln pro Tasse Wasser, und 2 bis 3 Tassen täglich zu trinken. Bei Nasenbluten empfahl sie, den erkalteten Tee zu verwenden, ein Tuch damit zu tränken und um die Nase zu legen. Pfarrer Kneipp empfahl bei Nasenbluten eine Nasenspülung mit Schachtelhalmtee. Schwester Bernardine nahm bei Nasenbluten oder Blutergüssen einen Schachtelhalmabsud. Bei Bluterbrechen sollte immer sofort der Arzt aufgesucht werden. Für Nasenbluten, das sich nicht stillen lässt, gilt dies ebenfalls.

Waldschachtelhalm von unten.

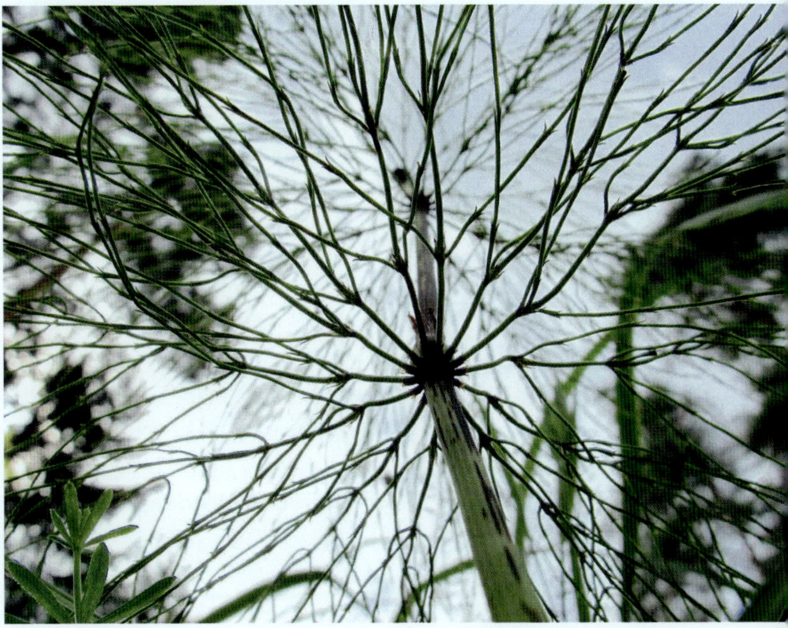

Auch in der traditionellen chinesischen und tibetischen Medizin wird Winter- und Ackerschachtelhalm-Abkochung zur Blutstillung und wie bereits erwähnt bei schmerzhaften und/oder blutenden Hämorrhoiden verwendet.

Die Indianer Nordamerikas tranken bei inneren Blutungen Tee aus den oberirdischen Pflanzenteilen des Waldschachtelhalms: aus frischen oder getrockneten Pflanzen, wobei die im Herbst gesammelten am wirksamsten sein sollten. Dieser Tee wurde konzentriert zubereitet und musste bitter und stark schmecken. Auch Pulver des getrockneten Waldschachtelhalms wurde zur Blutstillung auf betroffene Stellen aufgetragen.

Ich habe bisher bei blutenden Wunden gute Erfahrungen mit Schachtelhalmauflagen von getrocknetem pulverisiertem oder zerquetschtem frischem Kraut gemacht. Hingegen war Schachtelhalm in den üblichen Dosen mit 4 Tassen Tee täglich oder Einnahme von 4-mal 20 Tropfen der Urtinktur bei zu starker Menstruation zu wenig wirksam, sodass ich hier andere Pflanzen wie Frauenmantelkraut einsetze. Bei zu starker Blutung während der Menstruation hat sich die portionsweise Einnahme einer TCM-Mischung mit 3 bis 10 g Odermenningkraut, 3 bis 10 g Notoginsengwurzel (San Qi), 2 bis 6 g carbonisiertem Katzenminzekraut *(Schizonepeta tenuifolia)* und 3 bis 10 g Chinesischem Beifußkraut *(Artemisia argyi)* bewährt, bis die Blutung normale Stärke erreicht hat (die angegebenen Dosen sind Tagesdosen, die als Abkochung oder Pulvermischung eingenommen werden). Alte Quellen raten, dass für eine blutstillende Wirkung sehr hohe Dosen von täglich 50 bis 60 g Schachtelhalmkraut abgekocht eingenommen werden müssten.

Leber und Galle

In der europäischen Volksheilkunde gilt Ackerschachtelhalm, in der TCM Winterschachtelhalm als hilfreich bei Leber-Galle-Beschwerden. Bei Pfarrer Künzle findet sich die Empfehlung, bei Leberleiden Ackerschachtelhalm-Tee zu trinken. Johann Wonnecke von Cube empfahl in seinem Kräuterbuch von 1485 Schachtelhalmumschläge auf die Leber zu geben, wenn diese entzündet (»hitzig«) sei.[58]

Es gibt Laborforschungsarbeiten mit Hinweisen auf leberschützende Wirkungen.[59] So zeigten Extrakte aus Ackerschachtelhalm an menschlichen Leberzellen starke hepatoprotektive Eigenschaften, sie schützten also die Zellen vor leberschädigenden Substanzen. Dies noch stärker als das aus Mariendisteln *(Silybum marianum* L.) gewonnene Silybin, das heute eine Standardmedizin bei lebertoxischen Pilzvergiftungen ist. Wissenschaftlich betrachtet reichen solche Laborforschungsarbeiten jedoch nicht aus, um entsprechende Heilwirkungen der Pflanze am Menschen zu beweisen.

Zuckerkrankheit (Diabetes mellitus)

Auch zum Einfluss auf die Zuckerkrankheit gibt es eine Untersuchung. In einer kleinen Gruppe von elf zuckerkranken Patienten konnten neunzig Minuten nach der Gabe eines wässrigen Extrakts der oberirdischen Pflanzenteile des Mexikanischen Riesenschachtelhalms *(Equisetum myriochaetum)* tiefere Blutzuckerwerte gemessen werden.[60] In Tierversuchen an Ratten wurden senkende Wirkungen auf Blutzuckerwerte aufgezeigt, wenn Mexikanischer Riesenschachtelhalm oder ein methanolischer Extrakt aus Ackerschachtelhalm gegeben wurde.[61]

Knochen und Muskeln

Aufgrund des ungewöhnlich hohen Mineraliengehalts gelten Schachtelhalme als sehr gute Remineralisierungspflanzen und werden in der Volksheilkunde bei Knochen- und Zahnerkrankungen sowie zur Vorbeugung von Osteoporose eingesetzt. Aus der Forschung gibt es Hinweise für eine solche Wirkung.[62]

Mit ihren entzündungshemmenden und wassertreibenden Eigenschaften sind die Schachtelhalme zudem geeignet bei Erkrankungen des Bewegungsapparates mit Schwellungsneigung wie rheumatischen Gelenkbeschwerden. Meiner Meinung nach werden die Heilwirkungen der Schachtelhalme unterschätzt. Mit einem solch hohen Mineraliengehalt muss er eine sehr wertvolle Knochen, Sehnen, Haut und Bindegewebe stützende Arznei sein. Die Rentiere scheinen das zu wissen und fressen ihn reichlich, denn sie benötigen äußerst viele Mineralien für den Aufbau ihres mächtigen Geweihs, das jedes Jahr abgeworfen und neu gebildet wird.

In der schulmedizinischen Osteoporosetherapie sowie der chinesischen Medizin muss man Arzneien, die den Knochen aufbauen sollen, sehr lange einnehmen. Das heißt mindestens drei Monate lang, bis eine Wirkung anfängt, und nach der TCM je nach Schweregrad sogar ein bis sieben Jahre lang für eine komplette Heilung. In der Osteoporosetherapie gibt man Kalzium-Vitamin-D-Kombinationen als jahrelange Dauertherapie. Aus meiner Sicht steht uns mit dem Schachtelhalm eine wunderbare Kräuterarznei zur Vorbeugung von Bauchwand- und Leistenbrüchen sowie zur Vorbeugung und Behandlung von Bindegewebsschwäche, einer Schwäche der Gelenke, Knochen und Zähne sowie von Knochenentkalkung (Osteoporose) zur Verfügung. Er muss nur lange genug und in der richtigen Form angewendet werden, sodass wir die Mineralien auch wirklich aufnehmen können: am besten erhitzt und pulverisiert oder mindestens 20 Minuten, am besten aber bis zu 3 Stunden lang ausgekocht (um die wertvollen Mineralien zu lösen).[63] Diese lange Kochzeit erwähnte auch der Cheyenne-Medizinmann Elkshoulder, der den als »Hirschmedizin« benannten Schachtelhalm so lange kochte, wie man Knochen koche, um das Mark herauszulösen.[64] Hinweise für diese Wirkungen gibt es auch in Forschungsarbeiten, die der Einnahme siliziumreicher Kost eine günstige Wirkung auf Knochendichte und Knochenknorpelbildung nachwiesen, die womöglich Osteoporose vorbeugen oder sogar heilen könnte.[65]

Wer eine länger dauernde Anwendung von Schachtelhalm für diese Zwecke vorhat, sollte hierfür Ackerschachtelhalm verwenden. Winterschachtelhalm sollte nicht über längere Zeit angewendet werden, und wie bereits mehrfach erwähnt, soll Sumpfschachtelhalm nicht innerlich eingenommen werden.

Will man mit Ackerschachtelhalm die Knochen stärken, empfiehlt sich zum Beispiel immer wieder eine dreiwöchige Kur mit der Einnahme einer Ackerschachtelhalm-Abkochung aus täglich 5 gehäuften Teelöffeln oder 10 g zerkleinertem getrocknetem Kraut, das mit 1 Liter Wasser und einem Teelöffel Zucker möglichst 3 Stunden zugedeckt ausgekocht wurde. Oder man nimmt das Schachtelhalmpulver mit Hirse und Kieselerde ein, das bereits für einen guten Haarwuchs beschrieben wurde (siehe Seite 117). Pfarrer Kneipp erwähnte, dass Schachtelhalm den Magen reizen könne. Die Hirse in dieser Mischung wirkt Magenreizungen bereits entgegen. Zusätzlich kann man bei einem empfindlichen Magen das Pulver mit heißem Fencheltee aufbrühen.

Knochenbrüche, Osteoporose

Die Volksmedizin Nordamerikas benutzte Schachtelhalm bei Knochenbrüchen: Die heimische Art *Equisetum ramosissimum* Desf. wurde als äußerlicher Umschlag aufgetragen, kombiniert mit der Einnahme von Schachtelhalmsaft. Südamerikanischer Riesenschachtelhalm *(Equisetum giganteum* L.) wird in der mittel- und südamerikanischen Volksheilkunde zum Knochenstärken und Vorbeugen von Osteoporose eingesetzt. Verabreicht wird eine Abkochung oder Tee.[66]

Rückenschmerzen, Rheuma, Gicht und verwandte Schmerzen

Rohen ungekochten Ackerschachtelhalm benutzt Florian Ploberger bei Rückenschmerzen, Wachstumsschmerzen und Osteoporose. Bei Rheuma und Gicht empfahlen Pfarrer Künzle und Maria Treben Ackerschachtelhalm-Tee zu trinken, auch vorbeugend und möglichst 30 Minuten vor dem Frühstück. Winterschachtelhalm-Tee wird in der russischen Volksheilkunde bei rheumatischen Gelenkentzündungen getrunken. Maria Treben empfahl bei diesen Beschwerden zudem Ackerschachtelhalm-Umschläge. Auch in der Gegend der Chartreuse in Frankreich wird Ackerschachtelhalm volksheilkundlich bei Rheuma eingesetzt.[67]

Die anthroposophische Medizin stellt unter rhythmischen Prozessen Schachtelhalmpräparate her, die unter anderem bei Sehnenscheidenentzündungen und rheumatischen Gelenkbeschwerden verordnet werden.

Tee aus Acker- oder Winterschachtelhalm-Stängeln galt in der indianischen Tradition als hilfreich bei Rückenschmerzen. Auch benutzten Iroquois-Indianer Ackerschachtelhalm gegen Kopfschmerzen, Rheuma, Gelenk- und andere Schmerzen. Um auf langen Märschen Muskelkrämpfe zu verhindern, streuten die Blackfoot Pulver aus Ackerschachtelhalm-Stängeln in ihre Mokassins.

In der Forschung gibt es Hinweise auf die schmerzstillende und entzündungshemmende Wirkung von Ackerschachtelhalm, der in Form eines hydroalkoholischen Extraktes Mäusen verabreicht worden war. Auch Winterschachtelhalm zeigte bremsende Wirkungen auf Entzündungsreaktionen.[68] Für den Südamerikanischen Riesenschachtelhalm *(E. giganteum* L.) konnten im Tierversuch an Mäusen ebenfalls deutliche entzündungshemmende Effekte bei Gelenksentzündung (Arthritis) aufgezeigt werden.[69]

James A. Duke empfiehlt, bei Sehnen- oder Schleimbeutelentzündungen eine Ackerschachtelhalm-Abkochung aus 5 Teelöffeln getrocknetem Kraut pro 1 Liter Wasser zu trinken, das 3 Stunden lang unter Zugabe von 1 Teelöffel Zucker ausgekocht wurde, weil sich dann die Kieselsäure besser löst.

Zucker ist ein Thema für sich. Generell gilt es für den Bewegungsapparat und erst recht für die Zähne als sehr günstig, Zucker allgemein wegzulassen. Hier werden jedoch nur kleine Mengen verwendet. Mit der alleinigen Anwendung von Schachtelhalm bei Beschwerden des Muskel- und Knochenapparates habe ich bisher kaum Erfahrung. Meist haben die Patienten in meiner Praxis ausgeprägtere Beschwerden, sodass ich eine Kombination aus Akupunktur und Heilkräuterrezepturen mit mehreren Pflanzen, meist aus der TCM einsetze. Auch wird die Ernährung evaluiert und eventuell umgestellt. Hierbei kann manchmal, insbesondere bei Entzündungen und Schwellungsneigung, das Weglassen von Zucker, Milchprodukten mit Ausnahme von Hartkäse sowie Weglassen von Brot- und allgemein Weizenprodukten für mindestens 3 Wochen schon Besserung bringen. Denn manchmal, aber nicht immer, sind die Ursachen der Beschwerden Einlagerungen von Stoffwechselprodukten dieser Nahrungsmittel. Bei stärkeren Beschwerden ist nach meiner bisherigen Erfahrung eine umfassendere Therapie notwendig. Deshalb empfehle ich, sich bei diesen Beschwerden in fachliche Behandlung zu begeben.

Knochenstärkender Waldschachtelhalm im lettischen Heildampfbad

Auf eine ganz andere Art durfte ich den Waldschachtelhalm einmal in Lettland erleben. Es war während eines traditionellen lettischen Heildampfbades im Rahmen einer Kräuterreise durch das Land mit Wolf-Dieter Storl und der lettischen Ethnologin und Heildampf-Bademeisterin Ieva Ancevska. Für Kräuterinteressierte und Heilkundige kann ich diese Erfahrung wärmstens empfehlen. Denn man erlebt dabei die Heilpflanzen auf einer anderen Ebene. Es ist eine sehr alte europäische Tradition, die viele Ähnlichkeiten mit der indianischen Schwitzhüttentradition aufweist.

Zu dritt wurden wir von Egils und Ilga Kuzis, einem sehr herzlichen Paar, beide Heildampf-Bademeister, zu einem etwas abgelegenen traditionellen lettischen Gehöft gefahren. Neben dem reetgedeckten Hauptgebäude war ein kleines Holzhäuschen mit lettischer Sauna, daneben ein mit Seerosen bewachsener Weiher. Wir hatten alle für dieses Dampfbad Kräuterbüschel mitgebracht, meines bestand aus Waldschachtelhalm, da mir dieser mit seiner hellgrünen, zarten, zierlichen Art auf unseren Wanderungen immer wieder ins Auge gefallen war und gefiel.

Vor dem Dampfbad wurde uns ein Korb mit über vierzig verschiedenen Kräuterpulvern hingestellt, von denen wir die uns ansprechenden heraussuchten. Das halbdunkle Dampfbad duftete bereits beim Eintreten und erschien grün. Denn die Holzliegen waren mit Farnkraut ausgelegt, auf das wir uns nun legten. Der Kopf und die Füße bekamen feuchte, leicht harzig duftende Birkenzweigbüschel als Unterlage und Bedeckung. Es wurde heiß, der Schweiß begann zu rinnen, der Kopf entspannte sich, die Körperempfindungen dämpften zunehmend die Gedankenwelt. Dies erlaubte ein immer tiefergehendes Entspannen und Loslassen. Unsere Dampfbademeister Egils und Ilga kümmerten sich äußerst sorgfältig um uns. Zuerst wurde der Körper mit einem Hölzchen abgeklöppelt. Dann zwischen den Schwitzphasen mehrmals mit Kräuterbüscheln abgewischt. Die Kräuterpulver wurden auf den ganzen feuchten Körper gerieben. Dreimal wurden wir nach draußen zum Abkühlen begleitet – für ein Bad im See oder um auf der grünen Wiese liegend mit kaltem Wasser aus Eimern abgespült zu werden. Dazu wurden für uns lettische Heillieder gesungen.

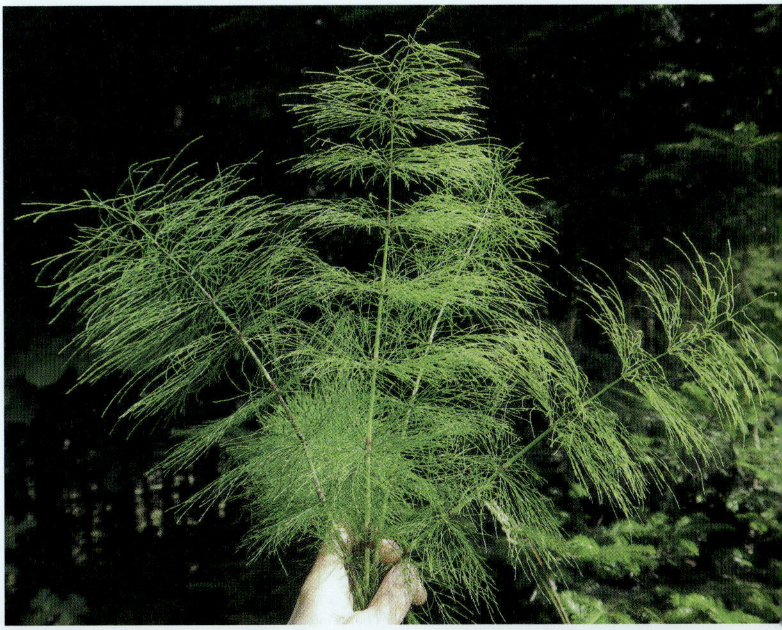

Waldschachtel-halm-Büschel.

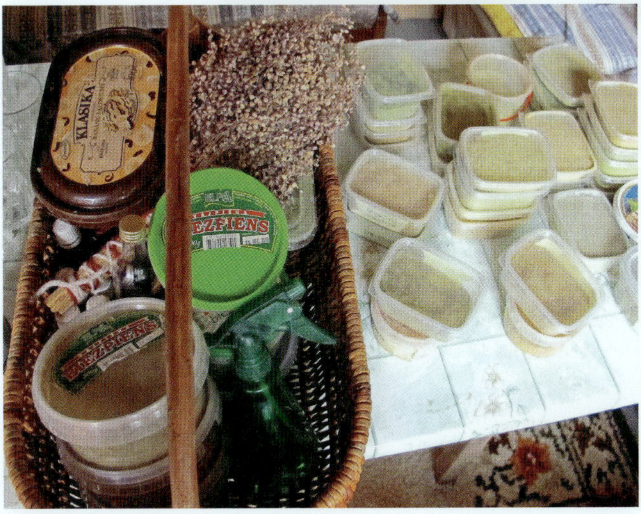

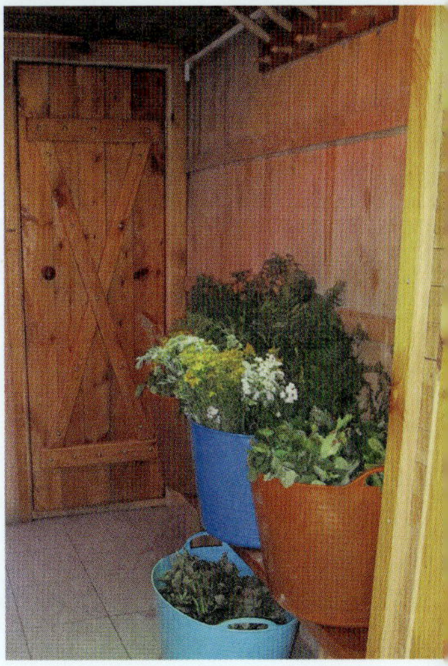

Kräuterpulver (links) und Kräuterbüschel (rechts) im lettischen Heildampfbad.

Ich tauchte in eine andere Welt ein, immer entspannter und fast entrückt schien ich mir. Innere Bilder stiegen auf, Lichter erschienen im dunklen Dampfbaderaum. Während einer solchen Zeremonie wird man weich, nicht nur die Poren sind offen, es ist, als ob die Alltagsanspannungen und Schutzmechanismen wegfallen, das Urvertrauen kommt zurück und man erlebt und empfindet ganz unvoreingenommen. Dies erleichtert das Empfangen von Visionen.

In diesem Zustand wurde uns das persönliche Kräuterbüschel und mir also das Waldschachtelhalm-Sträußchen auf den schweißnassen Rücken gelegt. Noch nie habe ich eine Pflanze auf diese Weise erfahren, sozusagen über die Haut erspürt in einer tiefenentspannten Halbtrance. Der zarte Waldschachtelhalm schien richtig in meine Wirbelsäule und meine Knochen hineinzuwirken. Es fühlte sich an, als ob er diese durchströmen, festigen und stabilisieren würde. Mir erschien seine feingliedrige Berührung wie eine Strahlung, eine ganz sanft vibrierende, sehr wohltuende Kraft, eine Art warmes heilendes Licht.

In der anthroposophischen Medizin wird vom Zusammenhang der Kieselsäure mit dem Licht gesprochen und Schachtelhalm als Lichtvermittler betrachtet. Nicht von ungefähr ist seine volksheilkundliche Verwendung auch für die »Lichtorgane« Haut und Augen bekannt. Vielleicht hatte ich das gespürt, denn während dieses wunderbaren Heildampfbades in meiner Halbtrance kamen mir Lichterscheinungen.

Manche würden hierbei vielleicht an halluzinogene Pflanzen denken, doch wir haben nur Wasser getrunken und nichts anderes eingenommen. So wie ich es erfahren habe, werden beim lettischen Heildampfbad keine halluzinogenen Pflanzen verwendet. Der Zustand entsteht rein durch das Schwitzen, die tiefe Entspannung, die wiederholten Abreibungen, die Lieder und die Begleitung der Dampfbademeister, die einen in das Urvertrauen zurückführen können.

Am Ende des Heildampfbades bekamen wir lettischen Bienenhonig gereicht, mit dem wir noch einmal den ganzen Körper einrieben. Danach war Ruhe angesagt, bevor es wieder in die Unterkunft ging. Unser Heildampf-Bademeisterpaar hatte uns unglaublich liebevoll begleitet und umsorgt.

Muskelprobleme durch Zugluft

In der TCM kennt man den Einsatz des Winterschachtelhalms bei Muskelproblemen, die durch Zugluft oder im Rahmen von Infektionserkrankungen auftreten. Das kann zum Beispiel die typische Nackensteifigkeit sein.

Fersensporn
Maria Treben empfahl hierfür folgendes Fußbad: 100 g getrocknetes Schachtelhalmkraut für 12 Stunden in kaltem Wasser einweichen. Danach bis zum Kochen erwärmen und dem Fußbadewasser zugießen. Die Füße darin 20 Minuten baden, danach nicht abtrocknen, sondern einen Ackerschachtelhalm-Wickel (siehe Seite 130) machen und über Nacht wirken lassen. Dies wird jeden Abend wiederholt, bis sich die Schmerzen bessern.

Ich schaue mir bei Fersensporn auch immer die Ernährung an. Denn nach meiner bisherigen Erfahrung sind die Ursachen oft flüssige Ansammlungen, in der TCM »Feuchte« oder »Feuchte Hitze« genannt, die sich gern an der tiefsten Stelle des Körpers anhäufen. Ist dies der Fall, dann kann manchmal auch folgende entschlackende Ernährung eine Besserung erreichen: Wichtig sind drei warme und regelmäßige Mahlzeiten täglich sowie das Weglassen von Rohkost, Fruchtsäften, Süßgetränken, Zucker, Eiscreme, Milchprodukten, Bier, Wein, Sandwich- oder Brotmahlzeiten. Dafür wird viel gekochtes Gemüse gegessen, gekochter Reis, Hirse, Buchweizen, dazu gekochte Hülsenfrüchte wie Linsen, Bohnen, Erbsen. Schweinefleisch wird ganz weggelassen, andere Fleischarten 2- bis 3-mal pro Woche, auch Fisch oder Eier sind erlaubt. Wenn diese Diät streng durchgezogen wird und die Ursache des Fersensporns diese Flüssigkeitsansammlungen sind, dann kann bereits nach einer Woche eine Besserung wahrgenommen werden, und bei Fortführen der Diät manchmal eine komplette Heilung nach ein paar Wochen. Es gibt jedoch auch andere Ursachen für Fersensporn, bei denen andere Maßnahmen ergriffen werden müssen und diese Diät nicht hilft.

Augen

Die Augenlinse gehört wie Haut und Haare zu den kieselsäurereichsten Körperteilen. Wahrscheinlich haben die volksheilkundlich beobachteten Heilwirkungen der Schachtelhalme auf die Augen hiermit zu tun. In meiner Praxis habe ich bisher bei Augenbeschwerden mit Schwellungen oder tränenden Augen bei Heuschnupfen gute Erfahrungen mit dem Einsatz von innerlich eingenommener Schachtelhalmtinktur kombiniert mit Augenkompressen gemacht.

Schwellungen der Augen

Solche Augenbeschwerden, bei denen Schachtelhalm sehr hilfreich ist, sind nach meiner Erfahrung morgens nach dem langen Liegen am schlimmsten und werden über den Tag besser, weil dann die Schwellungen der Augen nach unten abfließen können. Die folgende Anwendung für die Augen findet sich für Ackerschachtelhalm und Winterschachtelhalm auch in der europäischen Volksheilkunde, für alle Schachtelhalmarten äußerlich angewendet bei den nordamerikanischen Indianern und ebenfalls in der chinesischen Tradition.

Abschwellende Schachtelhalm-Augenpackung

Frischen Schachtelhalm auf einem Holzbrett mit dem Nudelholz zu einem Brei zerquetschen oder klein schneiden und in der elektrischen Kaffeemühle, im Blitzhacker (Cutter) oder im Mörser zu einem saftigen Brei zerkleinern. Diesen in ein Papiertaschentuch einschlagen, noch einmal quetschen, sodass der Saft durchdrückt, dann ½ bis 1 Stunde lang auf die geschlossenen Augen auflegen.

Auch die Auflage eines lauwarmen Teebeutels mit Ackerschachtelhalm-Tee kann nützen. Hierfür 2 Teebeutel wie gewohnt in einer Tasse mit kochendem Wasser aufbrühen, etwas ziehen lassen, herausnehmen und lauwarm auf die geschlossenen Augen legen.

Heuschnupfen mit Augentränen

Es gibt Formen von Heuschnupfen, die mit wässrigem Naselaufen, Niesen und Tränen der Augen verbunden sind, weniger mit Juckreiz. Menschen mit diesem Typ Heuschnupfen können auch zu Wasseransammlungen in den Beinen oder Lidschwellungen neigen, besonders am Morgen, vor allem, wenn sie am Abend zuvor Bier oder Sekt getrunken haben. Hier hilft manchmal erstaunlich gut die Einnahme einer Ackerschachtelhalm-Tinktur mit einer Dosis von 3-mal täglich 20 bis 30 Tropfen der Urtinktur. Möglicherweise hängt diese Wirkung mit den immunmodulierenden und antiallergischen Effekten zusammen, die für Ackerschachtelhalm aufgezeigt werden konnten.[70]

Auch mit Extrakt aus Pestwurz *(Petasites)*, der zum Beispiel in Form von Tabletten in Apotheken erhältlich ist, kann bei Heuschnupfen oft eine Linderung erzielt werden. Eine etwas ungewöhnliche und dabei kostenfreie Methode bei Heuschnupfen funktioniert ebenfalls: Man brennt sich die Haut bei akuten Heuschnupfenbeschwerden an einer Brennnessel, ungefähr die Fläche eines

Handrückens oder einer Handkante. Für einige Stunden klingen dann die Beschwerden ab.

Bindehautentzündung

In der TCM wie auch in der europäischen Volksheilkunde werden Schachtelhalme bei Bindehautentzündungen als Augenwasser eingesetzt. Der französische Kräuterheilkundige Maurice Mességué empfahl Ackerschachtelhalm-Abkochung für Augenspülungen bei Bindehautentzündung. Hierzu kocht man 3 Prisen Ackerschachtelhalm mit einer Tasse Wasser in einem kleinen Topf mit Deckel etwa 5 Minuten aus, siebt ab und macht mithilfe eines Augenspülglases lauwarme Augenspülungen. Oder man tunkt ein sauberes Küchentuch in die Abkochung und wäscht damit das Auge, ohne zu reiben.

Augenentzündungen, Juckreiz, Grauer Star

Eine Abkochung aus Winter- oder Buntem Schachtelhalm wurde nach indigener Tradition zum Auswaschen der Augen bei Entzündungen, bei Juckreiz und bei Katarakt (Grauem Star, Linsentrübung) gebraucht. Auch Tee oder Saft aus den Winterschachtelhalm-Wurzeln sowie Breiumschläge aus den Stängeln wurden hierfür eingesetzt. In der anthroposophischen Heilkunde wird eine Kombination aus Ackerschachtelhalm, Ameisenauszug, Mistel und Bambus bei beginnendem Grauem Star verwendet.[71]

In der TCM wird eine Winterschachtelhalm-Abkochung bei entzündeten, geröteten, tränenden, auf Zugluft empfindlichen Augen getrunken. Dies wird ebenfalls bei getrübter Sicht, wenn die Augen »einen Film« haben, eingesetzt. Auch bei Flügelfell (lateinisch *Pterygium*, eine einwachsende Haut über dem Augapfel) findet Winterschachtelhalm in der TCM Verwendung. Heutzutage trinkt man hierfür tagsüber täglich die Abkochung aus 3 bis 10 g getrocknetem Winterschachtelhalm pur (Rezept untenstehend) oder in Kombination mit 10 bis 15 g Chrysanthemenblüten.

Es gibt auch ein altes Rezept aus dem »Ben Cao Gang Mu«, dem bekanntesten traditionellen Buch über chinesische Heilkräuter, bei trüber Sicht und tränenden Augen: 30 g Winterschachtelhalm-Stängel und 30 g in Reissuppe eingeweichte und wieder getrocknete Wurzeln der Atractylodes wurden zu Pulver zermahlen. 6 g des Pulvers wurden mit Tee oder Suppe eingenommen, oder man knetete dieses Pulver mit Honig zu Pillen, die dann eingenommen wurden. Beide Kräuterkombinationen sind bis heute klassisch in der chinesischen Augenheilkunde.

Auch Waldschachtelhalm wurde traditionell in British Columbia bei Augenbeschwerden eingesetzt.

Winterschachtelhalm-Abkochung für die Augen

10 g getrockneten Winterschachtelhalm zerkleinern und in einem Topf mit ½ Liter Wasser 1 Stunde kalt ansetzen. Dann zum Kochen bringen und mit Deckel auf kleiner Flamme 20 Minuten auskochen, absieben und über den Tag verteilt trinken.

Frauen- und Männerheilkunde

Die alten Traditionen der nordamerikanischen Indianer, der Völker Europas und der Chinesen kennen Schachtelhalm als regulierende Medizin bei Menstruationsunregelmäßigkeiten, Zwischenblutungen und zu starken Blutungen. Auch zur Stimulation der Geburtswehen, für eine bessere Entwicklung der Nachgeburt und um nach einer Geburt »die Ordnung wiederherzustellen«, wurde vor allem Winterschachtelhalm genutzt.

Vorsicht in der Schwangerschaft

Weil gerade Winterschachtelhalm während der Geburt zur Förderung der Wehen eingesetzt wurde und unter Berücksichtigung der Warnhinweise in der aktuellen chinesischen Medizin sollte er vorsichtshalber nicht in der Schwangerschaft genutzt werden. Meiner Empfehlung nach sollten Frauen während der Schwangerschaft keine Schachtelhalmart innerlich einnehmen. Eine Schädlichkeit ist zwar nicht bewiesen, und bei den indigenen Quellen aus Nordamerika wird ausdrücklich betont, dass Schachtelhalm nicht abortiv wirke, also keine Fehlgeburten auslösen könne. Es fehlen aber Studien an Schwangeren, deshalb ist das Weglassen immer der sicherste Weg. Dies gilt aber nicht für die Anwendung während und nach der Geburt, wo Schachtelhalm hilfreich wirken kann, wie hier gleich noch beschrieben wird.

Homöopathisch verdünnte Schachtelhalmpräparate, wie sie in der Anthroposophischen Medizin eingesetzt werden, können in der Schwangerschaft verwendet werden. Eine Verdünnung von Equisetum auf D6 (die Urtinktur 6-mal je 1:10 verdünnt und verschüttelt) wird zum Beispiel bei Wassereinlagerungen und Neigung zu erhöhtem Blutdruck in der Spätschwangerschaft genutzt. Dieser Zustand sollte nicht selbst behandelt werden, sondern gehört unbedingt in ärztliche Hände.

Unregelmäßige Menstruation

Zur Regulation der Menstruation wurde bei Indianern Nordamerikas eine Abkochung des Winterschachtelhalms getrunken. Zur Blutstillung bei zu starken oder zu langen Monatsblutungen oder Zwischenblutungen wurde in der alten TCM Winterschachtelhalm eingenommen. Hierzu wurden 9 g Winterschachtelhalm zuerst in einer trockenen Pfanne geröstet, dann mit 1 Tasse Wasser abgelöscht und um ein Drittel eingekocht. Diese Portion wurde einmal am Tag warm getrunken.

Menstruationsschmerzen

Die Indianer Nordamerikas verwendeten hierbei eine Abkochung aus einer Riesenschachtelhalm-Art *(Equisetum telmateia* var. Braunii), die bei Bauchkrämpfen während der Menstruation getrunken wurde. Ich empfehle bei Menstruationsschmerzen, die mit Kälte assoziiert sind, Thymiantee oder Beifußtee zu trinken und eine Wärmflasche aufzulegen. Auch die Einnahme von Bryophyllum-Urtinktur kann bei krampfartigen Schmerzen helfen. Generell sind Schmerzen oder Beschwerden bei der Menstruation entgegen der landläufigen Meinungen nicht normal. Wenn die genannten Kräuterbehandlungen keinen Erfolg bringen und die gynäkologische Kontrolle in Ordnung ist, dann kann mit der TCM hier meist dauerhaft Abhilfe geschaffen werden.

Geburtshilfe: Schachtelhalmcreme bei Dammschnitt

Eine randomisierte placebokontrollierte Studie an 108 erstgebärenden Frauen zeigte deutliche schmerzlindernde und wundheilende Wirkungen einer dreiprozentigen Schachtelhalmcreme, die während 10 Tagen nach der Geburt auf die Dammschnittwunde aufgetragen worden war.[72]

Eine Abkochung oder ein Tee aus Acker- oder Winterschachtelhalm-Stängeln wurde in der indigenen Volksheilkunde Nordamerikas zum rascheren Ausscheiden der Nachgeburt gegeben. Bei schwierigen Geburten gab man zum

Beschleunigen des Vorgangs eine Abkochung der Winterschachtelhalm-Wurzeln. Diese wurde allgemein nach der Geburt von der Mutter getrunken, was als reinigend für den ganzen Körper galt. Auch sollte diese Abkochung helfen, nach einer Geburt die Ordnung wiederherzustellen.

Scheideninfektionen

Laut Florian Ploberger kann hier ein Tee aus 5 bis 20 g Ackerschachtelhalm-Kraut zubereitet und über den Tag verteilt getrunken werden. Bei weißem Scheidenausfluss riet Pfarrer Künzle, in Wein gekochten Ackerschachtelhalm einzunehmen. In der TCM wird bei weißem und blutigem Scheidenausfluss eine Abkochung aus Winterschachtelhalm getrunken.

Bei weißem Scheidenausfluss kann folgendes Sitzbad helfen: 100 g getrocknetes Schachtelhalmkraut für 12 Stunden in kaltem Wasser einweichen. Danach bis zum Kochen erwärmen und dem heißen Badewasser zugießen. 20 Minuten so darin sitzen, dass der Unterleib im Wasser bedeckt ist.

Geschlechtskrankheiten

Bei Gonorrhoe und Syphilis wurde bei den Indianern Nordamerikas eine Abkochung aus der ganzen Acker- oder Winterschachtelhalm-Pflanze zusammen mit Blütenhartriegel *(Cornus florida* L., auch *Flowering Dogwood oder False Box)* getrunken und Sitzbäder damit gemacht. Auch ein Tee aus der ganzen Winterschachtelhalm-Pflanze wurde dem betroffenen Paar bei Gonorrhoe gegeben, es wurden immer beide behandelt.

In der alten europäischen Kräutermedizin wie bei Brunfels, Verzascha und Bock wurden bei Wunden oder Geschwüren im Genitalbereich und bei Geschlechtskrankheiten Umschläge und Waschungen mit einer Schachtelhalmabkochung, manchmal auch mit destilliertem Wasser aus Schachtelhalm, empfohlen. Dies galt ebenfalls als heilsam bei Penisschwellungen.

Hodenschwellungen

Hierbei wurden Umschläge mit gedämpftem Ackerschachtelhalm empfohlen.

Winterschachtelhalm-Wurzelquerschnitt, ganze Winterschachtelhalm-Wurzeln, grüne Winterschachtelhalmstängel (von oben nach unten).

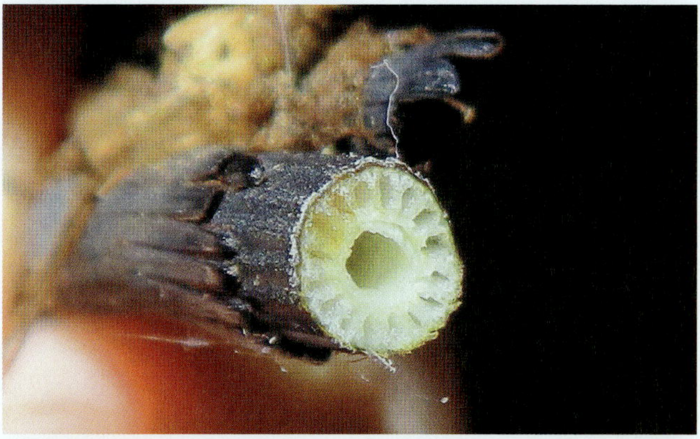

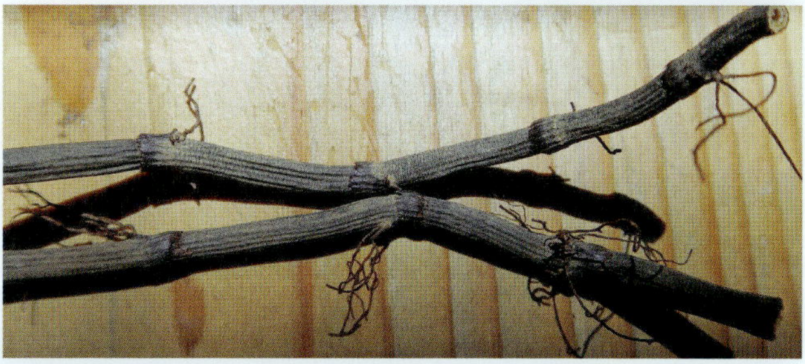

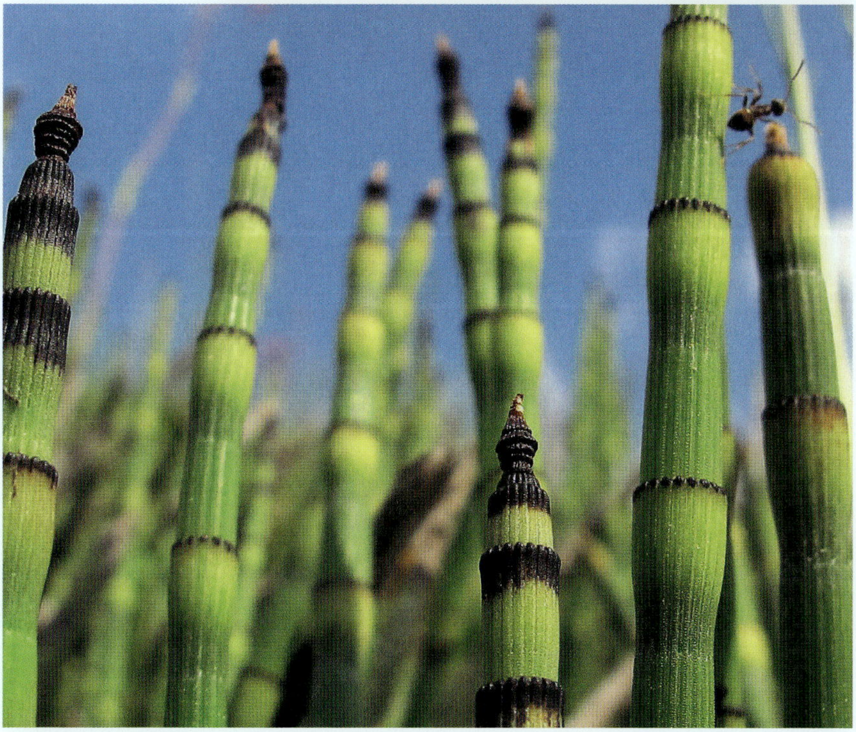

Weitere körperliche Heilwirkungen

Vergiftungen

Ackerschachtelhalm-Tee wird volksheilkundlich zum Entgiften und Ausleiten von belastenden Stoffen eingesetzt, wie Aluminium, Suchtmitteln, Schwermetallen wie Blei oder Quecksilber, chemischen Stoffen wie Gartengiften und Insektenvernichtungsmitteln. Dies lässt sich unter anderem mit dem Gehalt an starken Antioxidantien erklären, die imstande sind, schädliche Stoffe im Körper abzufangen. Auch bei Beschwerden durch verdorbene Lebensmittel oder zum Ausleiten von Medikamenten gilt der Tee als hilfreich. Natürlich sollte beim Verdacht auf eine Vergiftung immer ärztliche Hilfe in Anspruch genommen werden.

Eine Tierversuchsstudie zeigte auf, dass ein alkoholischer Ackerschachtelhalm-Extrakt die zellschädigenden und erbgutschädigenden Wirkungen des Chemotherapeutikums und Krebsmittels Zyklophosphamid verhindern, stark reduzieren und wieder reparieren kann. Die Autoren schlossen daraus, dass Schachtelhalm möglicherweise eine wertvolle Begleittherapie bei Chemotherapien darstellen könnte, um Nebenwirkungen der Chemotherapie zu reduzieren. Außerdem deute diese Wirkung auf eine mögliche Antikrebswirkung hin. In dieser Studie wurde zudem aufgezeigt, dass der alkoholische Ackerschachtelhalm-Extrakt selbst keine zellschädigenden oder ergbutschädigenden Effekte aufwies.[73]

Husten, Asthma und Lungenleiden

Der im Jahr 1532 zum Stadtarzt nach Bern berufene Otto Brunfels empfahl Schachtelhalmkraut und -wurzel bei Kurzatmigkeit und Husten. Früher, vor der Ära der gegen Tuberkulose wirksamen Antibiotika, wurde bei dieser Krankheit ein Ackerschachtelhalm-Absud getrunken, der heute noch bei anderen Lungenleiden angewendet wird. Pfarrer Künzle beschrieb in Wein gekochten Schachtelhalm als hilfreich bei Keuchen und Lungenasthma.

Auch in der heutigen Kräuterheilkunde werden kieselsäurehaltige Pflanzen wie der Schachtelhalm zur Lungenstärkung eingenommen. Um die Kieselsäure zu lösen, sollte man ihn hierzu 30 Minuten bis 3 Stunden lang mit etwas Zucker auskochen.[74]

Allgemeine Schwäche und Müdigkeit
Nordamerikanische Indianer und Maria Treben benutzten bei allgemeiner Schwäche zum Beispiel nach einer Erkältung Ackerschachtelhalm-Tee. Maria Treben überbrühte 1 gehäuften Teelöffel Kraut mit 1 Tasse kochendem Wasser, ließ es ½ Minute ziehen und empfahl, den Tee schluckweise zu trinken, mindestens 1 Tasse täglich und am besten 30 Minuten vor dem Frühstück. Ich finde zur Stärkung die Zubereitung eines Tees aus aufgebrühtem Schachtelhalmpulver, wie auf Seite 172 als »Schachtelhalm-Matcha« vorgestellt, sinnvoll. Denn hierbei können alle Mineralstoffe wie zum Beispiel auch das stärkende Eisen aufgenommen werden.

Gut für das Blut
Zarte junge Ackerschachtelhalm-Sprosse und junge Triebe des Riesenschachtelhalms, roh oder gekocht gegessen, galten bei nordamerikanischen Indianern als gut für das Blut. Eine Frau aus Deutschland berichtete mir, sie habe bei ihrer betagten Mutter, die Durchblutungsstörungen der Hände und Füße gehabt habe, beobachtet, wie sich diese mit einer Teemischung aus Ringelblume und Schachtelhalm gebessert hätten.

Auch für Herz-Kreislauf-Erkrankungen wird Schachtelhalm volksheilkundlich verwendet: Bei einer Umfrage in der nordspanischen Bevölkerung wurde Riesenschachtelhalm *(E. telmateia* L.) als eine der wichtigsten Pflanzen für die Behandlung dieser Beschwerden genannt.[75]

Schutz vor Abbauprozessen
Schachtelhalme sind reich an stark wirksamen Antioxidantien. Das sind chemische Verbindungen, welche die Fähigkeit haben, schädliche Abbaustoffe abzufangen und unschädlich zu machen. Somit können Antioxidantien sehr wertvolle Wirkungen im Körper entfalten. Giftstoffe, die aufgenommen wurden, und solche, die durch den körpereigenen Stoffwechsel entstehen, können ausgeschieden werden. Körpereigene Abbauprozesse werden verhindert oder verzögert, sodass Pflanzen oder Nahrungsmittel, die besonders reich an Antioxidantien sind, zu den »Jungmachern« gehören und als »Health Food« bezeichnet werden. Letztlich enthalten quasi alle Nahrungspflanzen Antioxidantien, diejenigen in den Schachtelhalmen sollen jedoch besonders stark wirksam sein. Dies wurde in Laborforschungen für Riesen-, Ästigen-, Acker- und Waldschach-

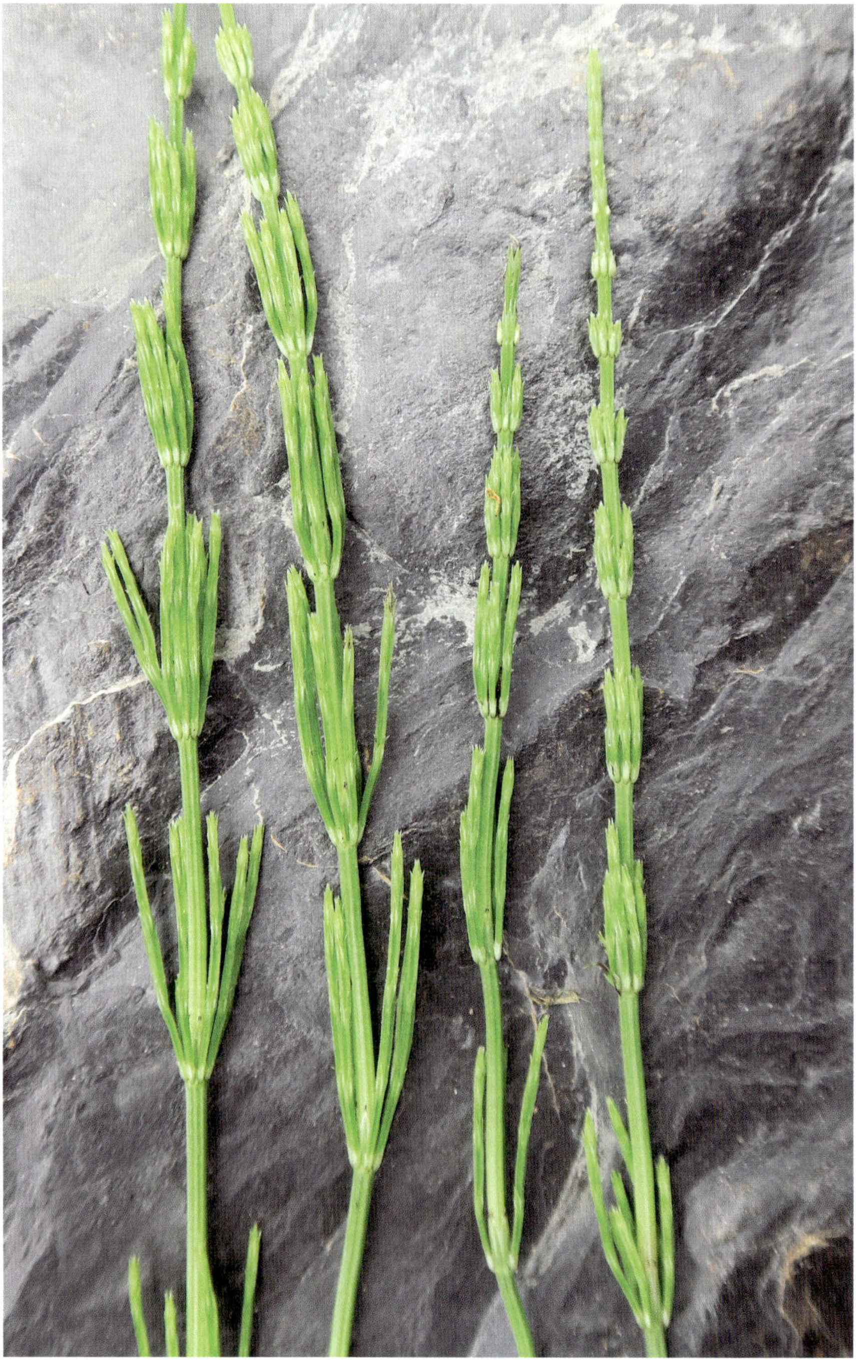

Junge Sprosse des
Ackerschachtelhalms.

telhalm nachgewiesen. Eine Studie wies die stärkste antioxidative Aktivität für Riesenschachtelhalm nach, gefolgt vom Ästigen und vom Ackerschachtelhalm. Auch das Abfangen freier Radikale wurde nachgewiesen, sodass schützende Wirkungen vor Abbauprozessen bis hin zu Krebs vermutet werden dürfen.[76] Für Riesenschachtelhalm *(E. telmateia)* wurde erforscht, dass seine antioxidative Kapazität vor allem mit einem recht hohen Gehalt an Flavonoiden und Phenolen zusammenhängt.[77]

In der deutschen Volksheilkunde hieß es früher, mit Schachtelhalm könne man Krebs heilen. Bei einem Kräutervortrag über den Schachtelhalm erzählte mir eine Zuhörerin von ihren Erfahrungen mit der Pflanze in diesem Zusammenhang: Bei ihrem Vater sei vor zwanzig Jahren die Diagnose Chronisch Lymphatische Leukämie, eine sehr langsam fortschreitende Blutkrebsart, gestellt worden. Er habe sich nicht weiter behandeln lassen, trinke aber seither täglich je eine Tasse Schachtelhalmtee vor dem Frühstück und Abendessen und gelte heute als geheilt.

In Laborforschungsstudien mit Acker- und Winterschachtelhalm wurde tatsächlich eine hemmende Wirkung auf das Wachstum von Krebszellen der weißen Blutkörperchen sowie auf Melanomzellen (dunkler Hautkrebs) beobachtet.[78] Doch reichen solche Beobachtungen aus dem Labor natürlich bei Weitem nicht aus, um eine Antikrebswirkung beweisen zu können.

Pfarrer Kneipp schrieb in der ersten Auflage seines Heilkurbuches, dass Schachtelhalm gegen Krebs helfe, musste dies aber in späteren Auflagen streichen. Wahrscheinlich wollte die Ärzteschaft nicht, dass sich Krebskranke selbst behandeln, ohne einen Arzt aufzusuchen. Generell ist natürlich bei Krebserkrankungen ärztliche Behandlung und Betreuung nötig. Doch kann begleitend hierzu Acker- oder Winterschachtelhalm-Tee getrunken werden.

HEILWIRKUNG FÜR DIE PSYCHE

Schachtelhalm gilt als angstlösend, ordnend und beruhigend. Maria Treben zum Beispiel empfahl Sitzbäder mit dem Ackerschachtelhalm-Kraut bei Depressionen und Schizophrenie.

Chaotische Zustände ordnen

In meiner Praxis habe ich schon mehrfach beobachtet, wie Schachtelhalm immer dort helfen konnte, wo etwas aus dem Lot geraten war. Damit meine ich psychische Zustände, die aus der Ordnung geraten zu sein scheinen. Schachtelhalm ist nicht die Medizin für schwere akute psychische Entgleisungen. Es ist eher eine sanfte Wirkung, die sich fast unbemerkt im Hintergrund einstellt.

Der Fall eines jungen Mannes ist hierzu beispielhaft. Er hatte die Schule abgeschlossen und noch keine Lehrstelle oder weitergehende Schule begonnen. Er hatte gewisse Zukunftsvorstellungen, konnte diese aber nicht konkret angehen. So saß er viel herum und rauchte Cannabis. Er schaffe es schon seit längerer Zeit nicht einmal, auch nur sein Zimmer aufzuräumen, wie er mir mitteilte. Diesem jungen Mann half die Ackerschachtelhalm-Urtinktur, die er ungefähr einen Monat lang einnahm. Er spürte selbst, wie er wieder ins Lot kam. Es fing damit an, dass er nun endlich sein Zimmer wieder aufräumen konnte. Er war selbst erstaunt. Nachdem er seinen Cannabiskonsum drosseln konnte, war er auch wieder imstande, manche seiner Pläne in die Tat umzusetzen und seine Zukunft anzugehen. Er begann, die weitergehenden Ausbildungsmöglichkeiten zu recherchieren und konkrete berufliche Schritte zu unternehmen.

Bei einer jungen Frau, die unter Heuschnupfen litt und in dieser Zeit auch Stimmungsschwankungen und innerer Unruhe unterworfen war, half die Einnahme der Urtinktur ebenfalls. Sie beschrieb, dass sie spüre, wie sie ihr innere Ruhe bringe und sie ausgeglichener mache.

Nach meiner Beobachtung kann Schachtelhalm immer dann helfen, wenn Unordnung in den Gefühlen oder Stimmungen herrscht, aber auch Unordnung oder Chaos im Terminkalender, die Unfähigkeit aufzuräumen und Ordnung zu schaffen oder wenn äußere Umstände wie Termindruck jemanden aus dem Lot und aus der inneren Ruhe bringen.

Roger und Hildegard Kalbermatten beschreiben in ihrem Buch »Pflanzliche Urtinkturen«, dass Schachtelhalm immer dann angezeigt ist, wenn die Fähigkeit zur Struktur- oder Formbildung geschwächt ist. Dies kann ich nach meiner Praxiserfahrung nicht nur für die Heilanwendung für Haut, Haare, Niere, Blase und Augen, sondern auch im psychisch-emotionalen Bereich bestätigen.

Erlebt habe ich dies auch an mir selbst. Als ich meine Aufzeichnungen zur Heilpflanze Löwenzahn für das Buch »Löwenzahn und Löwenkraft« zusammenfasste, wollte es mit der Ordnung nicht so recht klappen. Ich fand zunächst keine Struktur. Zufällig begann ich in dieser Zeit eine Schachtelhalm-Teekur für die Haare. Und nach ein paar Tagen fiel mir die Struktur für das Buch ein. Plötzlich konnte ich die Kapitel ordnen. Ich führte diese Wirkung auf den Schachtelhalm zurück.

Ähnliche Erfahrung habe ich noch öfters gemacht: Immer, wenn es Ordnung oder Struktur braucht, trinke ich Schachtelhalmtee. Er wirkt auf mich leicht beruhigend und kann wirklich helfen, die Dinge zu ordnen.

Sterbebegleitung

In der deutschen Volksheilkunde wird Schachtelhalmtee zur Sterbebegleitung verwendet. Er gilt als Unterstützer, damit dieser wichtige Übergang in Harmonie und Ordnung stattfinden darf.

Drachenmedizin im Land des Drachens

Auch in der jahrhundertealten chinesischen Medizin wird Schachtelhalm zur Beruhigung eingesetzt, wobei hierfür Winterschachtelhalm verwendet wird. In chinesischen Medizinrezepten findet sich eine Kombination aus Winterschachtelhalm mit »Drachenknochen«, in Pinyin *long gu* (lateinische Bezeichnung *Os draconis)*. Diese Medizin ist eine mineralische Ablagerung mit alten versteinerten Knochen von ausgestorbenen Säugetieren, die Dinosaurierknochen enthält. In China gibt es recht große Lagerstätten von Dinosaurierresten. Manche vermuten, dass die vielen chinesischen Drachenmythen einen Zusammenhang mit diesen Funden hätten. Jedenfalls sind Drachen und Drachengeschichten sehr verbreitet in China und auf Mineralienmärkten können Dinosaurierzähne und anderes erstanden werden. Die in der Medizin verwendete Substanz *long gu* ist sehr mineralienreich und wird als zusammenziehende, adstringierende und zudem den Geist beruhigende, Ängste lösende Medizin gebraucht.[79]

Interessant ist nun, dass es Rezepturen mit Schachtelhalm und mineralischen Resten von »Drachenknochen« gibt, die gegen Ängste eingesetzt werden.

Es ist, als ob all die Erfahrungen des Überlebenskünstlers Schachtelhalm in seinen Heilwirkungen mitschwingen und diese Überlebensfähigkeit eine beruhigende Wirkung in sich trägt. Auf diese »Drachenmedizin« wird am Ende des Buches noch einmal näher eingegangen. Jedenfalls ist diese Kombination in der TCM eine beruhigende und angstlösende Rezeptur. Sie wirkt sicherlich deutlich stärker beruhigend als Schachtelhalmtee allein, da man die sedierenden Eigenschaften der mineralischen Droge Os draconis hinzufügt. Sie wird auch in der aktuellen TCM in vielen beruhigenden und sedierenden Rezepturen zusammen mit anderen Arzneien eingesetzt. In der aktuellen Forschung zum Ackerschachtelhalm gibt es Hinweise auf beruhigende und angstlösende Effekte sowie auf eine schützende Wirkung vor Krampfanfällen.[80]

Wirkungen auf das Gehirn

Eine Forschungsarbeit konnte bei Ratten nach längerer Gabe von Ackerschachtelhalm-Extrakt bessere Hirnleistungen aufzeigen. Vermutet wird, dass dies wiederum durch die antioxidativen Wirkungen des Schachtelhalms entstand.[81]

HEILWIRKUNG AUF TIERE

Hunde mit Hauterkrankungen

Die Tierärztin Alexandra Nadig empfiehlt eine Abkochung des Ackerschachtelhalms zur Anregung des Hautstoffwechsels bei Hunden mit Hauterkrankungen. Dies sollte aufgrund seines Kieselsäure- und Mineralgehaltes erfolgversprechend sein. Sie lässt den Ackerschachtelhalm über Nacht in kaltem Wasser ziehen. Am nächsten Morgen wird er dann 20 Minuten lang gekocht und abgekühlt 2-mal täglich verabreicht. Ein 20-Kilogramm-Hund bekommt davon 2-mal ½ Tasse voll.[82]

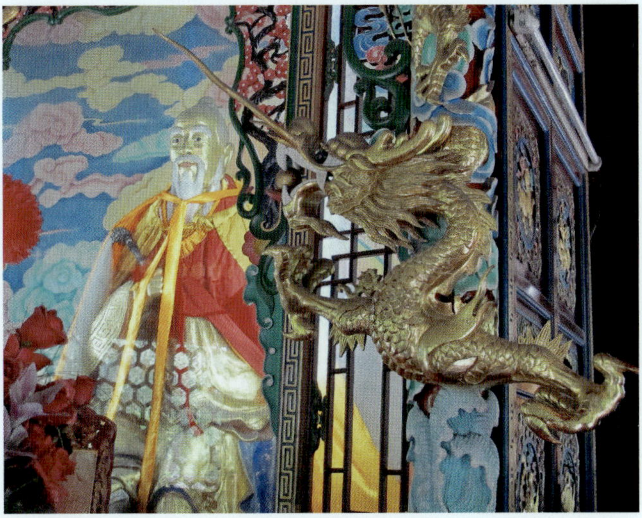

Ein goldener Drache bei der Figur eines Heiligen im Taoistischen Tempel in Chengdu, China.

Tierseuche Surra

Eine vielversprechende Laborstudie zeigte die vollständige Hemmung des protozoischen Erregers *Trypanosoma evansi* durch Winterschachtelhalm-Extrakt auf.[83] Dieser Erreger verursacht die Tierseuche Surra, die bei Pferden, Kamelen, Hunden, asiatischen Elefanten in Nordafrika, im Nahen und Mittleren Osten, in Asien und in Lateinamerika auftritt.

Medizin für Pferde

Tee aus Wurzeln der Ackerschachtelhalm-Sporentriebe wurde von den Blackfoot-Indianern Pferden zum Wassertreiben verabreicht. Man rieb auch ihre Leisten damit ein. Um ein Pferd aufzupäppeln, gab man ihm pulverisierte Ackerschachtelhalm-Stängel mit Wasser. Auch mageren alten Pferden, die Durchfall von frischem Gras im Frühling bekamen, verabreichte man Ackerschachtelhalm. Für hartnäckigen Husten der Pferde nahmen die Cheyenne Tee aus Stängeln und Seitentrieben.

In der Volksheilkunde in British Columbia, Kanada, wird Ackerschachtelhalm-Kraut Pferden bei Gelenksentzündung und -schmerzen verabreicht – wegen seines Kieselsäuregehalts.[84]

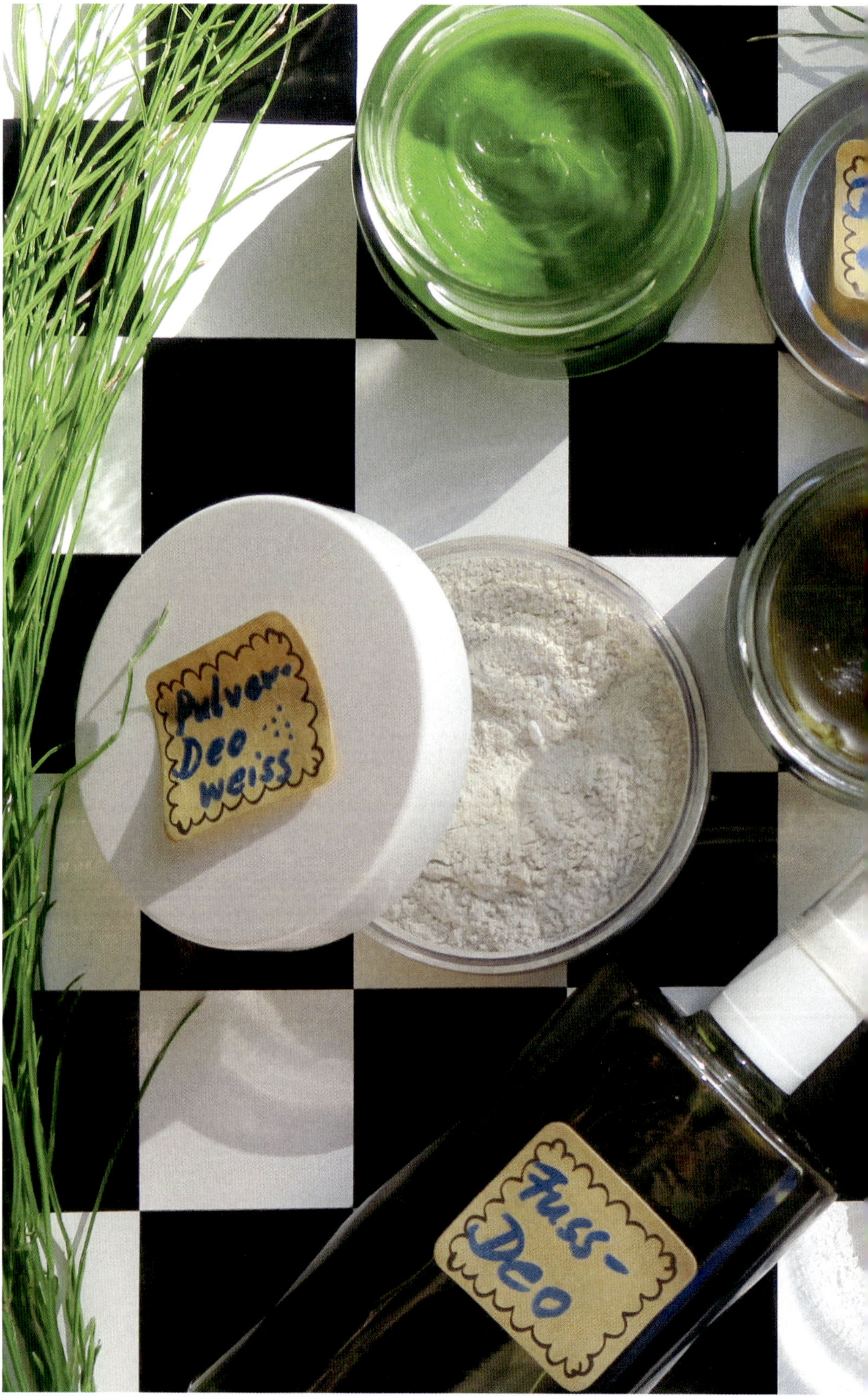
Pulver-Deo weiss
Fuss-Deo

DER SCHACHTELHALM IN DER KOSMETIK

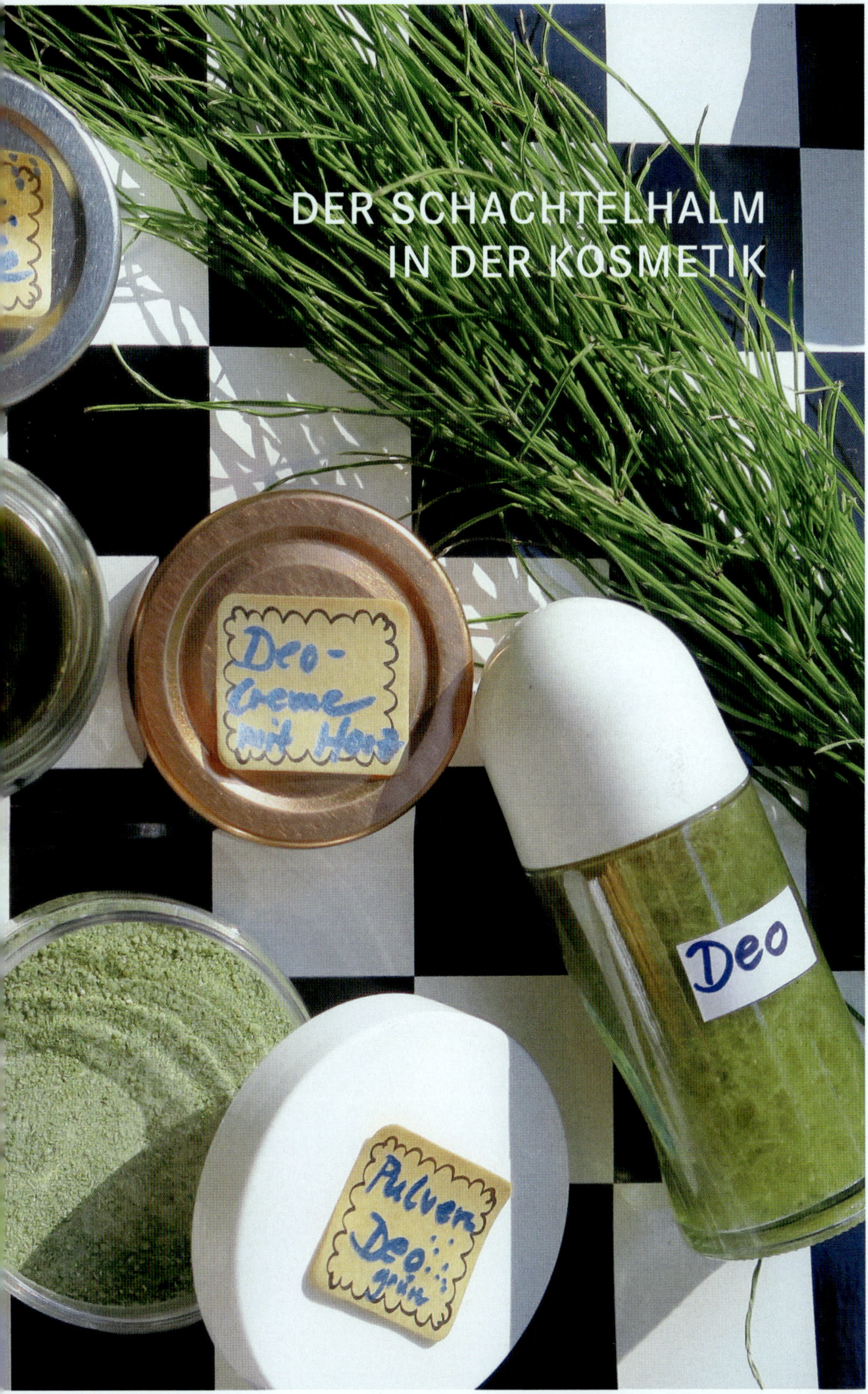

WOHLTUEND FÜR HAUT UND BINDEGEWEBE

Schachtelhalm eignet sich wunderbar für viele Kosmetikanwendungen. Denn seine hautheilenden, entzündungshemmenden, wundheilenden Wirkungen sowie die günstigen Effekte auf das Bindegewebe machen ihn zu einem idealen Helfer für die Schönheit. Dazu ist er mild und gut verträglich und deshalb für tägliche äußerliche Anwendungen perfekt.

Schachtelhalmcreme eignet sich zur Stärkung des Bindegewebes, gegen Faltenbildung und zur Hautstraffung. Ein Rezept für eine Ackerschachtelhalm-Creme zum Selbermachen findet sich auf Seite 110.

Wegen der günstigen Wirkungen auf das Haarwachstum wird Schachtelhalm Haarpflegeprodukten wie Shampoos beigegeben, und seine blutstillenden Wirkungen werden in manchen Rasiercremes genutzt. Da er zudem schweißhemmend wirkt, kann man ihn für Deodorants einsetzen.

Sanfte Schachtelhalm-Rasierseife

Der blutstillende, hautberuhigende und entzündungshemmende Effekt macht Schachtelhalm zur idealen Pflanze fürs Rasieren. Besonders fein ist es, wenn er schon in der Rasierseife seine Wirkung entfalten kann. Hier folgt deshalb ein Rezept mit rein ökologischen Naturzutaten für eine sanfte hautheilende Seife.

150 g ökologische Kernseife
2 gestrichene Esslöffel sehr fein pulverisierter getrockneter Acker-, Winter-, Riesen- oder Waldschachtelhalm
6 Esslöffel Wasser
2 Esslöffel Oliven-, Sonnenblumen- oder anderes Speiseöl
10 Tropfen ätherisches Lavendelöl
Für einen guten Duft können zusätzlich zum wundheilend wirkenden Lavendelöl je nach Vorliebe weitere ätherische Öle wie zum Beispiel 10 Tropfen ätherisches Verveineöl sowie 10 Tropfen ätherisches Bergamotteöl dazugegeben werden.

Die Kernseife mit einer Käsereibe fein raspeln. Das Schachtelhalmpulver kann mit der elektrischen Kaffeemühle oder im Blitzhacker (Cutter) aus fein geschnittenem getrocknetem Schachtelhalm hergestellt werden, oder man lässt

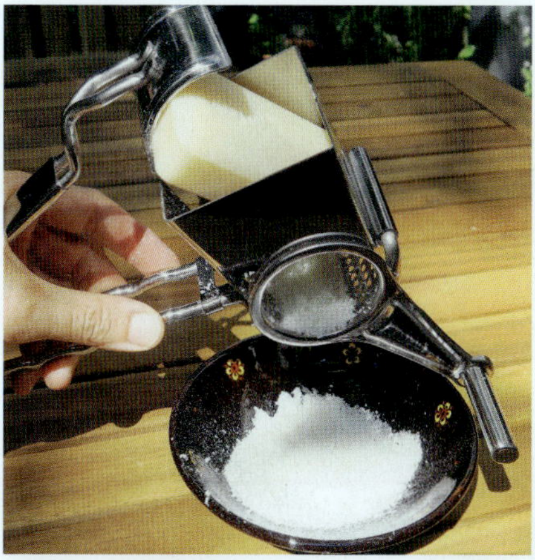

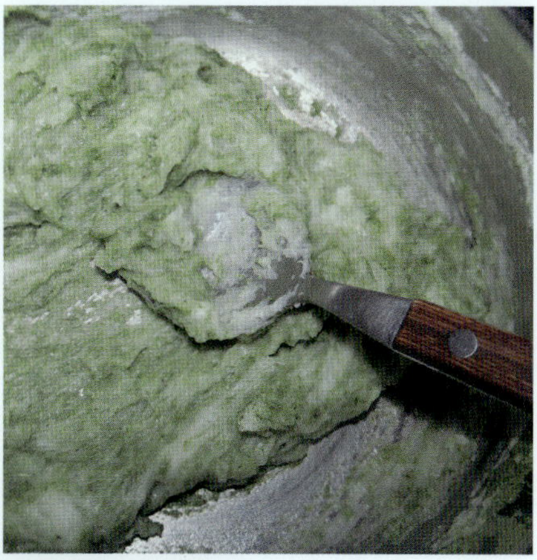

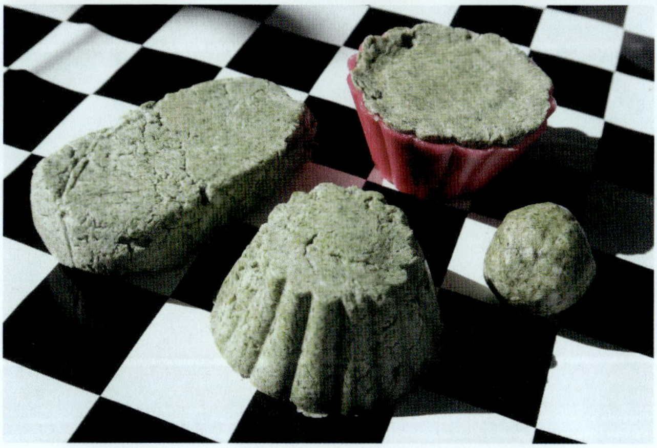

Die Herstellung einer wohltuenden Rasierseife: Kernseife wird geraspelt (oben links). In die geschmolzene Seife wird Schachtelhalmpulver eingerührt (oben rechts). Die fertige Seife (unten).

sich getrockneten Schachtelhalm in der Apotheke pulverisieren. Dieses Pulver noch einmal fein sieben, sodass möglichst keine gröberen Pflanzenteile mehr enthalten sind.

Die Seifenflocken mit dem Wasser und dem Öl im heißen Wasserbad langsam schmelzen lassen und dabei gut umrühren. Das dauert eine Zeitlang. Wenn alles cremig und homogen ist, 2 Esslöffel Schachtelhalmpulver gut einrühren, aus dem Wasserbad nehmen, rasch die ätherischen Öle einrühren und in Silikonförmchen füllen. Man kann auch andere Formen nehmen, die mit Backpapier ausgelegt wurden. Die Seife wird rasch fest, daher muss das Einrühren zügig gehen. Die Seife dann 24 Stunden aushärten lassen.

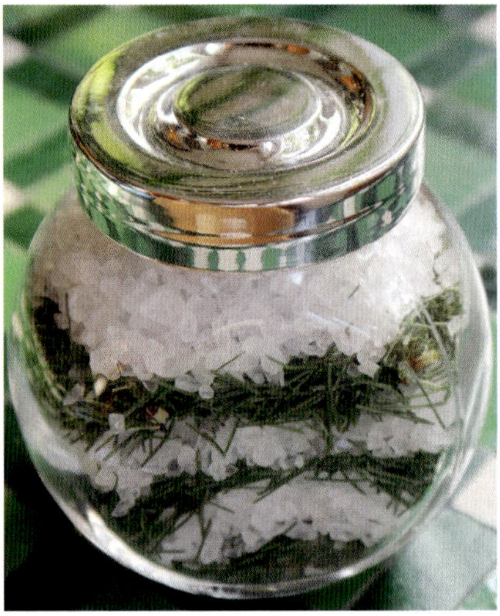

Schachtelhalm-Badesalz.

Nährende glättende Gesichtsmaske

3 Esslöffel Mayonnaise mit 3 Teelöffeln frischem, zu Brei zerstampftem oder 2 Teelöffeln getrockneten und in der elektrischen Kaffeemühle, im Blitzhacker (Cutter) oder im Mörser zu feinem Pulver vermahlenen Acker-, Riesen-, Wald- oder Sumpfschachtelhalm verrühren, dick auftragen und liegend 30 Minuten einwirken lassen, dann feucht abwischen. Diese Maske ist gut bei trockener gereizter Haut.

Kühlende beruhigende Gesichtsmaske

Anstelle der Mayonnaise nimmt man hierfür 3 Esslöffel Sahnequark aus dem Kühlschrank und verrührt ihn mit 3 Teelöffeln frisch zerstampftem Schachtelhalm oder 2 Teelöffeln feinem Pulver aus getrocknetem Schachtelhalm. Solange einwirken lassen, bis der Quark auf der Haut zu spannen beginnt, dann abwaschen. Diese Maske ist auch bei fettiger und unreiner Haut gut.

Hautberuhigendes Schachtelhalm-Mineralbadesalz

Für ein Vollbad 200 g getrockneten Schachtelhalm mit 2 Litern Wasser aufkochen und mit Deckel auf kleiner Flamme 20 Minuten köcheln lassen. Dann pur oder abgesiebt zusammen mit 1 Kaffeetasse Natursalz ins Badewasser geben.

Dieses Badesalz kann auch dekorativ vorbereitet und verschenkt werden. Hierfür getrockneten klein geschnittenen Schachtelhalm und Salz in einem verschließbaren Glas in Schichten einfüllen. Für das Bad wird das Salz mit dem Schachtelhalm wie beschrieben zuerst gekocht und dann dem Badewasser zugegeben.

ERFRISCHENDE SCHACHTELHALM-DEOVARIATIONEN

Ich habe viel mit Deodorants aus Schachtelhalm experimentiert und alle gelungenen Deovarianten hier aufgeführt. Mein Lieblingsdeo ist das Cremedeo mit Harzen geworden, doch ich mag auch das weiße Pulverdeo sehr gern.

Schachtelhalm-Cremedeodorant

Mit diesem Deodorant macht man sich die hautheilkundlichen, schweißhemmenden, entzündungshemmenden und pilzwidrigen Eigenschaften des Schachtelhalms auf angenehme Weise zu Nutze. Es ist eine einfache und wirksame Alternative zu chemischen Deodorants. Da es eine feste Creme mit Wachsanteil ist, hält es gut unter den Achseln, ohne zu fetten. Dies ist meine bevorzugte Deozubereitung, da es wirklich gut desodoriert und lange anhält, besonders wenn man einen Teil des Harzes (zum Beispiel 20 Gramm) durch Myrrhe oder Weihrauch ersetzt. Es behält dann stundenlang den feinen Weihrauch- oder Myrrheduft. Dennoch sollte die Anwendung nach ein paar Stunden wiederholt werden, wenn viel geschwitzt wird.

100 ml Oliven-, Sonnenblumenöl oder anderes Speiseöl
3 gehäufte Esslöffel klein geschnittener frischer Acker-, Wald-, Sumpf- oder Riesenschachtelhalm, alternativ 10 g getrocknetes Kraut
25 g Bienenwachs
50 g fein zerkleinertes Baumharz (hartes Harz lässt sich am besten durch Stampfen zerkleinern), zum Beispiel Fichten-, Tannen-, Lärchen-, Kiefernharz
Für einen besonders feinen Duft kann ein Teil des Harzes durch Myrrhe und/oder Weihrauch ersetzt werden.
1 Teelöffel Pottasche, sehr fein gemahlen (eventuell in der elektrischen Kaffeemühle oder im Blitzhacker (Cutter) noch einmal zu feinstem Pulver mahlen)
10 Tropfen ätherisches Lavendelöl

Das Speiseöl etwas erwärmen (nur auf kleinster Stufe, möglichst nicht kochen lassen), den sehr fein gemahlenen frischen oder getrockneten Schachtelhalm gründlich einrühren und über Nacht zugedeckt bei Zimmertemperatur stehen

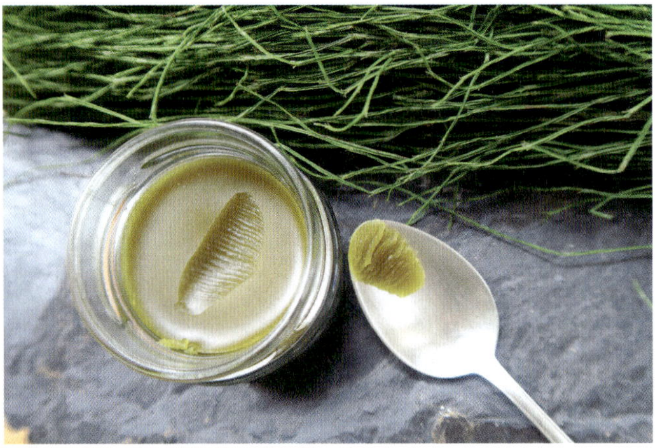

Ackerschachtelhalm-Cremedeo.

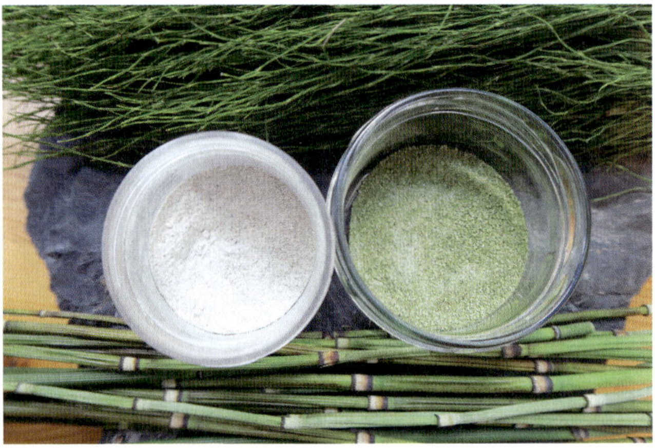

Weißes Winterschachtelhalm-Pulverdeo (links) und grünes Ackerschachtelhalm-Pulverdeo (rechts).

lassen. Am nächsten Tag das Schachtelhalmöl noch einmal kurz erwärmen und absieben. Dieses grüne Öl in eine Schüssel in ein Wasserbad stellen. Es darf kein Wasser in die Schüssel mit dem Öl gelangen, also eine ausreichend hohe Schüssel und einen großen Topf nehmen. Das Wasserbad erwärmen, sodass das Wasser möglichst heiß ist, aber gerade nicht kocht. Bienenwachs und Harz zum Schachtelhalmöl geben und alles mit Geduld unter viel Rühren langsam schmelzen lassen. Das kann recht lange gehen, bis zu 1 Stunde. Es kann sein, dass nicht alle Harzbestandteile schmelzen und noch ein paar Körner am Schüsselboden bleiben, besonders wenn das Harz noch etwas Baumrinde enthält.

Nun die Konsistenz prüfen, indem man einen Tropfen der Mischung auf einen Porzellanteller gibt. Wenn der abgekühlte Tropfen zu einer festeren Creme wird, ist es fertig. Wenn es zu fest ist, kann noch etwas Öl dazugegeben werden. Wenn der Tropfen nicht fest werden sollte und alles Harz geschmolzen ist, noch etwas Bienenwachs dazugeben. Dann erneut die Tropfenprobe machen.

Bei erfolgreicher Tropfenprobe die Schüssel aus dem Wasserbad nehmen und unter Rühren abkühlen lassen. Wenn sie lauwarm, aber noch flüssig ist, die Pottasche und das Lavendelöl einrühren, in kleine verschließbare Cremedöschen füllen, fertig. Man benötigt für den Gebrauch pro Seite nur eine kleine Teelöffelspitze der Creme und verreibt diese unter der Achsel. Das Deo ist also sehr ergiebig.

Dieses Cremedeo ist ungekühlt bis zu 1 Jahr haltbar.

Winterschachtelhalm-Pulverdeo

Dieses Deo hat den Vorteil, dass es farblos ist, wenn man ausgebleichten Winter-, Acker- oder Riesenschachtelhalm nimmt. Ich habe es mit ausgebleichten Winterschachtelhalm-Stängeln hergestellt. Man findet sie an Winterschachtelhalm-Standorten am Boden herumliegend oder noch auf den Halmen, auch nach dem Mähen liegen Mengen davon herum. Sonne und Wind bleichen die Stängel schnell aus, so hat die Natur die Zutaten parat für farblose Deozubereitungen. Natürlich kann man auch das Cremedeo mit den pulverisierten ausgebleichten Winterschachtelhalm-Stängeln machen oder das Pulverdeo mit grünem getrocknetem Acker-, Winter-, Riesen-, Teich-, Buntem oder Waldschachtelhalm. Das trockene Pulver färbt die Kleidung nicht.

50 g Pottasche
50 g Natron
20 g oder 8 gehäufte Esslöffel klein geschnittener ausgebleichter trockener Winterschachtelhalm oder getrockneter grüner Winter-, Acker-, Wald-, Riesen- oder Sumpfschachtelhalm
nach Geschmack 5 Tropfen ätherisches Lavendelöl, Pfefferminzöl oder ein anderes ätherisches Öl

Sollten Pottasche und Natron grobkörnig sein, noch mit der elektrischen Kaffeemühle oder im Blitzhacker (Cutter) staubfein mahlen. Den Schachtelhalm ebenfalls staubfein mahlen, dann noch einmal durch ein feines Teesieb sieben. Alle Zutaten zusammenmischen und in gut verschließbare Gläschen abfüllen.

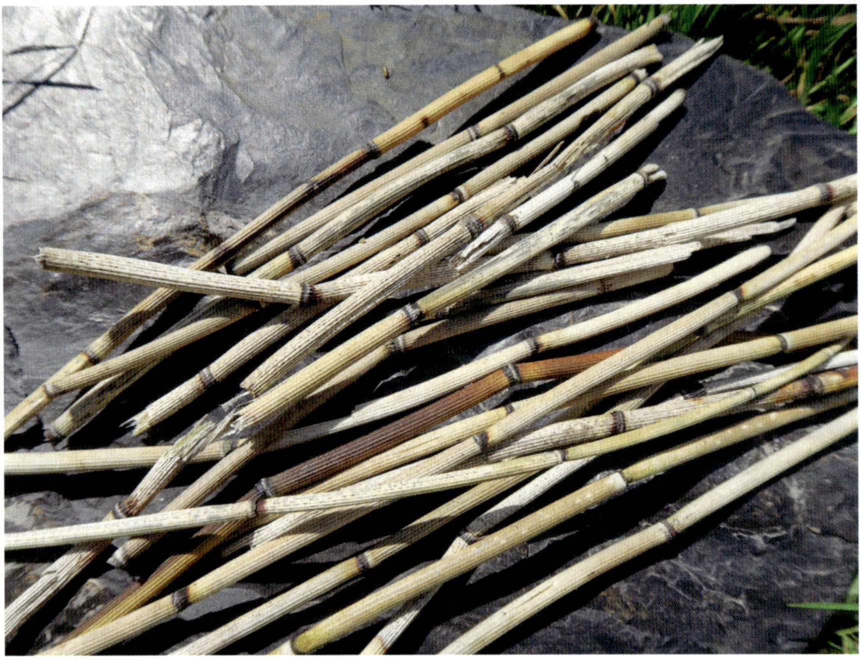

Man nimmt eine gute Prise mit 3 Fingern, verteilt sie auf der Handfläche und trägt sie auf die feuchten Achselhöhlen auf. Es ist ein mildes Deo, das gut bei sehr feuchten Achseln wirkt, doch nicht ganz so stark desodoriert wie das obenstehende Cremedeo mit Harz. Man sollte es deshalb bei Bedarf wiederholt auftragen.

Deospray

Wer es lieber gesprüht mag, kann sich ein einfaches Deospray selbst herstellen. Es ist leicht grün, aber nicht fettend und leicht bis mittelstark desodorierend. Da es Alkohol enthält, ist es bis zu 1 Jahr ungekühlt haltbar, kann jedoch auf frisch rasierten Stellen etwas brennen.

3 Esslöffel oder ca. 16 g frischer klein geschnittener Acker-, Wald-, Winter-, Sumpf- oder Riesenschachtelhalm
30 ml Glycerin
15 ml Wodka
55 ml abgekochtes Wasser, alternativ abgekühlter Schachtelhalmtee
1 leicht gehäufter Teelöffel feinst pulverisierte Pottasche
5 Tropfen ätherisches Öl, zum Beispiel Zitrone, Bergamotte oder Lavendel

Ausgebleichte Winterschachtelhalm-Stängel.

Roll-on-Deogel mit Schachtelhalm.

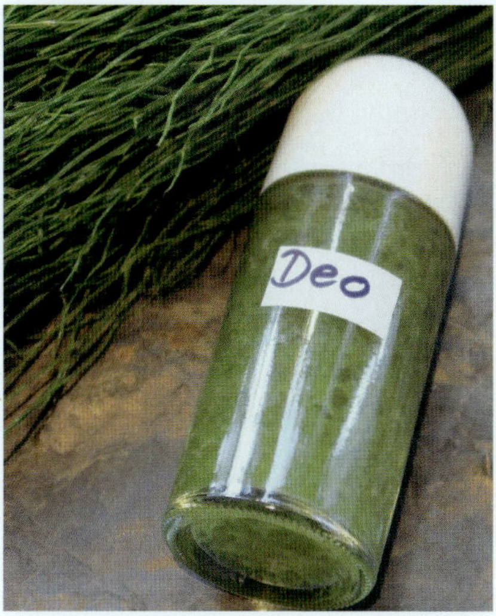

Den frischen Schachtelhalm in der elektrischen Kaffeemühle oder im Blitzhacker (Cutter) sehr fein mahlen. Dieses feuchte Pulver zusammen mit dem Glycerin in ein Schraubglas füllen, gut verrühren und verschlossen mindestens 24 Stunden, besser 1 Woche stehen lassen.

Dann den Glycerinauszug durch ein feines Teesieb in eine kleine Schüssel absieben, sodass keine festen Schachtelhalmbestandteile mehr enthalten sind. Den Wodka, das Wasser, die Pottasche dazugeben und gut verrühren. Zum Schluss das ätherische Öl dazutropfen, kurz noch einmal umrühren und in eine Sprühflasche abfüllen. Vor dem Gebrauch aufschütteln.

Roll-on-Deogel

Wenn man in das eben beschriebene Sprühdeodorant etwas Verdickungsmittel wie knapp 1/4 Teelöffel Xanthan (pro 100 ml) gut einrührt, wird es cremig und lässt sich gut in Roll-on-Deoflaschen einfüllen. Da Xanthan sehr rasch verdickt, ist das Einrühren mit dem Pürierstab am besten.

Einfache Schachtelhalm-Minze-Deosalbe

Diese Deosalbe ist unkompliziert in der Herstellung und desodoriert recht gut, doch nicht ganz so stark wie das zuerst beschriebene Harzdeo. Doch sie sieht wunderschön grasgrün aus, ist recht fettig und kann daher Flecken auf hellen oder weißen Kleidungsstücken erzeugen, die sich auch nicht so leicht herauswaschen lassen. Wenn man die Deosalbe in kleinen Mengen aufträgt und nicht mit weißer Kleidung verwendet, kann sie durchaus gute Dienste tun. Bei weißer Kleidung sind Cremedeo und Pulverdeo besser geeignet.

Die Pottasche muss für dieses Rezept (zum Beispiel in der elektrischen Kaffeemühle oder im Blitzhacker oder Cutter) ganz fein gemahlen sein, wie Backpulver. Mein erster Versuch, ein cremiges Deo herzustellen, misslang, weil die Pottasche zu grobkörnig war und die Masse zu ölig blieb.

20 g oder 8 leicht gehäufte Esslöffel frischer oder getrockneter recht klein geschnittener Acker-, Sumpf-, Riesen- oder Waldschachtelhalm
3 etwa 5 cm lange frische Minzezweige (oder 15 bis 20 Minzblätter)
100 g Kokosfett
30 g Pottasche

Schachtelhalm und Minze in der elektrischen Kaffeemühle oder im Blitzhacker (Cutter) zu einem möglichst feinen Pulver mahlen. Das Kokosfett bei sehr geringer Hitze in einem Topf schmelzen lassen, Schachtelhalm-Minze-Pulver einrühren und noch etwas erwärmen, ohne dass es kocht. Vom Herd nehmen und mit Deckel über Nacht stehen lassen. Am nächsten Tag wieder erwärmen, bis alles gut flüssig ist, dann lauwarm werden lassen und 1- bis 2-mal durch einen Tee- oder Kaffeefilter sieben. Mit der Pottasche gut verrühren und in kleine Döschen abfüllen.

Das fertige Deo dünn auf die Achseln auftragen. Dieses Cremedeodorant ist bei Zimmertemperatur cremig und schmilzt sehr schnell auf der Haut, im Kühlschrank wird es sehr fest. Es desodoriert recht gut, allerdings können, wenn man etwas zu viel nimmt und die Kleidung eher eng sitzt, fettige Flecken im Achselbereich entstehen. Ungekühlt ist das Cremedeo etwa 6 Monate haltbar, im Kühlschrank ungefähr 1 Jahr.

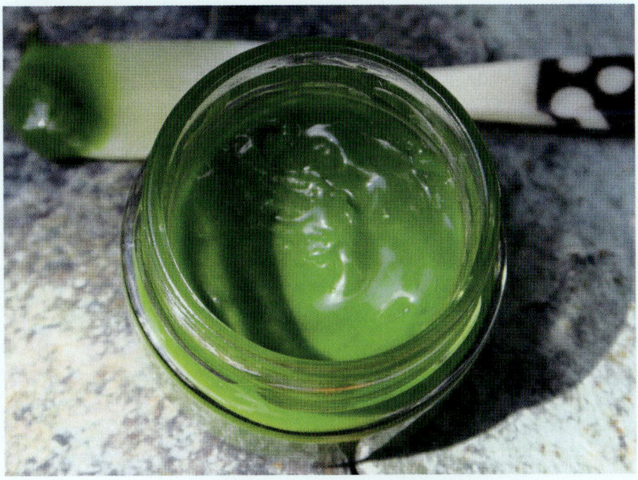

Ackerschachtelhalm-Minze-Deosalbe.

Schachtelhalme sind aufgrund ihrer zusammenziehenden und schweißhemmenden Eigenschaften besonders gut für Deorezepte geeignet. Man kann aber aus vielen Pflanzen Deos herstellen, Ideen hierzu können im wertvollen kleinen Büchlein von Gabriela Nedoma »Natürliche Deos aus Wald und Wiese. Einfach selbst gemacht« gefunden werden.

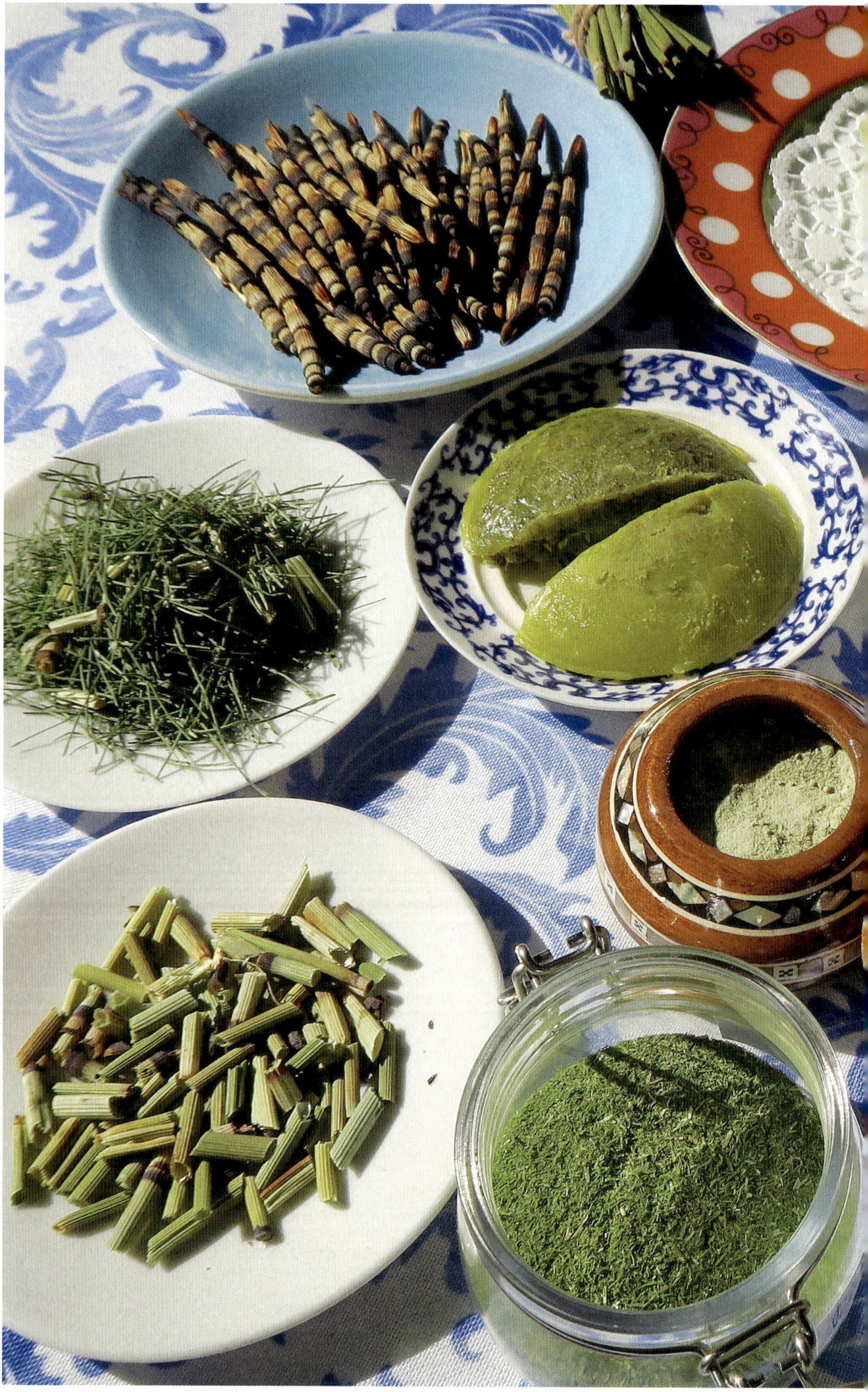

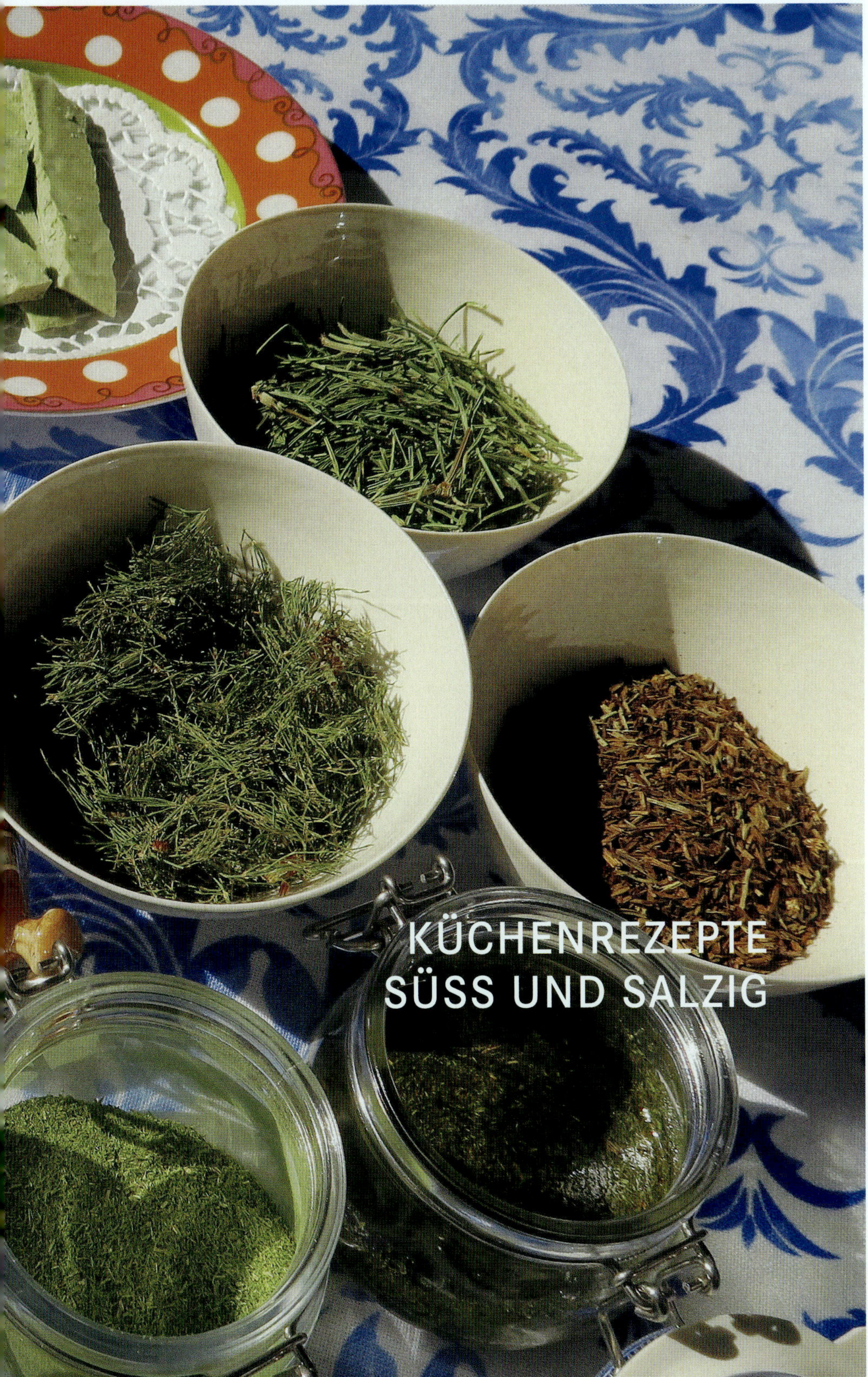

KÜCHENREZEPTE SÜSS UND SALZIG

Schachtelhalm kann man zu den Superfoods zählen, also zu den Nahrungsmitteln, die sich durch einen besonderen Nährstoffreichtum auszeichnen. In diesem Fall macht der Mineraliengehalt zehn Prozent des frischen Krauts und bis zu fünfundzwanzig Prozent des Trockengewichts aus, welches vor allem die Kieselsäure darstellt. Diese findet sich in allen Arten und allen Pflanzenteilen inklusive Wurzeln und Sporen. Je nach Standort kann er bis zu vierundzwanzig Prozent Kalzium enthalten sowie Kalium- und Aluminiumchlorid, Vitamin C, Vitamin E, Zink, Eisen und Selen.[85] Außerdem ist er reich an stark wirksamen Antioxidantien, die als Anti-Aging-Stoffe bekannt sind.

ERFRISCHENDE GRÜNGETRÄNKE HEISS UND KALT

Aus den Schachtelhalmen lassen sich verschiedene Teezubereitungen sowie Mineralbooster-Smoothies herstellen. Ein großer Vorteil ist hierbei ihre Geschmacksneutralität, die eine wunderbare Vielfalt an süßen und salzigen Kombinationen erlaubt. Es gibt auch eine eigentliche Schachtelhalmtee-Tradition, so in Japan, wo Ackerschachtelhalm-Tee unter dem Namen »Sugina Tee« genossen wird.

Bei Wasserknappheit galten die hohlen, wassergefüllten Stängel des Riesenschachtelhalms bei den nordamerikanischen Indianern als Durstlöscher.

Schachtelhalm-Matcha-Tee

Eine Schwierigkeit bei den vielen wertvollen Inhaltsstoffen der Schachtelhalme besteht darin, dass viele Mineralien kaum wasserlöslich sind und nicht durch eine einfache Teezubereitung aus der Pflanze gelöst werden können. Bereits Theodor Zwinger beschrieb 1696 diesen Sachverhalt und empfahl bei Schachtelhalm die Abkochung. Um möglichst viele Mineralien herauslösen zu können, findet sich in der volksmedizinischen Heilanwendung zur Knochenstärkung die Empfehlung, das Kraut 20 Minuten bis zu 3 Stunden lang auszukochen.

Ähnlich verhält es sich bei der alkoholischen Zubereitungsform einer Tinktur, in der die zerkleinerte Pflanze in 30- bis 40-prozentigem Alkohol ausge-

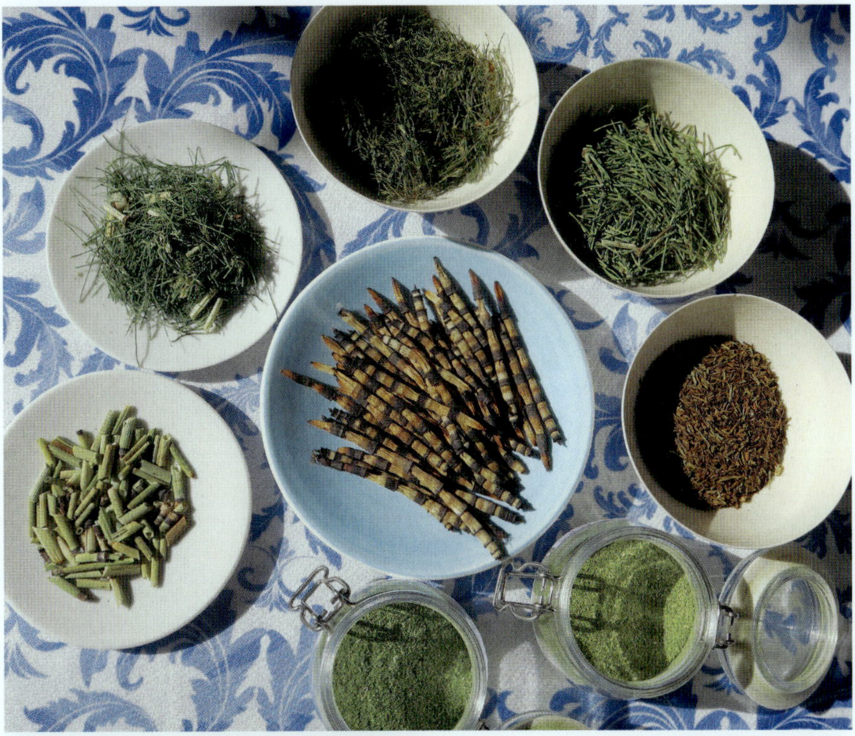

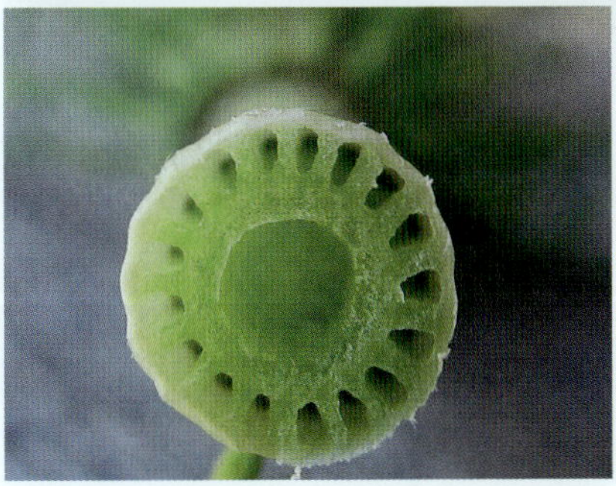

Verschiedene Schachtelhalmarten und -drogen für Teezubereitungen.

Stängelquerschnitt des Riesenschachtelhalms.

zogen wird: Hier lösen sich auch nur wenige Mineralien in die Alkohol-Wasser-Mischung. Es gibt jedoch eine Zubereitungsart, bei der man sich so gut wie alle Mineralien zunutze machen kann und die dazu noch ganz angenehm schmeckt. Das ist die Verwendung von getrocknetem Schachtelhalm ähnlich eines japanischen Matchatees.[86] Er wird bei der japanischen Teezeremonie als sehr fein zerriebenes Pulver aufgebrüht. In unserem Fall wird das gut getrocknete Schachtelhalmkraut in einem Steinmörser (oder deutlich schneller mit der elektrischen Kaffeemühle bzw. im Blitzhacker oder Cutter) zu feinstem grünem Pulver zerrieben.

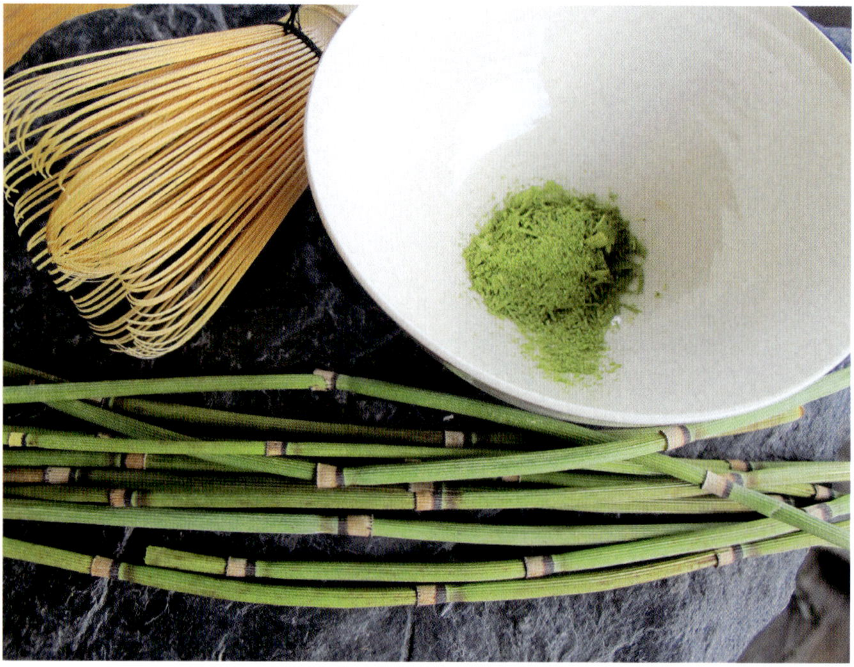

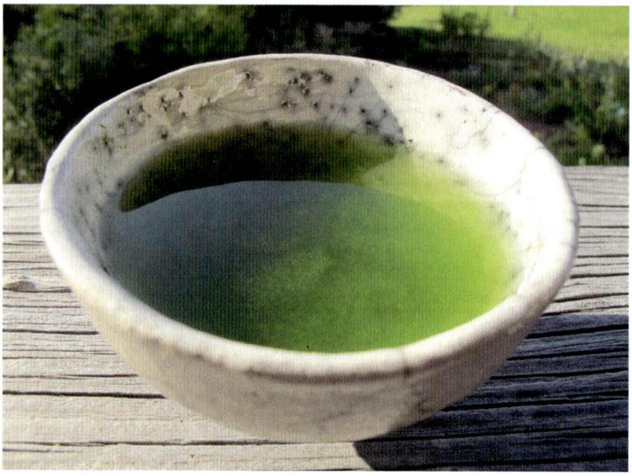

Winterschachtelhalm getrocknet und pulverisiert, fertig für die Teezubereitung mit kochendem Wasser. Der Bambusbesen aus der originalen Matchatee-Zubereitung dient zum Umrühren.

Teezubereitung aus pulverisiertem Winterschachtelhalm-Kraut.

Das Zermörsern geht schneller, wenn das getrocknete Kraut zuvor schon gut zerkleinert wurde. 1 großer Esslöffel Kraut ergibt 1 kleinen Teelöffel Pulver. Es wird mit 1 Tasse kochendem Wasser überbrüht und man erhält einen grasgrünen, äußerst mineralienreichen Tee. Durch den Mineralreichtum setzt sich das aufgebrühte Krautpulver relativ rasch ab, man kann es dann mit einem Löffel oder einem Grünteebesen vor dem Trinken noch einmal aufrühren, denn man sollte den Bodensatz mittrinken. Gerade dort sind die Mineralien enthalten.

Dieser Tee kommt geschmacklich fast an einen japanischen Matchatee heran, dabei schmeckt er nicht bitter. Er hat eher eine Anlehnung an den Geschmack von Chlorophyll.

Durch das Aufbrühen wird die im rohen Kraut enthaltene Thiaminase zerstört. Ebenso die meisten Pilzgifte, sollte das Kraut unbemerkt mit diesen befallen gewesen sein. Auf diese Art kann man Schachtelhalm auch über längere Zeit als Mineralienquelle nutzen – mit nur 1 Tasse Tee täglich.

Gut geeignet für diese Zubereitung sind Ackerschachtelhalm, Waldschachtelhalm und Riesenschachtelhalm. Sie schmecken alle fein und sehr ähnlich, mild, etwas erfrischend. Winterschachtelhalm sollte nicht länger als 3 Wochen hintereinander verwendet werden.

Gerösteter Ackerschachtelhalm-Tee für feine Nasen

Wenn getrockneter, klein geschnittener Ackerschachtelhalm in der trockenen Pfanne bei mittlerer Hitze langsam unter ständigem Wenden geröstet wird, entfaltet er ein feines, fast malzähnliches, etwas rauchiges Aroma. Mich erinnert das an einen milden chinesischen Oolongtee. Man muss darauf achten, dass er nicht anbrennt, die Hitze also nicht zu groß ist und man ständig wendet. Am Geruch erkennt man, wann er fertig ist. Dieser ist anfangs heuartig und wenn er dann aromatisch-malzig riecht, die Pfanne vom Herd nehmen und auskühlen lassen. Das Kraut kann dann wie für einen gewöhnlichen Tee mit 1 Teelöffel pro Tasse aufgebrüht werden. Ungefähr 10 Minuten ziehen lassen, absieben und genießen.

Aus chinesisch-medizinischer Sicht wird die Wirkung durch das Rösten leicht wärmend, es ist dann ein guter Herbst-Winter-Tee. Auch verstärkt sich die zusammenziehende Wirkung, was sich zum Beispiel günstig auf das Bindegewebe auswirkt. Und es schmeckt recht fein. Um das Aroma zu behalten,

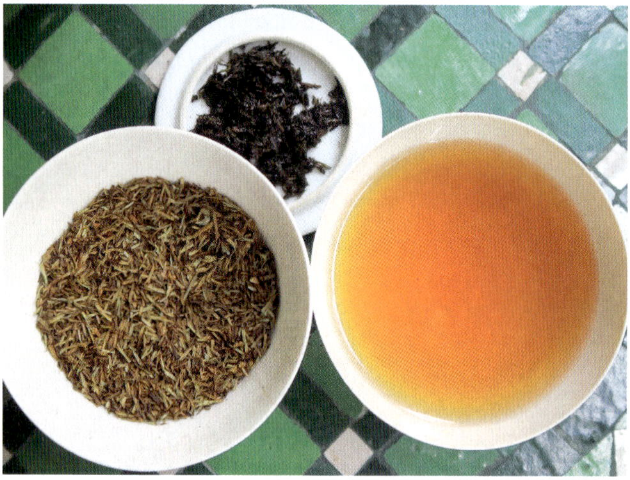

Tee aus geröstetem Ackerschachtelhalm (links).

Teeaufguss mit 10 Minuten Ziehzeit (rechts oben) und Abkochung mit 20 Minuten Kochzeit mit Deckel (rechts unten) aus verschiedenen Schachtelhalmarten: von links nach rechts Riesen-, Winter-, Acker- und Waldschachtelhalm.

sollte der geröstete Tee in einem luftdicht abschließbaren Gefäß aufbewahrt werden.

Milder Teeaufguss aus Schachtelhalmen

Aus allen Schachtelhalmarten mit Ausnahme des Sumpfschachtelhalms kann natürlich auch ein üblicher Teeaufguss zubereitet werden. Dies ist die traditionelle Teezubereitung, wobei man 1 Teelöffel getrocknetes Kraut mit 1 Tasse kochendem Wasser überbrüht, 10 Minuten mit Deckel ziehen lässt und trinkt. In China und Nordamerika ist dies für den Winterschachtelhalm bekannt, in Europa für Acker-, Riesen-, Wald-, Winter- und Wiesenschachtelhalm. Die übliche Tagesmenge ist 1 bis maximal 4 Tassen Tee.

Kräftige Schachtelhalmabkochung

Wer es kräftiger mag und sich die beschriebenen Heilwirkungen zunutze machen möchte, kann das Kraut 20 Minuten bis zu 3 Stunden lang auskochen. Der Geschmack wird etwas kräftiger, wobei jede Abkochung immer noch angenehm schmeckt. Vielleicht kann man den Geschmack mit würzig-krautig, etwas nach Heu schmeckend beschreiben. Am kräftigsten verändern sich durch das lange Abkochen die Noten beim Riesen- und beim Ackerschachtelhalm, was auch an der Farbe sichtbar wird. Der mildeste ist auch hier der Waldschachtelhalm. Wenn man vor dem Kochen 1 bis 2 Teelöffel Zucker zugibt,

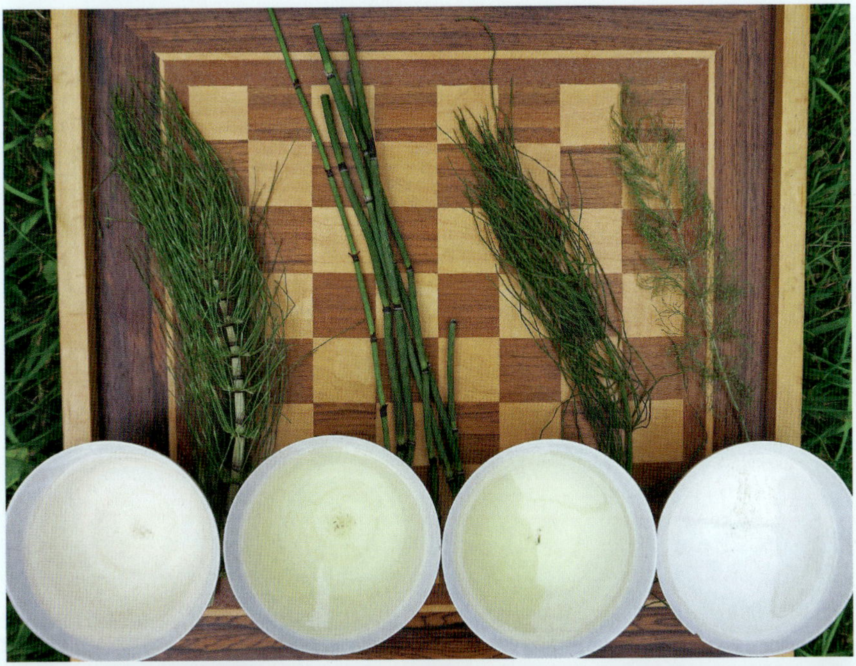

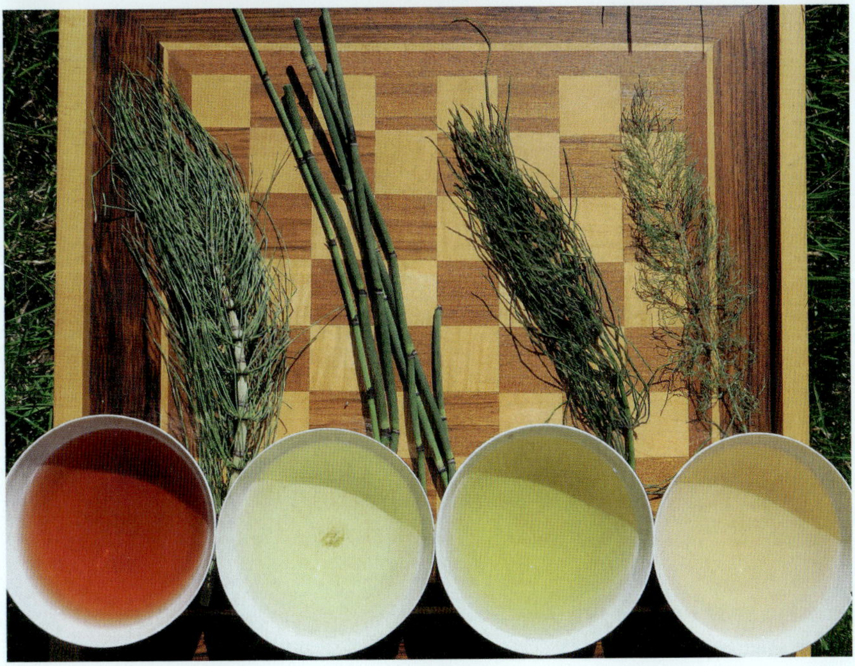

löst sich noch mehr Kieselsäure heraus. Abkochungen haben bereits stärkere Heilwirkungen, daher sollten die im Kapitel zu gesundheitlichen Wirkungen beschriebenen Vorsichtsmaßnahmen beachtet werden.

Mineralbooster-Smoothies

Wenn man seine Smoothies mit Mineralien anreichern möchte, ist Schachtelhalm ideal dazu. Er bringt eine Frischezutat mit grüner Farbe hinzu, die im Gegensatz zu Algen nicht nach Fisch schmeckt, denn er ist geschmacklich so neutral, dass er quasi mit allem kombiniert werden kann, süß und salzig. Und dabei kann er sich in Bezug auf den Mineraliengehalt durchaus mit den Algen messen.

Wenn man in der kalten Jahreszeit nicht auf ihn verzichten möchte, kann das im Folgenden beschriebene Schachtelhalmpulver zu den Smoothies gemixt werden – mit einer Menge von 1 bis 2 Teelöffeln pro Glas. Frischer Schachtelhalm kann mit 2 Esslöffeln klein geschnittenem Kraut pro Glas Smoothie dosiert werden.

WEITERE GESUNDE KÖSTLICHKEITEN

Schachtelhalmpulver: Vielseitig einsetzbare mineralienreiche Nahrungsergänzung

Man kann aus allen essbaren Schachtelhalmarten (mit Ausnahme wiederum des Sumpfschachtelhalms), nachdem sie gut getrocknet wurden, ein Pulver herstellen – wie oben beim Matcha-Tee beschrieben: einfach im Mörser oder in der elektrischen Kaffeemühle bzw. im Blitzhacker (Cutter) zu sehr feinem Pulver mahlen. Schachtelhalmpulver gibt es auch in gut sortierten Kräuterapotheken zu kaufen. Getrockneter Schachtelhalm kann die grüne Farbe mit der Zeit verlieren, daher sollte er nicht zu lange und unbedingt im Dunkeln gelagert werden, sonst verfärbt er sich bräunlich.

Wer mit Schachtelhalm in der Küche experimentieren möchte, hat damit ein mineralienreiches grünes Pulver zur Hand, das sich vielseitig einsetzen lässt. Hier sind der Fantasie kaum Grenzen gesetzt. Traditionell wird das Pulver im

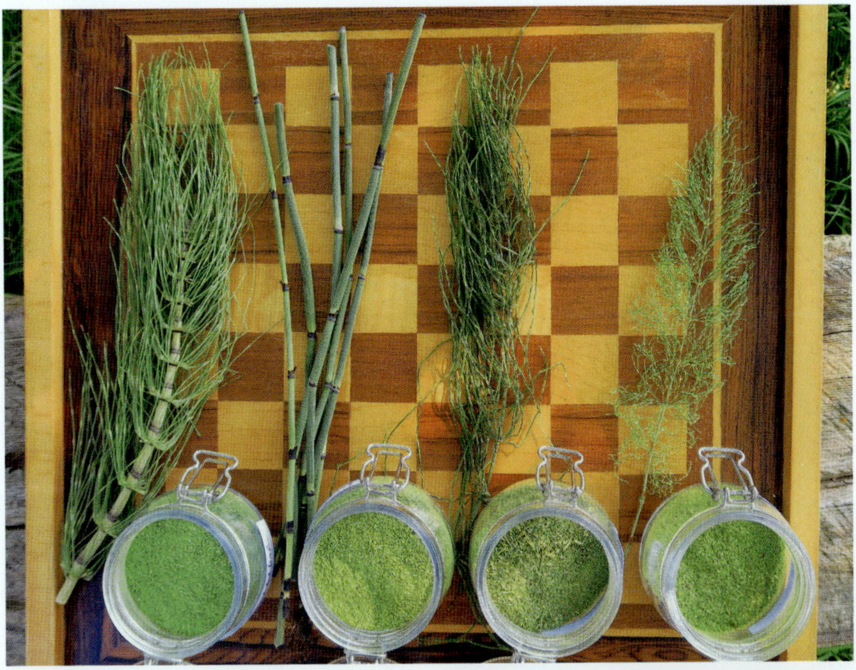

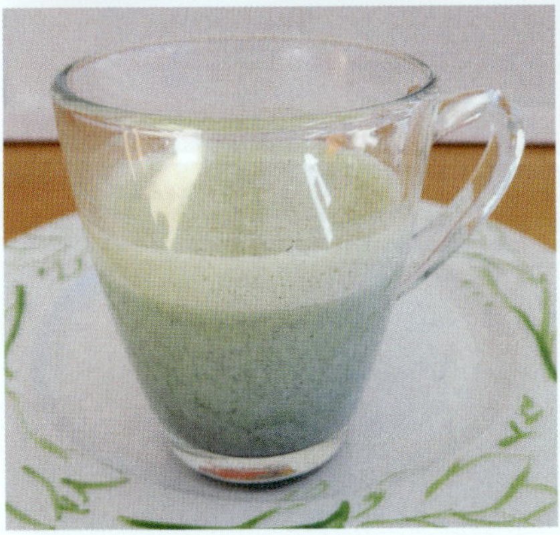

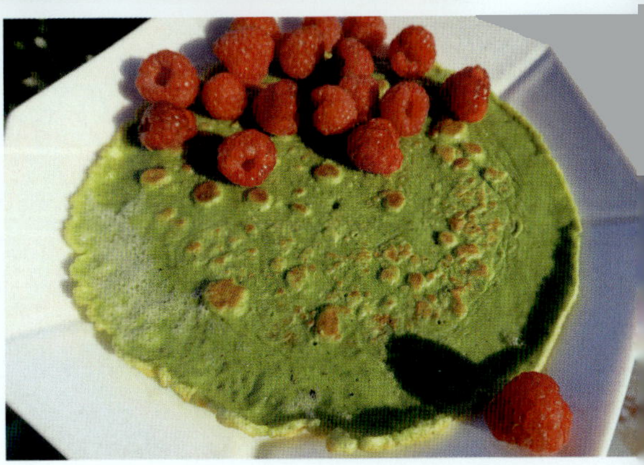

Pulverisierter getrockneter Schachtelhalm, von links nach rechts: Riesen-, Winter-, Acker- und Waldschachtelhalm.

Schachtelhalm-Latte (links) und Pfannkuchen mit Schachtelhalmpulver (rechts).

Norden Kanadas zum Beispiel aus dem zarten Waldschachtelhalm gemacht. Alle essbaren Schachtelhalme können pulverisiert als Beigabe zum Mehl für Brote, Pfannkuchen, Gebäck, Teigwaren und vieles mehr genutzt werden. Es folgen ein paar Rezepte als Beispiele für verschiedene Verwendungsmöglichkeiten. Bei manchen wie der Zuckerglasur lässt sich die grüne Farbe recht dekorativ einsetzen.

Schachtelhalm-Latte

1 Teelöffel Schachtelhalmpulver in 1 Glas Milch aufschäumen, je nach Geschmack etwas süßen, und schon hat man einen Schachtelhalm-Latte. Dieser ist mit der Milch noch mineralienreicher. Er sollte nach dem Aufschäumen gleich getrunken werden, da sich sonst das Pulver wieder absetzt. Für die Mineralien sollte der Bodensatz mitgetrunken werden.

Ich habe das in verschiedenen Stärken ausprobiert und fand 1 gestrichenen Teelöffel pro 200 bis 250 ml Milch gut zu trinken. Die Dosierung mit 2 Teelöffeln pro Glas sieht zwar noch grüner aus, schmeckte aber tendenziell nach Algen, weshalb ich bei 1 Teelöffel Pulver pro Tasse bleiben würde.

Auch Pfannkuchen lassen sich mit Schachtelhalmpulver grün färben und mit Mineralien anreichern. Hierfür gebe ich 3 Teelöffel Ackerschachtelhalm-Pulver in 1 Portion Teig für 2 Personen. Das Ergebnis ist dekorativ grün, herausschmecken kann man den Schachtelhalm aber nicht.

Schachtelhalm-Minze-Salz

100 g naturbelassenes Meersalz
5 Teelöffel Ackerschachtelhalm-Pulver (oder klein geschnittener getrockneter Schachtelhalm)
3 kleine Stängel oder ca. 20 Blätter frische Minze

Das Salz mit dem Ackerschachtelhalm und der Minze in der elektrischen Kaffeemühle oder im Blitzhacker (Cutter) zu sehr feinem Pulver mahlen. Da Ackerschachtelhalm selbst kaum Geschmack hat, kann man ihn für solche Salze gut mit anderen aromatischen Kräutern wie Minze, aber auch Rosmarin, Thymian und vielen weiteren kombinieren. So hat man ein an Mineralien, insbesondere Kieselsäure angereichertes Salz, das eine besondere Würznote hat und durch seine hellgrüne Farbe auch sehr dekorativ ist.

Schachtelhalm-Minze-Salz.

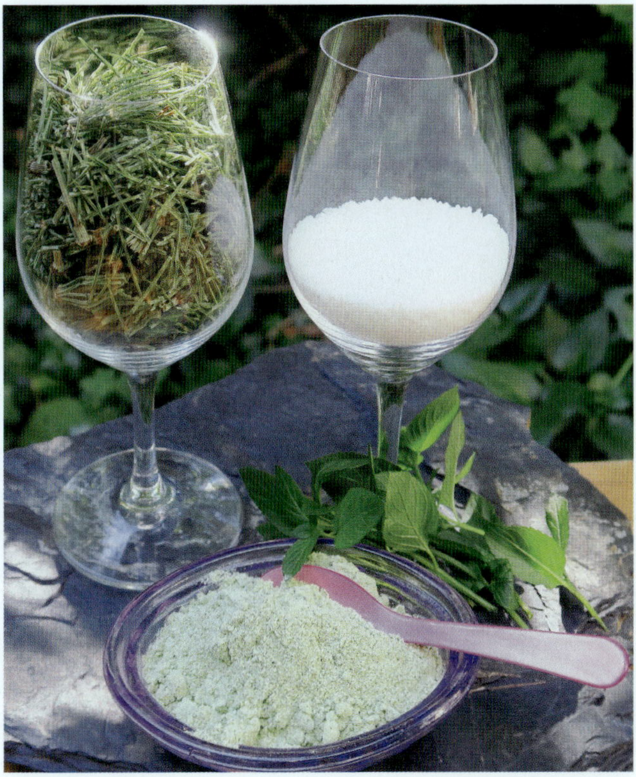

Schachtelhalmhonig

Eine alte Tradition, Kräuter ohne Alkohol lange aufzubewahren, ist die Vermischung mit Honig. Sie ist in Osteuropa und Russland noch sehr lebendig. Der Vorteil ist die lange Haltbarkeit, man kann sich den Kräuterhonig aufs Brot streichen und benötigt keinen Alkohol. Es ist auch eine weitere Möglichkeit, sich den Schachtelhalm als mineralienreiche Nahrungsergänzung zunutze zu machen.

Hierzu wird 1 gehäufter Teelöffel Schachtelhalmpulver mit 5 gut gefüllten Teelöffeln Honig verrührt und dann in ein verschließbares Gefäß abgefüllt. Hierfür ist flüssiger bis zähflüssiger Honig nötig, der noch nicht zu sehr auskristallisiert ist, damit man gut rühren kann, ohne ihn erwärmen zu müssen.

Mit diesem grünen Honig lassen sich zusammen mit roter Früchtemarmelade auch dekorativ rot-grüne und leckere Butterbrote kreieren.

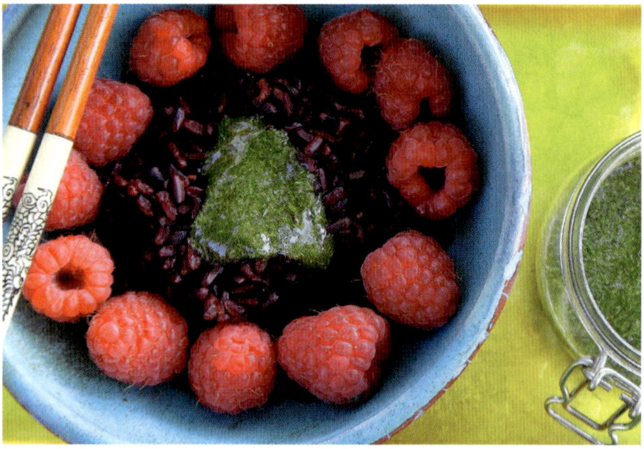

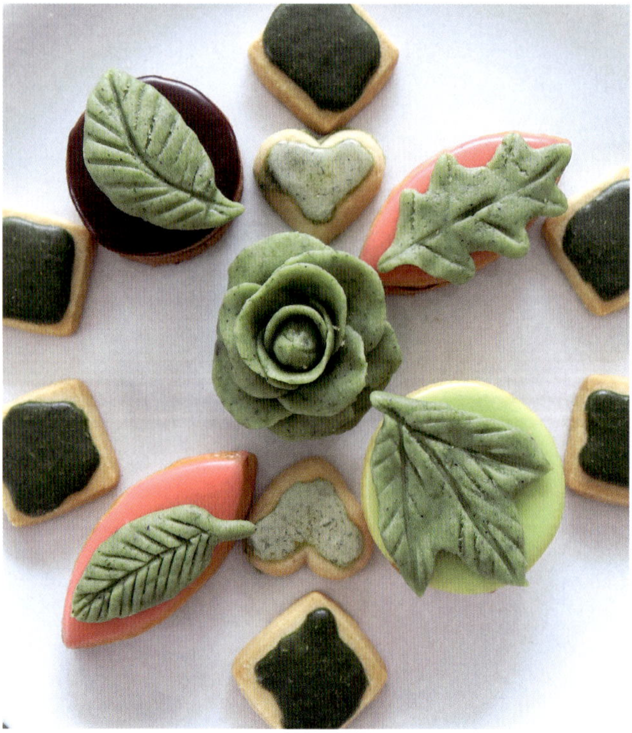

Roter Reis mit Schachtelhalmhonig und Himbeeren.

Schachtelhalm-Marzipan-Deko und Plätzchen mit hell- und dunkelgrüner Schachtelhalm-Zuckerglasur.

Dekorative grüne Zuckerglasur
Diese Glasur wird mit Zitronensaft zubereitet, durch Zugabe von Schachtelhalm wird sie grün und bekommt ein frisches Aroma. Den Schachtelhalm dazu möglichst fein pulverisieren oder das Pulver sieben, damit keine »grasigen« Stängelrestchen mehr drin sind.

3 Esslöffel Puderzucker
1 Esslöffel Schachtelhalmpulver
1 Esslöffel Zitronensaft

Alles gut miteinander verrühren und auf das Gebäck pinseln. Dann über Nacht trocknen lassen. Diese Glasur wird dunkelgrün, für eine hellgrüne Glasur nimmt man ½ Esslöffel Schachtelhalmpulver auf 3 Esslöffel Puderzucker.

Grünes Schachtelhalm-Marzipan
Auch Marzipan lässt sich mit Schachtelhalmpulver leicht grün einfärben. Hierfür eine Portion Rohmarzipan von 80 g mit 1 Teelöffel Schachtelhalmpulver verkneten.

Man kann dann fantasievolle Gebäckverzierungen kreieren, wie im Bild Marzipanblätter. Schachtelhalm verleiht dem Marzipan zudem einen frischen Geschmack.

Grüne Schokolade
Diese Schokolade schmeckt wie die zugrundeliegende weiße Schokolade, bekommt durch den Schachtelhalm jedoch noch zusätzlich eine gewisse Frische.

1 Tafel weiße Schokolade
2 Teelöffel Ackerschachtelhalm-Pulver

Die Schokolade bei sehr niedriger Wärme in einem Topf schmelzen lassen. Wenn sie zu heiß wird, verklumpt sie – daher Vorsicht. In die geschmolzene Schokolade das Ackerschachtelhalm-Pulver gut einrühren. Die noch flüssige Schokolade auf einer Alufolie ausstreichen und im Kühlschrank abkühlen lassen. Wenn sie fest geworden ist, vorsichtig von der Alufolie abziehen.

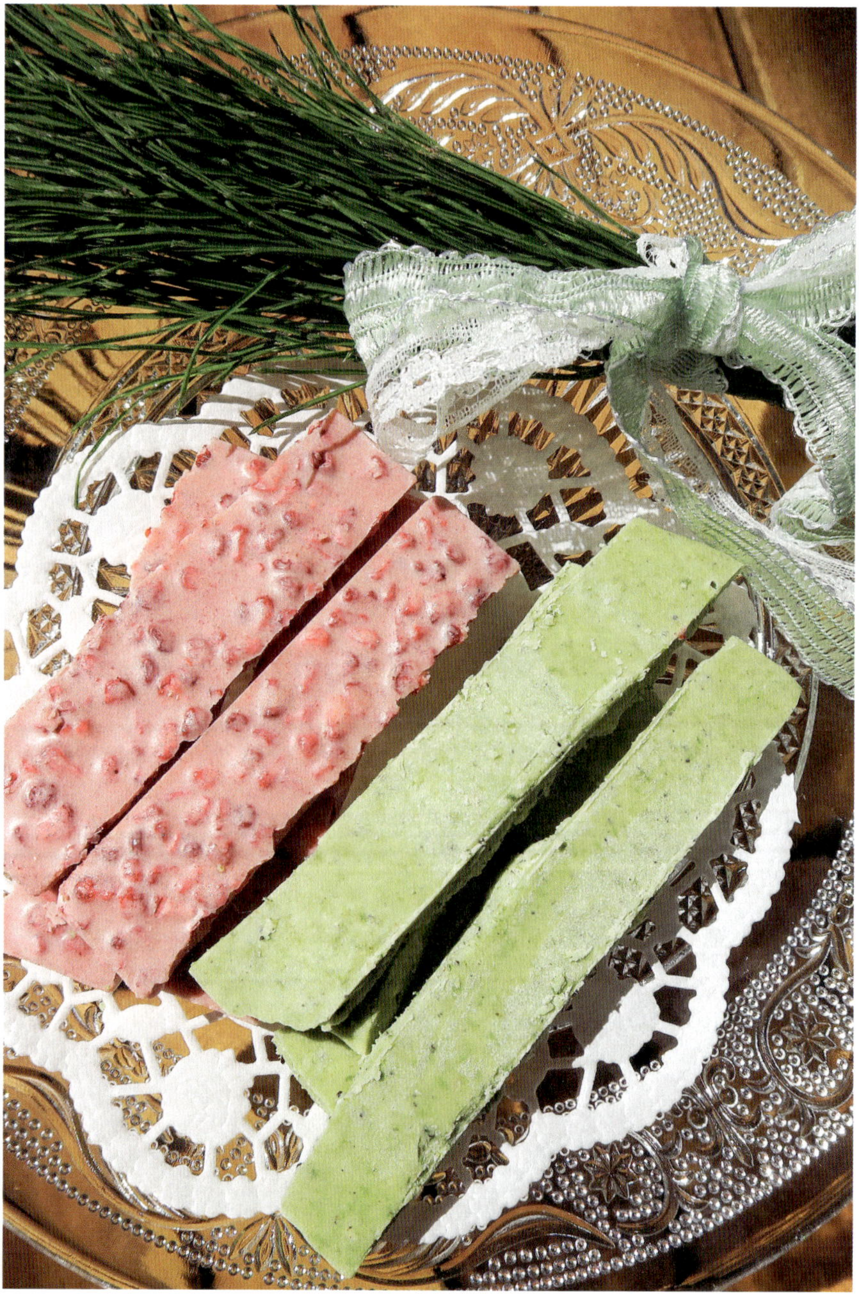

Schachtelhalm- und Himbeerschokolade (links).

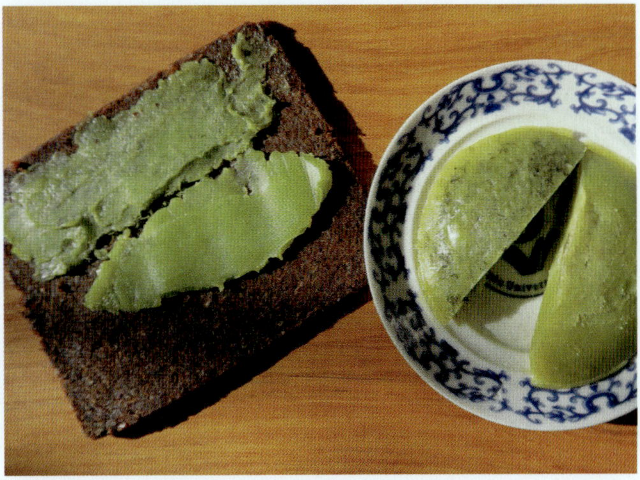

Grüne Ackerschachtelhalm-Butter. Jeweils in der linken Butter ist das Kraut enthalten, rechts wurde es abgesiebt.

Grüne Schachtelhalmbutter

Mit frischem oder getrocknetem Acker-, Winter-, Riesen-, Wald- oder Schlammschachtelhalm lässt sich auch eine mineralienreiche grasgrüne Butter herstellen. Hierzu werden 250 g Butter bei niedriger Hitze geschmolzen. 2 Esslöffel frisches, im Mörser püriertes oder in der elektrischen Kaffeemühle bzw. im Blitzhacker (Cutter) zerkleinertes Schachtelhalmkraut dazugeben, gut umrühren und über Nacht zugedeckt kühl stellen. Am nächsten Morgen erneut wärmen, bis alles flüssig ist, gut umrühren und durch ein Sieb in Formen gießen. Wer möchte, kann das Kraut auch in der Butter belassen und mitessen, dann sind noch mehr Mineralien enthalten. Dazu sollte es aber sehr gut zerkleinert werden, sonst hat man »grasige« Anteile der Stängelstückchen drin. Diese Butter kann man auch mit Schachtelhalmpulver herstellen, dann 2 Teelöffel Pulver pro 250 g Butter verwenden.

Geschmacklich lässt sich Schachtelhalm am besten in dieser Butter erfahren. Generell wirken Fette als Geschmacksverstärker, daher kann man diese doch sehr neutrale Pflanze hier am deutlichsten schmecken. In meinen Seminaren frage ich die Teilnehmer gern, wie es ihnen schmeckt. Und bei Schachtelhalmzubereitungen höre ich oft, dass sie »frisch« seien. Dies empfinde ich am stärksten bei der Butter, aber auch bei Marzipan und Schokolade.

Essbare Sporenkolben

Nur Ackerschachtelhalm und Riesenschachtelhalm bilden im Frühjahr getrennt von den später erscheinenden grünen Trieben braune Sporenkolbentriebe aus. Bei den anderen Arten sitzen die Sporenkolben auf den grünen Trieben. Die Sporenkolben aller Arten außer des Sumpfschachtelhalms sind essbar und können für salzige und süße Speisen in der Küche verwendet werden. Die Kolben des Ackerschachtelhalms schmecken für meinen Geschmack recht gut, diejenigen des Riesenschachtelhalms finde ich etwas bitter und nehme sie deshalb nicht für Speisen. In Japan sind die Sporenkolbentriebe unter dem Namen »Tsukushi« eine Delikatesse. Sie gelten dort als gut für Knochen und Bindegewebe und sollten dann gesammelt werden, wenn die Kolben noch geschlossen und die Sporen enthalten sind.

Ackerschachtelhalm-Sporenkolben mit Ei

1 kleine Handvoll Ackerschachtelhalm-Sporenkolben
2 Eier
Öl zum Braten
Salz
Pfeffer
nach Wunsch etwas Schnittlauch

Die Sporenkolben waschen und klein schneiden. Die Eier verquirlen und in eine heiße Pfanne mit etwas Öl geben. Die Sporenkolben darübergeben, alles stocken lassen, mit Salz, Pfeffer und eventuell frischem Schnittlauch würzen, fertig.

Geschmacklich erinnern die Sporenkolben an Spargel, sie sind ganz wenig säuerlich und kaum bitter. Die Stängel bleiben beim kurzen Erwärmen mit dem Ei noch knackig, die Kölbchen werden weich und schmecken milder, fast etwas nussig. Klein geschnittene Sporenkolben können zusammen mit Gemüse wie zum Beispiel Karotten, Erbsen, Lauch, Zwiebeln für Gemüsespeisen oder Suppen gekocht werden. Roh kann man sie ebenfalls einsetzen, zum Beispiel in Salaten.

Ackerschachtelhalm-Sporenkolben in einer Wiese.

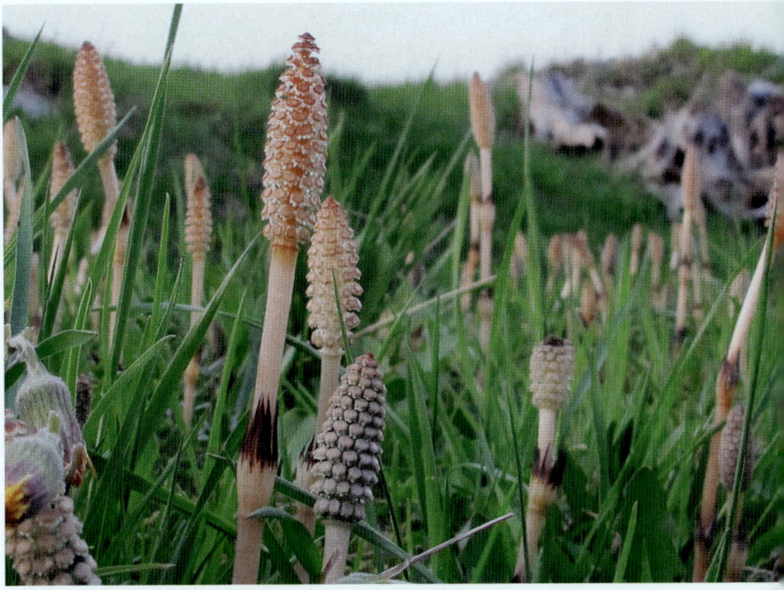

Süßer Brei aus Ackerschachtelhalm-Kolben

1 Tasse klein geschnittene Ackerschachtelhalm-Sporenkolben
1 Tasse Milch
1 Teelöffel Zucker
nach Wunsch Zimt oder Vanille

Die Sporenkolben in der Milch kurz kochen. Zucker und nach Bedarf etwas Zimt oder Vanille beifügen. Das gibt eine süße bis leicht herbe Speise, die geschmacklich etwas an Blütenpollen erinnert. Die durch den Chlorophyllgehalt bedingten gelbgrünen Sporen können die Milch leicht grünlich färben, was interessant aussieht.

Ackerschachtelhalm-Sporenkolben werden in Russland[87], bei den Indianern Nordamerikas, in Japan und Korea als Frühlingsgemüse geschätzt. Eingesalzen können sie haltbar gemacht werden. Auch getrocknet lassen sie sich aufbewahren und können dann gemahlen als eiweißreiches Streckmehl eingesetzt werden. Die grünlichen Sporen fallen beim Trocknen aus den Kolben. Daher müssen diese sorgsam behandelt werden, damit die Sporen enthalten bleiben, denn gerade sie sind eine wertvolle Eiweißquelle.

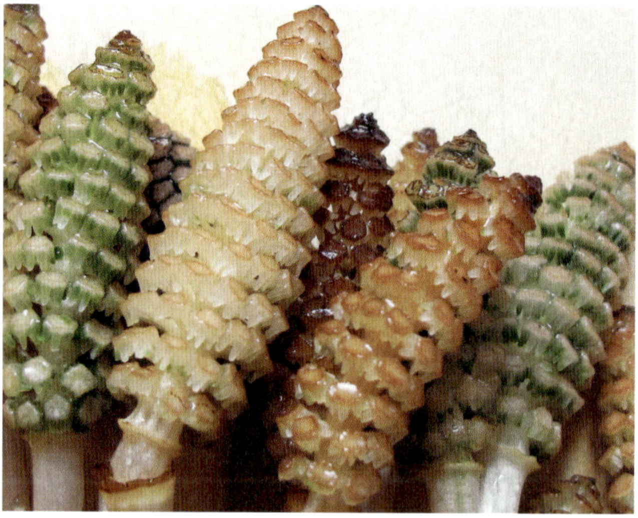

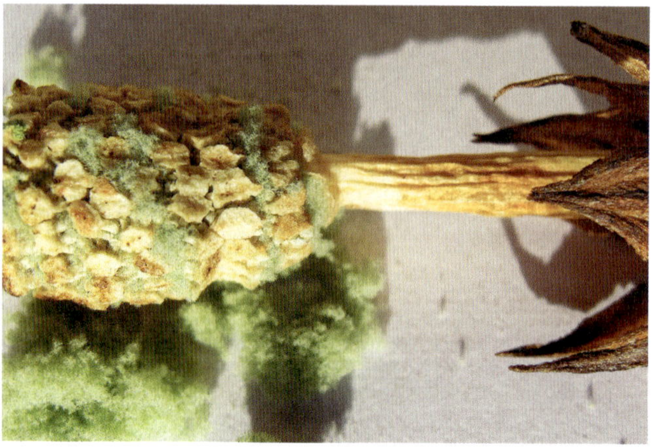

Diese Ackerschachtelhalm-Sporenkolben wurden im März gesammelt (links oben).

Die feinen grünen Sporen fallen aus dem getrockneten Kolben (unten).

Junge Ackerschachtelhalme im April (rechts).

Essbare junge grüne Triebspitzen

Bei nordamerikanischen Indianern der Pazifikküste werden die jungen grünen Triebe des Ackerschachtelhalms im Frühling roh gegessen. Auch für Kochgemüse können sie verwendet werden. Vor allem das Volk der Hesquiat sammelte die jungen Ackerschachtelhalm-Triebe, wenn die Seitentriebe noch kaum ausgewachsen waren, schälten sie, indem sie immer zwei Seitentriebe abzogen,

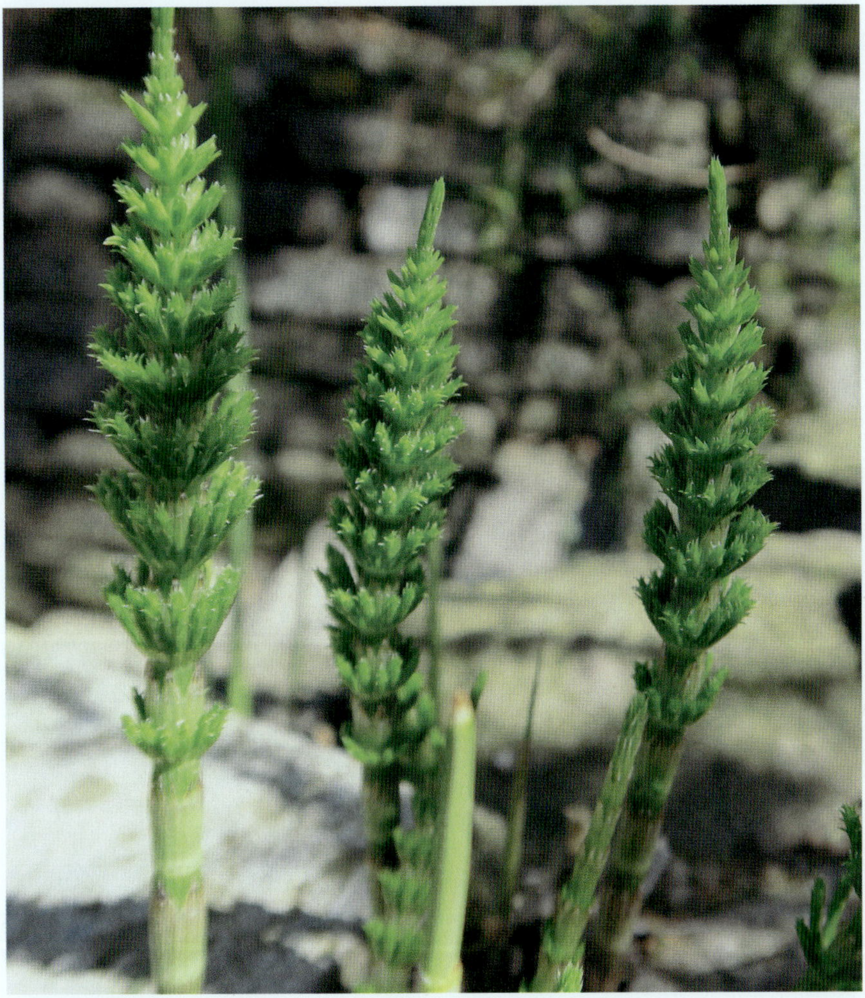

und aßen den saftigen Stängelrest, der als »nichts außer Saft« beschrieben wurde. Ebenfalls wurden junge Sprosse des Riesenschachtelhalms geschält und roh oder gebacken gegessen.

In Europa wurden im Frühling auch die jungen Triebe des Winter- und des Schlammschachtelhalms gesammelt und roh oder für gekochte Gemüsegerichte verwendet. Die Triebspitzen des Winterschachtelhalms (Bild auf Seite 132) schmecken neutral bis nussig, in der Mitte haben sie einen weicheren saftigen Teil, doch sind sie auch gekocht etwas zäh, ihre raue Kieselsäureschale schmeckt man und muss sie länger zerkauen. Die Eskimovölker Nordamerikas zerstampften getrocknete Winterschachtelhalm-Triebspitzen und verzehrten sie zusammengemischt mit Lachsrogen (Kaviar).

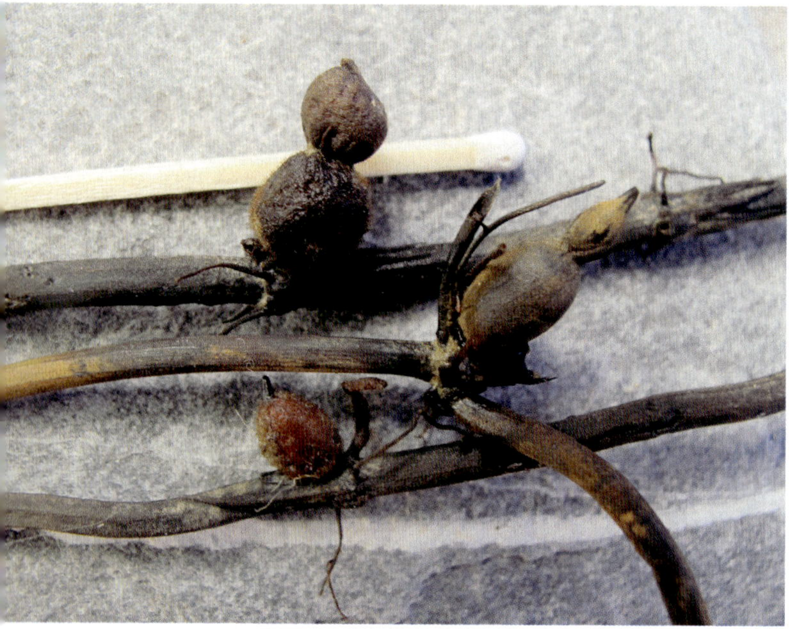

Die kleinen Wurzelknöllchen an den schwarzen Wurzeln des Ackerschachtelhalms im Februar (links).

Oberflächennahe Ackerschachtelhalm-Wurzeln mit Sporentriebknospen im Dezember (rechts).

Essbare Wurzelknollen

Die winzigen bis zu zwiebelgroßen Wurzelknollen, die der Schachtelhalm tief unter der Erde ausbildet, können im Herbst bis in den Winter gesammelt werden. Sie sind innen weiß und knackig und schmecken mehlig-süß. In Russland wurden sie in manchen Gegenden als stärkereiche Nahrungsquelle gebraucht.[88]

Es ist allerdings äußerst mühsam, sie zu graben. Ich vermute, dass diese Verwendung wohl nur in äußersten Hungerzeiten in Europa wirklich stattfand, denn die Wurzelknöllchen sind an der Oberfläche sehr klein, und das Ausgraben der größeren in ein bis zwei Metern Tiefe kann sehr anstrengend sein. Ich habe mich mehrmals darin versucht, habe es immerhin bis zu einem halben Meter Tiefe in schwerem Kiesboden geschafft, dann aber wiederholt erfolglos aufgegeben. Es ist auch so, dass sich die Knöllchen von den Wurzeln sehr leicht lösen, was rasch passieren kann, wenn man in der Ungeduld an den Wurzeln zieht. Schließlich kam mir der Bagger eines Renaturierungsgebietes zu Hilfe, der gerade an einem Schachtelhalm-Standort einen Teich ausgebaggert hatte,

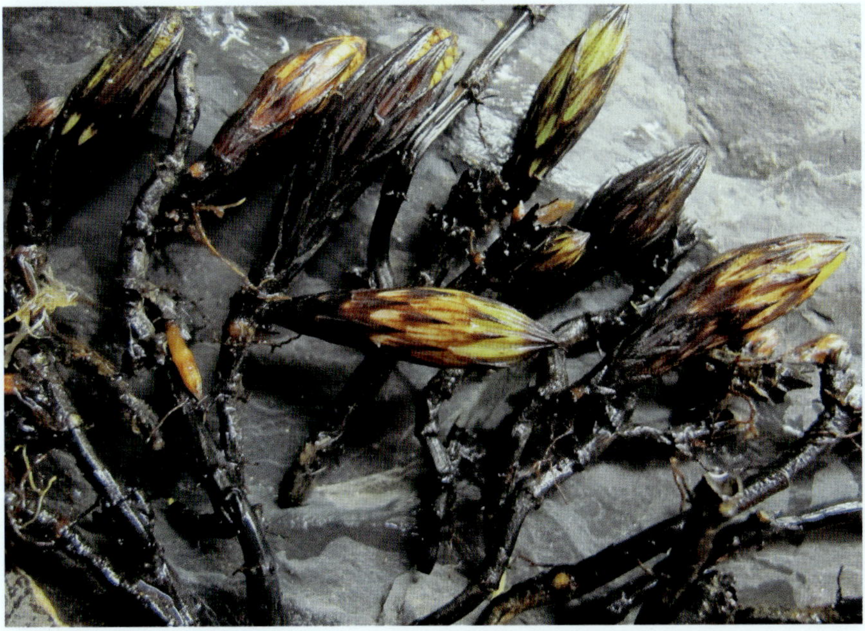

an dessen lehmigem Boden ich endlich die lange gesuchten Wurzelknöllchen fand.

Naturvölker wie die Eskimo in Alaska hatten hier wie so oft einen Trick, der ihnen das mühsame Ausgraben ersparte: Sie leerten die Vorratshöhlen von Lemmingen und anderen Nagetieren, in denen Ackerschachtelhalm-Wurzelknollen, auch Mäusenüsse genannt, und weitere essbare Wurzeln von den Tierchen gesammelt worden waren. Allerdings sollte man, wenn man solche Nagetiervorratshöhlen leert, genau die Wurzeln kennen, sie also anhand von Form, Farbe, Geruch und Geschmack zuordnen können. Sonst kann es passieren, dass man mal eine giftige Pflanzenwurzel erwischt, da Mäuse auch solche Wurzeln verzehren könnten. Betont wird ebenfalls, dass die Eskimo eine Art »Tauschhandel« mit den Mäusen machten und ihnen für die Wurzelknöllchen ein Stück getrockneten Fisch zurückließen. Denn die Mäuse würden es vor dem Winter nicht mehr schaffen, erneut einen Vorrat zu sammeln. Und die Eskimo wollten ja, dass ihnen die Mäuse auch in Zukunft Knöllchen sammeln würden. Schachtelhalme wachsen gern an Flussufern. Bei natürlichen, vom Menschen nicht geänderten Flussverläufen entstehen jahreszeitlich abhängig Hoch- und

Tiefwasserstände, Sand und Schlamm wird hin- und weggeschwemmt. So kann die Natur beim Wegschwemmen der Erde eines schachtelhalmbewachsenen Ufers von selbst die Wurzelknollen freispülen. Auch dies war für Naturvölker die Gelegenheit, auf bequeme Weise einen Knollenvorrat zu sammeln.

Auch die Wurzelknollen des Wiesenschachtelhalms und des Riesenschachtelhalms wurden von den Eskimo und weiteren indigenen Völkern Nordamerikas roh oder mit Robbenfett gegessen, gekocht oder in Öl als Vorrat aufbewahrt. Man trennte diese Knollen von den Wurzeln, wusch sie, aß sie frisch geschält oder ungeschält oder ließ sie äußerlich antrocknen, um sie dann in Fett eingelegt aufzubewahren.[89]

Junge Schachtelhalmwurzeln und junge Triebe werden von den Eskimos im oder am Wasser im Frühling gesammelt, wenn sie noch zarter und knackiger sind, dann schmecken sie süßlich. Auch in Europa sollen laut Steffen Guido Fleischhauer die kleinen Wurzelknollen des Winterschachtelhalms und des Schlammschachtelhalms gegessen worden sein. Die auf dem Bild auf Seite 191 fotografierten gelblichen Knospen habe ich in einem warmen Dezember gesammelt. Sie schmeckten ohne die schwarzen Wurzeln frisch etwas mehligsandig, sonst eher neutral, also nicht bitter, vielleicht etwas säuerlich.

Mit Ausnahme der Vorratsknollen an den tief gelegenen Wurzeln, die hier nicht abgebildet sind, empfehle ich nicht, die Wurzeln zu essen, weil sie recht zäh sind und erdig-pilzig schmecken. Sie können vielleicht als Wildnisnotnahrung gelten, essbar wären sie. Man könnte sie auch trocknen und zu Mehl zerreiben.

Ein Goldklümpchen, das laut verschiedener Legenden am untersten Wurzelende haften soll, habe ich (bisher noch) nicht gefunden. Wahrscheinlich waren die fünfzig Zentimeter, die ich grub, bei Weitem nicht tief genug, denn Schachtelhalmwurzeln können, wie bereits erwähnt, bis zu zwei Meter tief im Boden sein.

ALLGEMEINES ZUM VERZEHR VON SCHACHTELHALMEN

Die Schachtelhalme können in kleinen Mengen gut als Nahrungsmittel oder Nahrungsergänzungsmittel eingesetzt werden. Bei größeren Mengen oder längerer Anwendung beginnt eine Heilwirkung einzusetzen. Dann gelten die im Kapitel zu den Heilwirkungen beschriebenen Hinweise.

Da vermutlich alle Schachtelhalmarten Thiaminase enthalten, sollten sie nicht in großen Mengen und nicht über längere Zeit roh verzehrt werden. Also entweder die Schachtelhalme gekocht verwenden oder roh nur übliche Verzehrmengen von etwa 4 Teelöffeln zerkleinertem Kraut täglich nehmen. Die Verwendungszeit der traditionell roh verzehrten Pflanzenteile wie junge Triebe und Sporenkolben begrenzt sich von allein auf etwa 3 Wochen, da die Pflanzen danach zu groß geworden oder die Sporenkolben abgestorben sind. Auf das Thema Thiaminase bin ich im Kapitel zu den Sumpfschachtelhalmen ab Seite 71 ausführlicher eingegangen.

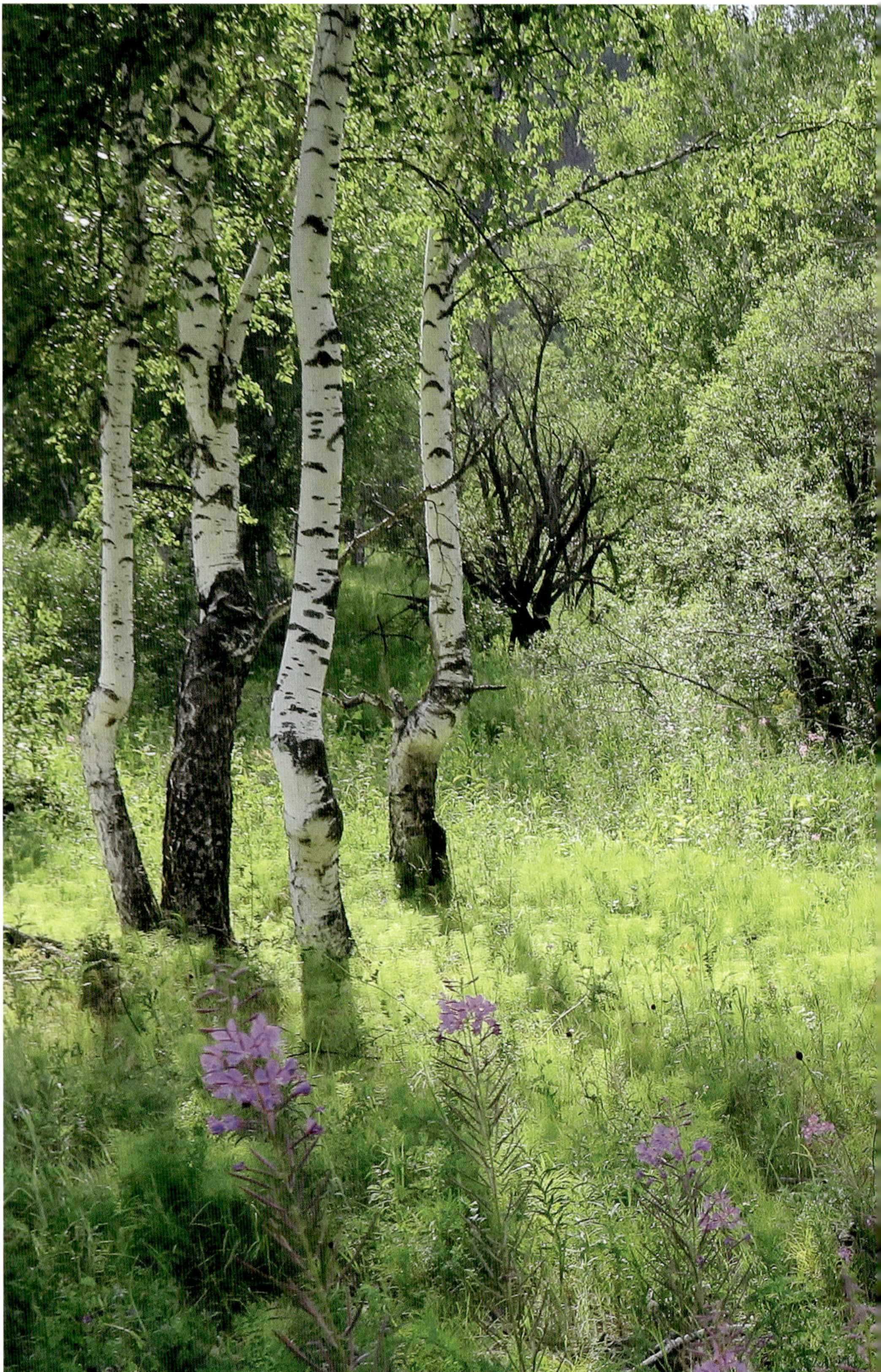

SCHACHTELHALME IM HAUSHALT

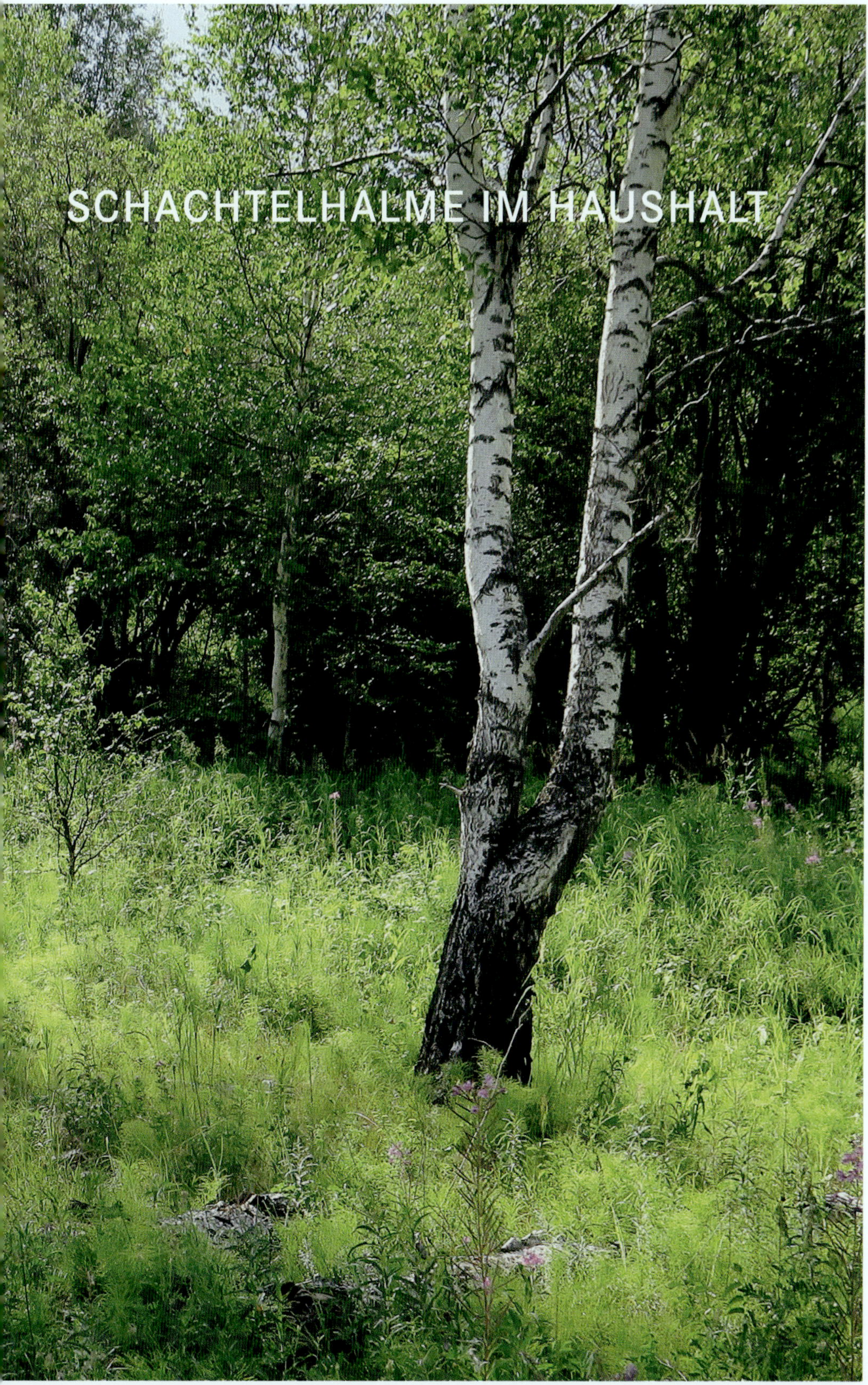

NÜTZLICHE HELFER IM HAUS

Die Schachtelhalme sind nicht nur heilsam für Körper und Psyche und wertvoll für Küche und Kosmetik – sie können uns auch im Haushalt auf vielfältige Weise unterstützen. Und sie tun dies seit Langem in den unterschiedlichsten Kulturen.

Feinstes Schleifpapier und Nagelfeile

Alte Namen des Schachtelhalms wie Schafftheu und Zinnkraut (wobei *schafft* möglicherweise von »schaben«, »scheuern« abgeleitet wird) deuten auf seine Verwendung als feinstes Schleifmittel. Man kann, vor allem mit den Stängeln der zähen Arten wie zum Beispiel dem Winterschachtelhalm oder dem Bunten Schachtelhalm, wunderbar Holz fein schleifen, Kanten glatt schleifen, Metalle polieren und reinigen.[90]

In Russland wurde er zuerst gebleicht, indem man ihn wiederholt trocknete und wieder befeuchtete, um ihn dann zum Schleifen einzusetzen. Er hat eine extrem feine Körnung von etwa 10 000. Im Vergleich dazu haben im Handel erhältliche feinste Schleifpapiere eine Körnung um 100.[91] Er soll früher zum feinsten Polieren der Metallsaiten von Saiteninstrumenten oder Klavieren genommen worden sein und wird bis heute zum Feinschleifen der Holzblättchen von Holzblasinstrumenten verwendet.

Auch Metallgeschirr oder Pfannen können mit Schachtelhalm gereinigt werden. Als »Sandpapier« wurde er von den indigenen Völkern Nordamerikas zum Polieren von Knochenwerkzeugen, Pfeilschäften, Seifenstein, auch zum Feilen der Fingernägel verwendet. Es sind die feinen Siliziumdioxid-Kristalle, die in den Wänden eingelagert sind und ihm diese Sandpapiereigenschaften geben, wie man in stark vergrößerten Bildern erkennen kann.

Topfkratzer

Ich habe getrockneten Winterschachtelhalm als Topfkratzer bei einem angebrannten Topf ausprobiert, das funktionierte prima. Am besten nicht den trockenen Topf damit ausreiben, sondern das Angebrannte mit etwas Wasser anfeuchten. Man kann aus den getrockneten Winterschachtelhalm-Stängeln kleine handliche Bündel mit Naturschnur schnüren, mit denen sehr gut ge-

Oberfläche eines Winterschachtelhalm-Stängels. Die weißen Pünktchen sind ganz regelmäßig angeordnete Ansammlungen von Siliziumdioxid-Einlagerungen.

Winterschachtelhalm-Topfputzerbündel.

Topfputzen mit Winterschachtelhalm.

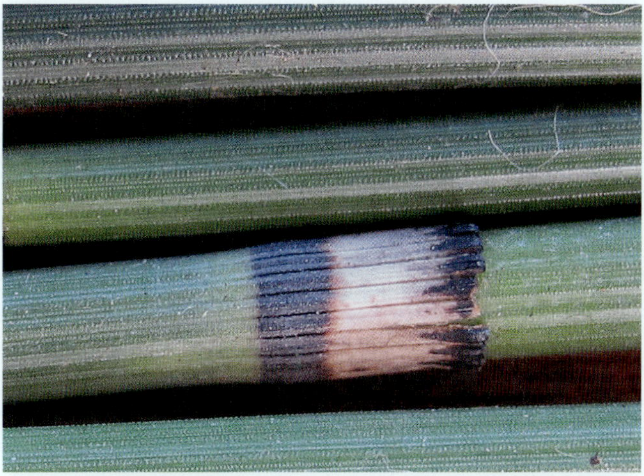

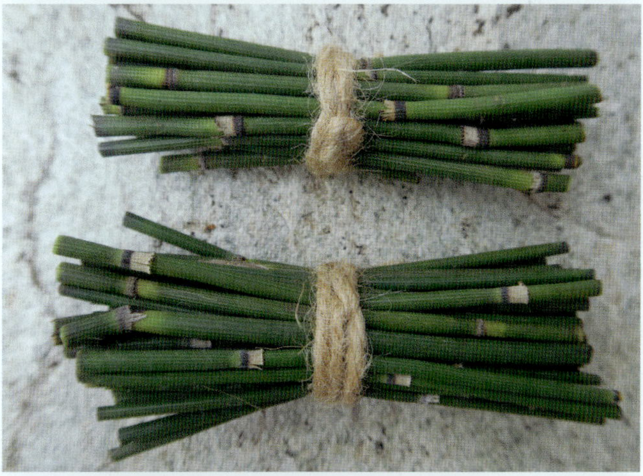

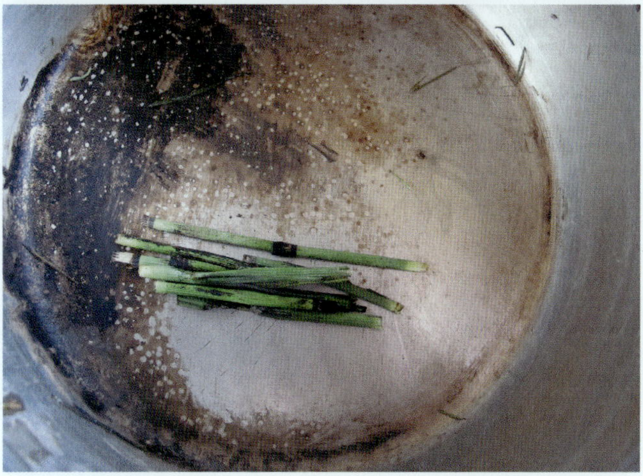

schrubbt werden kann. Und wenn sie sich einmal abgestumpft haben, sind sie kompostierbar. Tatsächlich ist mir eine Ackerschachtelhalm-Abkochung beim langen Auskochen einmal eingebrannt, so konnte ich die Pflanze als Topfkratzer gleich testen.

Scheuerpulver

Alte Namen für Schachtelhalm wie Scharfruß oder Hollruß deuten darauf hin, dass nicht nur das Kraut, sondern auch Pulver aus verkohltem Schachtelhalm als Scheuerpulver oder schärfendes Reibepulver eingesetzt wurde. Hierzu kann man Schachtelhalm verkohlen, indem er in der trockenen heißen Pfanne gewendet wird, bis er schwarz ist und nicht mehr raucht. Dann wird er bröselig und kann direkt zum Reiben eingesetzt werden. Die Kieselkriställchen bleiben beim Verbrennen nämlich erhalten. Ebenfalls kann getrockneter Schachtelhalm zu Pulver zermörsert werden und dieses mit einem Schwamm oder Lederpolierlappen zum Polieren von Metallen oder Holz eingesetzt werden. Dies funktioniert mit Acker-, Winter-, Riesen- und auch mit Sumpfschachtelhalm gut. Waldschachtelhalm ist dafür zu zart, und Schlammschachtelhalm finde ich zu weich.

Wurzeln für Körbe und Matten

Costanoan-Indianer gebrauchten die zähen Wurzeln des Ackerschachtelhalms zum Körbeflechten. Auch Wurzeln des Winterschachtelhalms wurden für solche Zwecke verwendet. Wer einmal versucht hat, Acker- oder Winterschachtelhalm-Wurzeln auszugraben, weiß, wie zäh diese Wurzeln sind. Sie lassen sich gut fürs Flechten verwenden, außerdem sind sie dekorativ schwarz.

Winterschachtelhalm für Trinkhalme und Flöten

Die hohlen Stängel der Winterschachtelhalme wurden auch benutzt, um Babys oder Kranken Flüssigkeit beziehungsweise Medizin einzuflößen. Kinder machten aus den Stängeln gern Flöten. Im deutschsprachigen Raum deuten Volksnamen für Schachtelhalm wie Pfeifenkraut und Wolfespfeife ebenfalls auf die Verwendung für Pfeifen hin.

Räuchern
Zum Säubern der Raumluft verbrannten nordamerikanische Indianer die Halme des Winterschachtelhalms.

SCHACHTELHALM FÜR DEN GARTEN

Ich hoffe, dass dieses Buch auch für alle, die Schachtelhalm im Garten haben, viele Ideen liefern kann, ihn als Helfer, Heiler oder Küchenzutat zu nutzen. Und vielleicht kann es auf diese Weise eine richtige Freude werden, ihn im Garten zu haben. Ich versuche derzeit, mir eine Schachtelhalmecke zu ziehen, damit ich genug davon in der Nähe habe – nicht nur für all die feinen Heilanwendungen, Tees und die Kosmetik, die man aus ihm machen kann. Schachtelhalmwiesen sind für mich noch aus einem anderen Grund etwas sehr Angenehmes.

Oasen der Ruhe
In der Nähe meiner Praxis gibt es eine Schachtelhalmwiese unter einer alten Eiche, und ich setze mich einfach gern eine Weile dorthin, weil mich die Ausstrahlung dieser Urpflanze nach einem hektischen Arbeitstag auf ihre archaische Art zu beruhigen und zu entspannen vermag. Immer wieder empfinde ich diese Ruhe beim Anblick einer Schachtelhalmwiese und freue mich daran, auch auf Reisen zum Beispiel in Grönland oder in der Mongolei. Eine solche Wiese hat einen Hauch dieser immerwährenden Urzeit, diese beruhigende Zeitlosigkeit des immer schon dagewesenen Seins. Sie scheint mich immer einzuladen, eine Weile da zu sitzen und mich von dieser Ewigkeit berühren und entspannen zu lassen.

Stärkungsmittel für Pflanzen
Schachtelhalm ist eines der wichtigsten Stärkungs- und Pilzmittel im biologischen Gartenbau. Die Kieselsäure stärkt das Blattgewebe und die Zellwände von Gemüse, Blumen und Kräutern. Dadurch können Pilze von den Pflanzen abgehalten werden.

Um Pflanzen vor Läusen und anderen saugenden Schädlingen zu schützen, wird vorbeugend Schachtelhalmjauche oder ein Kaltwasserauszug verwendet. Auch Saatgut wird damit gebeizt, um es vor Schädlingen zu schützen. Gegen Mehltau und Rost bei Obstbäumen und Tomaten werden die Pflanzen mit 20 Minuten lang ausgekochtem Schachtelhalmtee besprüht.

Kieselsäure pur wird auch in Form von silikatreichem Urgesteinsmehl im biologischen Pflanzenschutz eingesetzt. Junge Pflanzen werden damit bestäubt, was ihre Zellwände stabiler und damit resistenter gegen den Fraß von Kleinlebewesen wie Läusen macht. Diese beißen sich dann an den so verfestigten Zellwänden buchstäblich die Zähne aus. Doch auch auf Blattläuse direkt wirken diese Silikate tödlich, da sie mit ihren scharfen Kanten die Oberfläche der Läuse stören und diese damit abtöten können.

Schachtelhalmjauche
½ Eimer frisches Schachtelhalmkraut in die Regenwassertonne geben und 3 Wochen stehen lassen. Die Pflanzen zur Stärkung damit gießen oder gegen Pilze damit besprühen.

Alternativ kann man ½ Kilo frische Pflanzen 24 Stunden in 5 Liter Wasser einweichen, dann zirka ½ Stunde köcheln lassen. Diese Brühe kann vorbeugend gegen Pilzerkrankungen bei Tomaten, gegen die Kohlhernie, gegen Sternrußtau bei Rosen, die Kräuselkrankheit bei Pfirsichen und weitere Pilzkrankheiten auf die Pflanzen gespritzt werden.

WEITERE MÖGLICHKEITEN DER NUTZUNG

Garn und Wolle färben
Schachtelhalm ergibt je nach Vorbeize gelbe bis grüne Farbtöne. Eine Frau erzählte mir, dass sie früher Wolle mit riesigen Mengen an Schachtelhalm gefärbt hätte. Er wurde lange gekocht, und danach legte man die Wolle in die Abkochung.

Garn hingegen kochte man zusammen mit Schachtelhalm 30 Minuten lang in einem Verhältnis von 10 Teilen Schachtelhalm zu 1 Teil Garn. Dann ließ man es im Schatten trocknen.

Mit Ackerschachtelhalm grün gefärbtes Baumwolltuch. Rechts das ungefärbte Stück zum Vergleich.

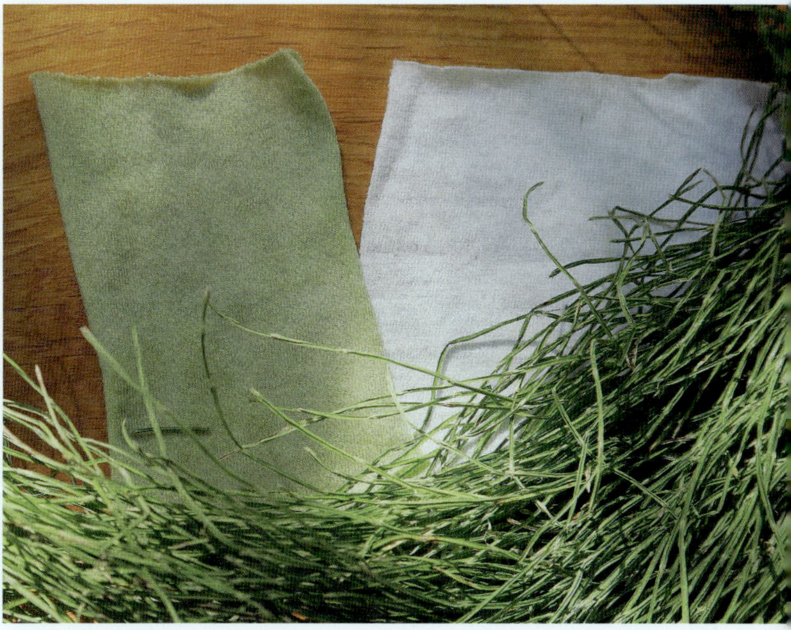

Das Baumwolltuchstück auf dem Foto habe ich 20 Minuten lang mit einer Menge an frischem zerkleinertem Ackerschachtelhalm gekocht, die das 10-Fache des Gewichts des Stoffstücks ausmachte. Nach dem Kochen wurde das Baumwollstück kalt ausgespült und getrocknet. So erhielt es seine lindgrüne Farbe.

In Russland wurde mit Alaun behandelter Acker- und Waldschachtelhalm als grau-gelber Farbstoff für Wolle verwendet. Schachtelhalm pur wurde als grüner Farbstoffgeber genutzt.[92] Die Blackfoot-Indianer nahmen zerquetschte Ackerschachtelhalm-Stängel, um Stachelschweinstacheln hellrosa zu färben. Diese Stacheln wurden dann zum Beispiel für Schmuck oder zur Kleiderdekoration genommen.

Getreideschutz vor Schimmelbefall

Ackerschachtelhalm kann als Saatgutbeize eingesetzt werden. Es gibt hierzu eine Forschungsstudie, in der wässrig-alkoholischer Ackerschachtelhalm-Extrakt Weizen und Mais vor Schimmelpilzen bewahrte. Er wird daher als mögliche ungiftige Alternative zu Fungiziden (pilztötenden Chemikalien) diskutiert.[93]

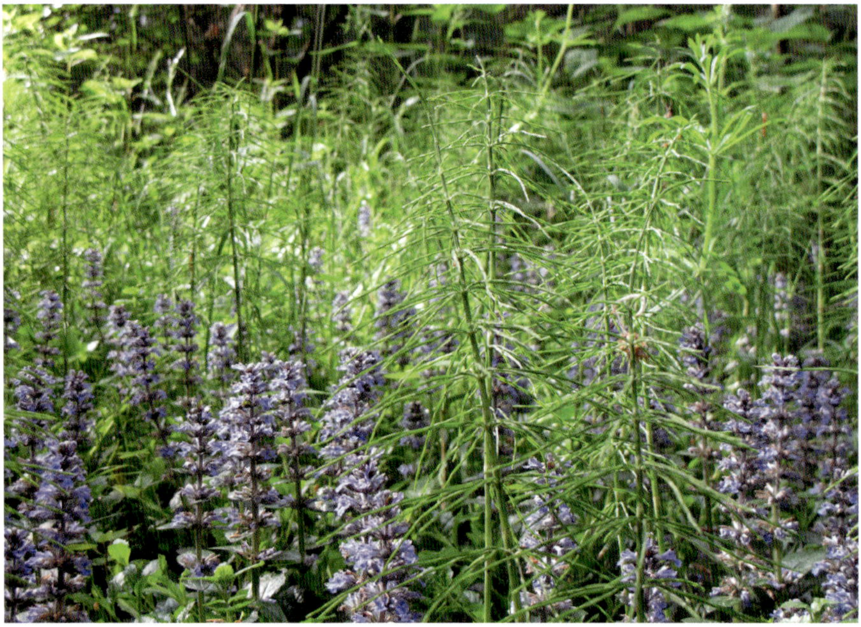

Tierfutter

Bei den nordamerikanischen Meskwaki fütterte man Wildgänse mit Ackerschachtelhalm, um sie zu mästen. Die Ojibwa gaben ihn Enten und auch Ponys, um deren Fell glänzend zu machen. Winterschachtelhalm und Riesenschachtelhalm wurden ebenfalls Ponys und Pferden gefüttert, um sie zu mästen. Auch der kleine Bunte Schachtelhalm galt als gelegentliches Pferdefutter.

In Europa wurde im Winter in Teichen unter dem Eis an Schachtelhalm-Standorten dessen Wurzeln gewonnen: Man wickelte sie auf einen mit queren Nägeln versehenen Stab auf, den man durchs Eis in den Schlamm stieß, drehte und dann vorsichtig mit den Wurzeln herauszog. Die Wurzeln wurden aufgetaut den Schweinen verfüttert, sie sollen ein sehr nahrhaftes und beliebtes Futter für diese Tiere sein.

Wiesen-, Wald- und Winterschachtelhalm werden ebenfalls in Russland, vor allem in der Tundra, als Pferdefutter verwendet, Schlammschachtelhalm auch als Futter für andere Tiere. Beim Ackerschachtelhalm wird diskutiert, ob es bei Pferden eine »Schachtelhalmkrankheit« auslöse oder nicht (siehe auch ab Seite 72). Er soll auf jeden Fall giftig für Meerschweinchen sein.

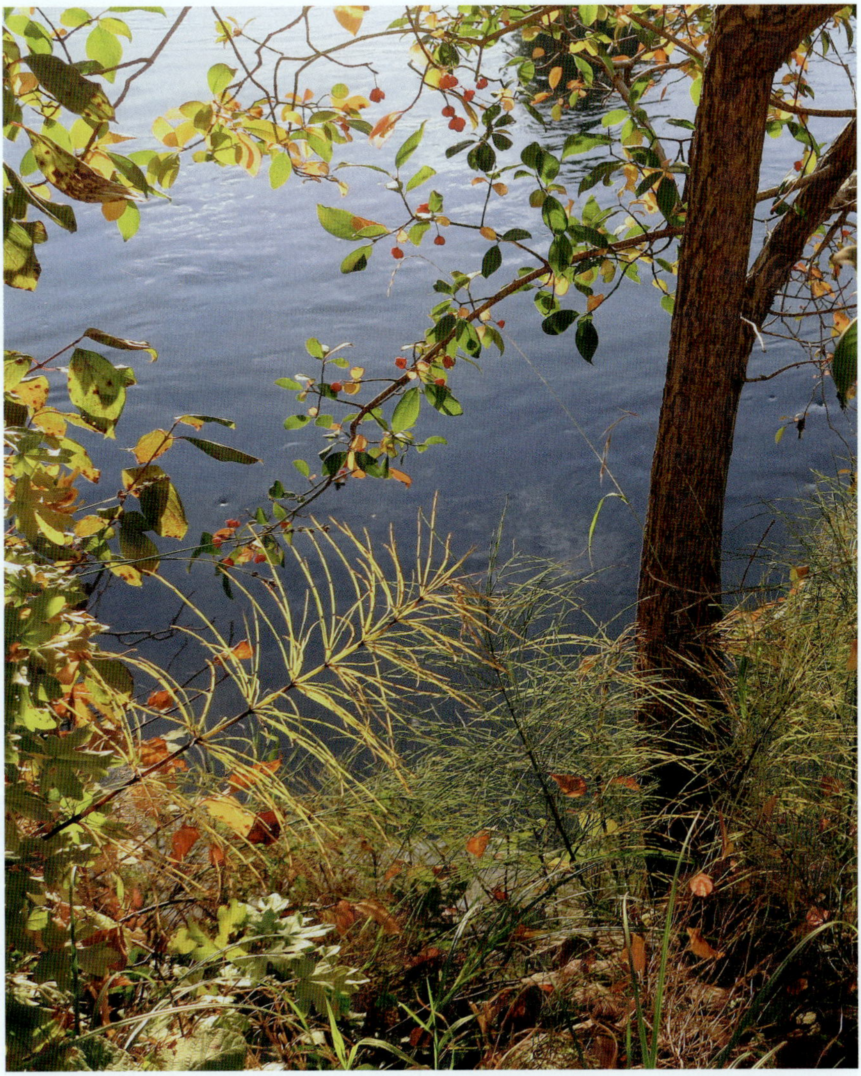

Ackerschachtelhalm zwischen kriechendem Günsel.

Schachtelhalme am Flussufer unter Pfaffenhütchen im Herbst.

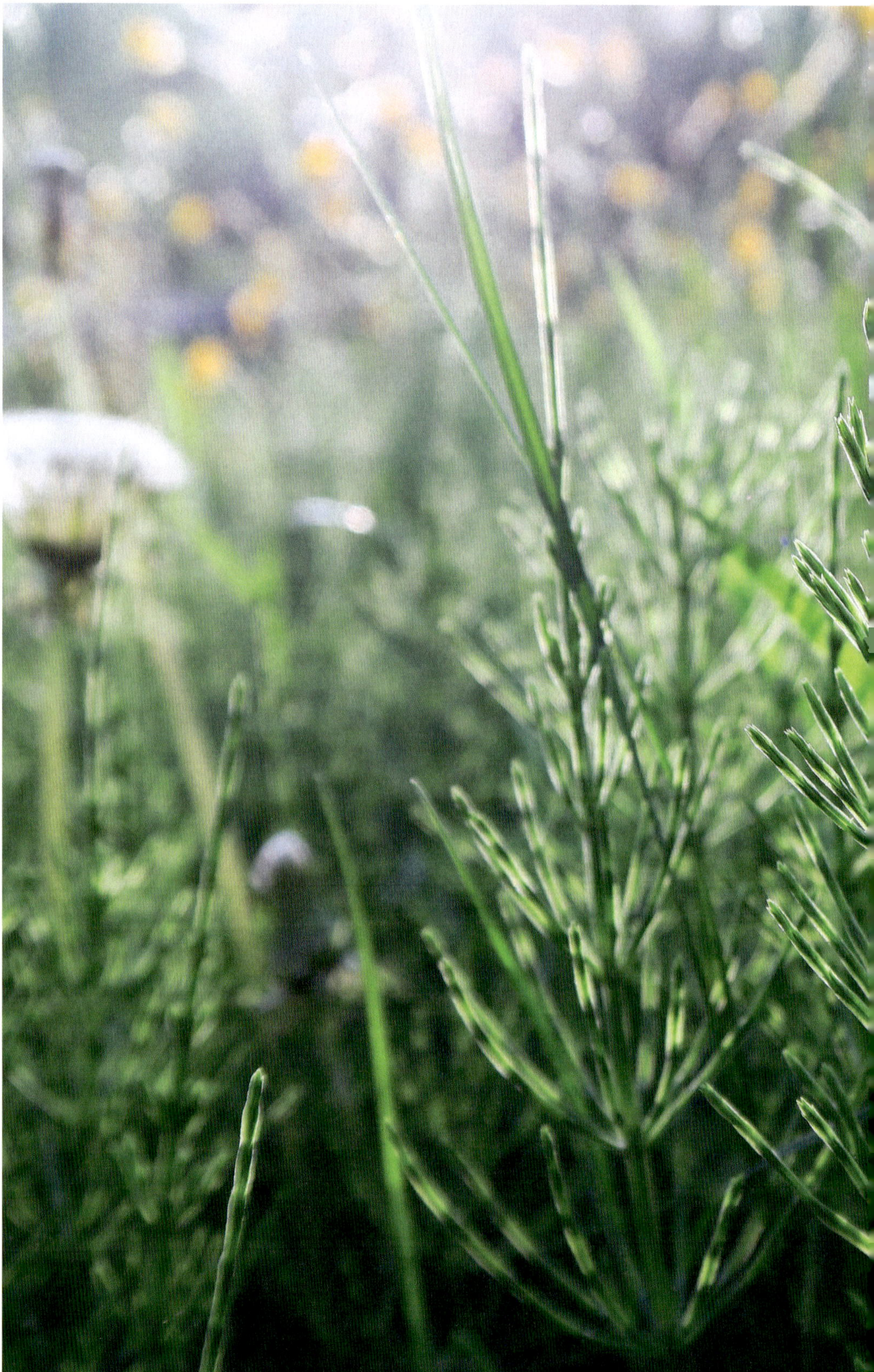

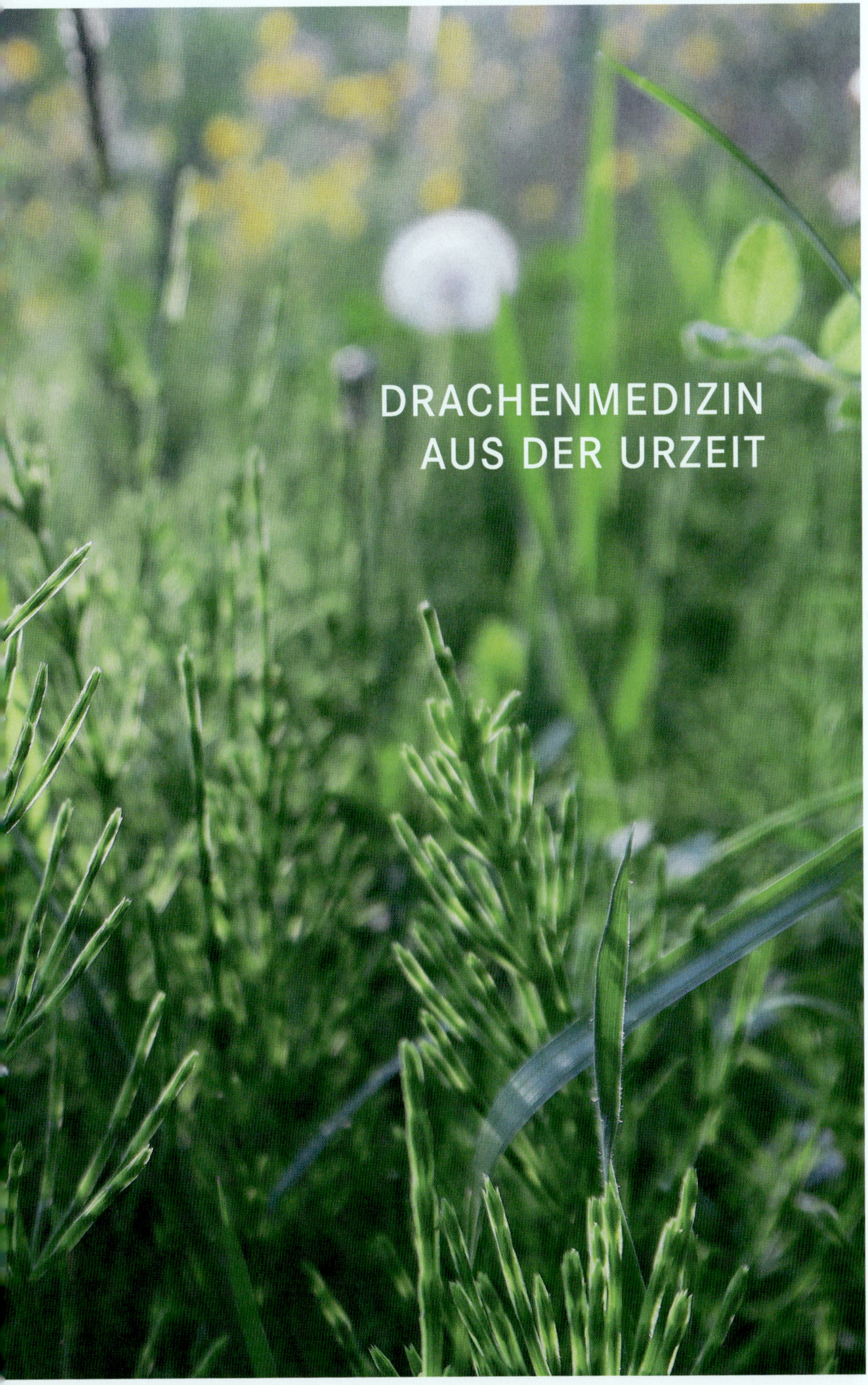
DRACHENMEDIZIN
AUS DER URZEIT

Befasst man sich mit der Familie der Schachtelhalme, kann man in eine Zeitreise eintauchen, deren Sog weit zurück in die Urzeiten des Lebens auf der Erde geht, tief hinein in die Welt der Ahnen von Pflanzen und Tieren, zu archaischen Lebewesen und der Chronologie des Werdens und Vergehens. Die Geschichte der Pflanzenfamilie Schachtelhalme führt zu gigantischen Dimensionen unvorstellbarer Zeithorizonte, riesigen Urkontinenten, ungewöhnlichen bis extremsten Klimabedingungen und -veränderungen und nicht zuletzt zu längst wieder ausgestorbenen sonderbaren Tierspezies wie furchterregenden Panzerfischen oder monsterhaften Dinosauriern.

Dabei fällt immer wieder auf, dass die Schachtelhalme selbst eine ganz harmlose Pflanzenfamilie sind. Sie sind sehr ordentlich, strukturiert, fast unscheinbar. Und sie haben ihre uralte eigene Art über all diese Hunderte von Millionen Jahren mit unzählbaren und unvorstellbaren Veränderungen bewahren können. Ihre Vorfahren stammen aus dem Urmeer, von der Alge entwickelten sie sich in eine festere Landpflanze, dann wurden sie mal riesig groß, heute sind sie wieder eher klein. Sie nutzen die kristallene Klarheit des Siliziums für Struktur und Licht, vermehren sich nach dem uralten Sporenprinzip ganz unabhängig von Insekten, verzichten auf Komplizierteres wie Blätter oder gar Blüten. Es scheint fast, als haben sie die Eigenschaften des Goldenen Zeitalters der Einfachheit, Bescheidenheit und Unschuld bewahrt. Vielleicht ist es das, was die Geschichte vom Goldklümpchen an Schachtelhalmwurzeln symbolisch ausdrücken soll?

Man fragt sich, was es nun ist: Was macht die Schachtelhalme zu dieser besonderen »Drachenmedizin«, die es vermag, allerhand katastrophale Zustände einfach zu überleben? Welche Drachen hat diese Medizin bereits zu bezähmen vermocht? Warum haben die riesigen Dinosaurier damals die Schachtelhalmbestände nicht einfach leergefressen, plattgetrampelt oder überdüngt? Wie konnte die Pflanzenfamilie bis heute bestehen? Wie konnte sie all die Klimakatastrophen, all die gigantischen Erdveränderungen, Wechsel der Atmosphäre, der Temperaturen, der Meeresspiegel, der sie umgebenden Pflanzen- und Tierwelt überstehen?

Es ist kein Gift, das sie enthalten, keine alles überwuchernde Schlingkraft, keine ausgeklügelte Strategie gegen Konkurrenz, kein scheußlicher Geschmack oder spitze Stacheln gegen Fressfeinde, keine massenhafte Streuung von weit dahinfliegenden, alles überdauernden gepanzerten oder sich an alles haftenden

Samen. Man findet keine monströse Keule zum Erschlagen furchterregender Drachengestalten.

Es ist eine Pflanze, welche die uralte simple Ordnung der Lebensstruktur in sich trägt. Eigentlich ganz belanglos, harmlos, fast unscheinbar. Ihre einfache, strukturierte Form in Verbindung mit einem Mineral, das die Ausschöpfung der Lichtstrahlen erhöht, macht sie unabhängig und bescheiden. Sie ist nicht nur unabhängig von Insekten, sondern hat aufgrund ihrer strukturierten und einfachen Art nur bescheidene Ansprüche an Lichtverhältnisse, Boden und Umgebung. Ganz im Geheimen tief unter der Erde verteilt legt sie kleine Vorräte an, um in ihren wasserführenden Wurzeln und stärkehaltigen Knöllchen Hunger- und Durstzeiten zu überleben. All das macht sie offenbar äußerst resistent.

Man könnte diese Pflanzenfamilie als Beispiel dafür nehmen, wie monsterhafte Verhältnisse überlebt werden könnten. Denn monsterhafte Verhältnisse sind in unserem Zeitalter keine Seltenheit. Es scheint der Zeitgeist zu sein, sich riesenhaft zu machen. Es gibt Großprojekte, Großkonzerne, Großindustrien, Großstädte, Massenmedien, Massentierhaltung, Massenvernichtungswaffen, Massenzusammenschlüsse und Massenbewegungen aller Arten. Und dies alles, weil wir uns als Menschheit in diesem Erdzeitalter so sehr vermehren, dass wir unseren eigenen Lebensgrundlagen, der Pflanzen- und Tierwelt sowie dem Klima ernsthafte Schwierigkeiten bereiten. Ein scheinbar unbesiegbarer Goliath? Doch auch in dieser biblischen Monstergeschichte spielt ein einfacher Kieselstein im wahrsten Sinne des Wortes die zentrale Rolle.

Wenn sich mein Gemüt mal wieder durch (Gott sei Dank nicht ganz so monsterhafte) Zustände erhitzt und ich es wieder beruhigen will, setze ich mich an eine Schachtelhalmwiese und lass ihre sanfte archaische Ausstrahlung auf mich wirken.

Eine alte Weisheit aus dem Taoismus besagt: Das Sanfte, der Wind, dringt durch dauerhafte Wirkung am tiefsten ein. In der Mythologie ist es das sanfte Reh, das durch seine Unschuld und Reinheit Dämonen bezähmt. Bei den Cheyenne wird Schachtelhalm als Hirschmedizin bezeichnet. Man kann auch sagen, es ist eine Rehmedizin. Eine sanfte Rehmedizin, die Drachen verschiedenster Arten wie Chaos, Unordnung, überbordende Terminkalender, Zukunftsängste, Weltuntergangsbefürchtungen sanft beruhigen und entkräftigen kann. Vielleicht kann sie sogar den Drachen der Krebserkrankungen beruhigen, wie Pfarrer Kneipp beobachtet hatte, doch das müsste mal richtig erforscht werden. Die Schachtelhalme sind nicht nur als beruhigende Medizin zur Schlafförderung einsetzbar, durch ihre Geschichte beruhigen sie so manche weitere menschliche Unordnung oder »Drachenangst«.

Im russischen Märchen vom Schachtelhälmchen, das im zweiten Kapitel dieses Buches zu lesen war, wird das Ausgraben von Schachtelhalmwurzeln erwähnt. Dieses »Wurzelgraben« erinnert mich an eine traditionelle Heiltechnik, die ich von grönländischen Eskimo erfuhr. Im Märchen gräbt die alte Frau mit den gefleckten Kühen auf sorgsame Weise ein wunderschönes Schachtelhalmpflänzchen mit all seinen Wurzeln aus und legt es zu Hause auf ihr Kopfkissen. Nach einer Zeit verwandelt sich die Pflanze in ein wunderschönes junges Mädchen.

Die Eskimo Grönlands kennen eine Wurzelgrabzeremonie, die ich einmal in einer Gruppe mitmachen durfte. Es war eine sehr intensive Reise zu meinen eigenen Vorfahren und Ahnen, die durch die Wurzeln symbolisiert wurden. Wir Teilnehmer einer solchen Zeremonie wurden ausgeschickt, eine ganze Pflanze, bei uns war es eine im Wald sehr häufig vorkommende Art, ganz sorgfältig und mit all ihren Wurzeln auszugraben. Es sollte wirklich alles ausgegraben und möglichst nichts verletzt werden. Das war keine leichte Aufgabe und erforderte äußerste Sorgfalt, Achtsamkeit und Geduld, wie man sich vorstellen kann. Wir arbeiteten meditativ in der Natur, nach entsprechender Vorbereitung, allein, im Schweigen und mit unbegrenzter Zeit.

Wir achteten bei dieser Zeremonie auf alle Erlebnisse, Begegnungen und vor allem auf die eigenen Gedanken und Gefühle. Diese reflektierten uns selbst, doch je weiter wir gruben, desto eher kamen die Ahnen, die Vorfahren und Vorvorfahren symbolisch zu Tage. In diesem meditativen Zustand konnte ich das recht gut empfinden und ich bekam ein Bewusstsein dafür, wie weit die eigene Ahnenlinie zurückreicht, wie stark vernetzt sie ist und wie sie sich in scheinbar endlose Zeiträume bis zurück zu den ersten Menschen hinzieht. Entsprechend ging es uns bei dieser Zeremonie: Je länger man grub, desto tiefer ging es. Zuerst die nächsten Vorfahren, die man kannte, Eltern, Großeltern, vielleicht Urgroßeltern, auch Abzweigungen wie Tanten, Onkel, Großtanten, Großonkel, Urgroßonkel, Urgroßtanten und so weiter. Sie alle kamen symbolisch und manchmal recht emotional hervor und stiegen ins Bewusstsein.
Doch ging es noch weiter, manche Wurzelzweige waren mit anderen Wurzelfamilien verheddert, umwachsen oder abgestorben. Oder sie zogen sich hin zu

einer neuen eigenen Pflanze mit ihrem eigenen Geflecht. Manche lagen unter einem mächtigen Stein, umwuchsen die riesige Wurzel eines Baumes oder lebten in Pflanzengemeinschaft mit den Wurzeln anderer Pflanzen. Uff. Man kann sich vorstellen: Wenn man dies alles symbolisch für die eigene Vorfahrengeschichte wahrnehmen kann, welche überwältigenden Ahnenenergien können da herüberwallen. Endlos scheint das zu sein, und Geduld ist gefragt.

Doch irgendwann, nach vielen Stunden, bei manchen nach Tagen, hatten wir die Pflanze ausgegraben. Wir haben unsere Pflanzen mit all den Wurzeln an einen gemeinsamen Ort gebracht und gegenseitig bestaunt. Ich erinnere mich dabei noch gut an einen Freund aus der Bärenstadt Bern, der das allerlängste Wurzelgeflecht ausgegraben hatte, ich glaube, es war mindestens zehn Meter lang. Und natürlich sind die Erfahrungen und Erkenntnisse, die wir durch all die eigenen Gefühle und Gedanken während dieser Zeremonie hatten, sehr einprägsam. Ich werde sie mein Leben lang nicht vergessen, denn so manches zu meinem Leben, meiner Familie, meinen Ahnen wurde mir durch diese Wurzelerfahrung überdeutlich. Sie war mit mehreren Aha-Erlebnissen gesegnet, über die ich mich sehr freuen konnte und die mich auch nachdenklich stimmten und mir für meinen eigenen Lebensweg bis heute wertvolle Hinweise sind. Meine Ahnenwurzelpflanze habe ich danach wieder eingegraben, aber die Erkenntnisse blieben mir bewusst.

Was diese Zeremonie mit uns Teilnehmern machte, war, dass wir viel mehr unserer Selbst gewahr wurden. Manches zur Familie und zur Herkunft, den Ahnen konnte besser verstanden werden. Wenn man sich auf eine solche Zeremonie einlassen kann und sie durchlebt, dann ist man hinterher besser verwurzelt. Mir ging das jedenfalls so.

Vielleicht habe ich später beim Versuch, Schachtelhalmwurzeln auszugraben, deshalb das Ende nie gefunden, weil diese Pflanze zu den ältesten Pflanzen überhaupt gehört und ihre Wurzeln symbolisch bis in die sagenhafte Erdurzeit zurückreichen – über ungefähr 410 Millionen Jahre. Was ich bis in der Tiefe von nur einem halben Meter dabei erfahren habe, versuchte ich nun, in dieses Buch mit hineinzuschreiben. Doch kann man sich vorstellen, dass dies nur ein kleiner, winziger Teil all der Erfahrungen zu dieser Urfamilie der Schachtelhalme sein kann.

Die alte Frau mit den gefleckten Kühen hat es im Schachtelhalmmärchen trotz oder vielleicht gerade wegen der bösen Dschelbege mehrmals geschafft, diese Wurzeln bis zum Ende sehr achtsam und komplett auszugraben. Und sie fand dabei wiederholt ein neues, jung erblühendes, zum Verlieben schönes Leben, das Schachtelhalmmädchen. Sie hatte wohl die Wurzelzeremonie zu ihrem wahren Ende gebracht, ein Ende, das ein wunderschöner neuer Anfang ist. Ist das nicht wahre Drachenmedizin?

Literaturverzeichnis

Fleischhauer, Steffen G., Spiegelberger, Roland, Guthmann, Jürgen: Enzyklopädie der essbaren Wildpflanzen, AT Verlag, Aarau und München 2003

Storl, Wolf-Dieter: Heilkräuter und Zauberpflanzen zwischen Haustür und Gartentor. AT Verlag, Aarau und München 2000

Lauber, Konrad, Wagner, Gerhard: Flora Helvetica, Haupt Verlag, Bern/Stuttgart/Wien, 4. Auflage, 2007

Ploberger, Florian: Das Große Buch der Westlichen Kräuter aus Sicht der Traditionellen Chinesischen Medizin, Bacopa Verlag, Schiedlberg 2013

Kneipp, Sebastian: Meine Wasser-Kur, Severus Verlag, Hamburg 2012 (Nachdruck der Originalausgabe von 1922)

Culpeper, Nicholas: Culpeper's Complete Herbal. A book of natural remedies for ancient ills, Nachdruck des Originals von 1653 durch Wordsworth Editions Limited, Hertfordshire 2007

Treben, Maria: Aus meiner Hausapotheke, Ennsthaler Verlag, Steyr 2010

Mességué, Maurice: Das Mességué Heilkräuter Lexikon, Verlag Fritz Molden, Wien/München/Zürich 1975

Schilcher, Heinz: Leitfaden Phytotherapie, Elsevier, Urban und Fischer, München, 5. Auflage, 2016

Wichtl, Max: Teedrogen und Phytopharmaka, Wissenschaftliche Verlagsgesellschaft mbH, Stuttgart, 5. Auflage, 2009

Hempen, Carl-Hermann, Fischer, Toni: Leitfaden Chinesische Phytotherapie, Urban und Fischer, München und Jena 2001

Nedoma, Gabriela: Natürliche Deos aus Wald und Wiese. Einfach selbst gemacht, Servus bei Benevento Publishing, Wals bei Salzburg 2016

Anmerkungen

1 Vgl. Hummel, J., et al.: In vitro digestibility of fern and gymnosperm foliage. Implications for sauropod feeding ecology and diet selection. Proceedings of the Royal Society B: Biological Sciences 2008, 275(1638): 1015–1021. doi: 10.1098/rspb.2007.1728
2 Vgl. www.dandebat.dk/eng-klima2.htm, abgerufen am 11.12.2017
3 Vgl. Zhu, Z., et al.: Greening of the earth and its drivers. Nature Climate Change 6, 2016: 791–795. doi: 10.1038/NCLIMATE3004
4 »Das Schachtelhälmchen« gibt es in diversen Varianten, zum Beispiel im Buch »Die goldene Schale und andere Märchen der Sowjetunion«, Moskau, Bearbeitung Sybille Renardy-Platen. www.maerchen-emg.de/index.php/maerchen-januar-2014, zuletzt abgerufen am 10.1.2019 und hier leicht verändert wiedergegeben.
5 Vgl. Gienger, Michael: Lexikon der Heilsteine. Neue Erde, Saarbrücken 2000
6 Nach Marzell, Heinrich: Wörterbuch der Deutschen Pflanzennamen. S. Hirzel, Leipzig 1972
7 Vgl. auch Lauber, Konrad, et al.: Flora Helvetica. Haupt Verlag, Bern/Stuttgart/Wien 2007
8 Yesilada, E., Gurbuz, I.: Evaluation of the antiulcerogenic activity profile of a flavonol diglucoside from Equisetum palustre L. Journal of Ethnopharmacology 2010, 131(1): 17–21
9 Qi, X.-L., et al.: Green and efficient extraction of bioactive flavonoids from Equisetum palustre L. by deep eutectic solvents-based negative pressure cavitation method combined with macroporous resin enrichment. Industrial Crops and Products 2015, 70: 142–148
10 Fleischhauer, Steffen G., et al.: Enzyklopädie der essbaren Wildpflanzen. AT Verlag, Aarau und München 2006
11 Cramer, L., et al.: Structural and quantitative analysis of Equisetum alkaloids. Phytochemistry 2015, 116: 269–282
12 Vgl. Waller, P. J., et al.: Plants as de-worming agents of livestock in the nordic countries. Historical perspective, popular beliefs and prospects for the future. Acta Veterinaria Scandinavica 2001, 42: 31–44
13 Vgl. Brent, B. E., Bartley, E. E.: Thiamin and niacin in the rumen. Journal of Animal Science 1984, 59(3): 813–822
14 Vgl. McCleary, B. V., Chick, B. F.: The purification and properties of a thiaminase I from Nardoo (Marsilea drummondii). Phytochemistry 1977, 16: 207–213. doi:10.1016/S0031-9422(00)86787-4
15 Vgl. Desjardins, A. E., et al.: Molecular biology of Fusarium mycotoxins. National Center for Agricultural Utilization Research, United States Departement of Agriculture, Peoria, Illinois
16 Vgl. Cramer, L., et al.: Structural and quantitative analysis of Equisetum alkaloids. Phytochemistry 2015, 116: 269–282
17 Vgl. Sims, J. W., et al.: Equisetin biosynthesis in Fusarium heterosporum. Chemical Communications 2005, 2: 186–188. Tziveleka, L. A., et al.: Natural products with anti-HIV activity from marine organisms. Current Topics in Medical Chemistry 2003, 3(13): 1512–1535. De Clercq, E.: Current lead natural products for the chemotherapy of human immunodeficiency virus (HIV) infection. Medical Research Review 2000, 20(5): 323–349
18 https://phytochem.nal.usda.gov/phytochem/ethnoPlants/show/3664?et=, abgerufen am 19.11.18

19 Vgl. Robinson, B. H., et al.: Plant uptake of trace elements on a Swiss military shooting range. Uptake pathways and land management implications. Environmental Pollution 2008, 153(3): 668–676

20 Vgl. Bensky, Dan, Gamble, Andrew: Chinese Herbal Materia Medica. Eastland Press, Seattle, Washington 1993. Chen, John K., Chen, Tina T.: Chinese Medical Herbology and Pharmacology. Art of Medicine Press, City of Industry, California 2004

21 Jin, B., et al.: Ethnobotanical survey of plant species for herbal tea in a Yao autonomous county (Jianghua, China). Results of a 2-year study of traditional medicinal markets on the Dragon Boat Festival. Journal of Ethnobiology and Ethnomedicine 2018, 14(1): 58. doi: 10.1186/s13002-018-0257-0

22 Li, P.-H., et al.: Biofunctional activities of Equisetum ramosissimum extract. Protective effects against oxidation, melanoma, and melanogenesis. Oxidative Medicine and Cellular Longevity 2016, 2016: e2853543. doi: 10.1155/2016/2853543

23 Vgl. Kobert, Rudolf: Historische Studien aus dem Pharmakologischen Institute der Kaiserlichen Universität Dorpat. Tausch und Große, Halle 1889. Moerman, Daniel E.: Native American Ethnobotany. Timber Press, Portland, Oregon 1998. Shizhen, Li: Compendium of Materia Medica. Bencao Gangmu. Foreign Languages Press, Beijing 2003. Originalausgabe 1593 (China)

24 Zimmerer, Emma M.: Kräutersegen, Donauwörth 1896. Sonderausgabe für Weltbild Verlag, Augsburg 1987

25 Wood, Mathew: The Book of Herbal Wisdom. Using Plants as Medicines. North Atlantic Books, Berkerley, California 1997

26 Steinborn, C., et al.: In vitro anti-inflammatory effects of Equisetum arvense are not solely mediated by silica. Planta Medica 2018, 84(8): 519–526. doi 10.1055/s-0043-123075

27 Wichtl, M.: Teedrogen und Phytopharmaka. Ein Handbuch für die Praxis auf wissenschaftlicher Grundlage. Wissenschaftliche Verlagsgesellschaft, Stuttgart 2009

28 Vgl. Auger, R., Laporte-Cru, J.: Flore du domaine atlantique du sud-ouest de la France et des régions des plaines. Centre régional de Documentation pédagogique, 1982, S. 41. Dr. Duke's Phytochemical and Ethnobotanical Databases, zuletzt abgerufen im November 2018

29 Steinborn, C., et al.: In vitro anti-inflammatory effects of Equisetum arvense are not solely mediated by silica. Planta Medica 2018, 84(8): 519–526. doi 10.1055/s-0043-123075

30 Yeganegi, M., et al.: Equisetum telmateia extracts. Chemical compositions, antioxidant activity and antimicrobial effect on the growth of some pathogenic strain causing poisoning and infection. Microbial Pathogenesis 2018, 116: 62–67. doi: 10.1016/j.micpath.2018.01.014. Radojevic, I. D., et al.: Great Horsetail (Equisetum telmateia Ehrh.). Active substances content and biological effects. EXCLI Journal 2012, 11: 59–67

31 Santos Alves, C. F., et al.: Antimicrobial, antitrypanosomal and antibiofilm activity of Equisetum hyemale. Microbial Pathogenesis 2016, 101: 119–125

32 Bernardine, Schwester: Schwester Bernardines große Naturapotheke. Mosaik Verlag, München 1983

33 Thun, Maria: Tausendgulden- und Hellerkräuter. Maria Thun Verlag, Biedenkopf/Lahn 1998

34 www.ema.europa.eu/documents/herbal-report/final-assessment-report-equisetum-arvense-l-herba_en.pdf, abgerufen am 2.11.2018

35 Vgl. Bock, Hieronymus: Kräuterbuch. Strassburg 1595. Zwinger, Theodor: Neu vollkommenes Kräuterbuch. Basel, Frankfurt 1696

36 Mességué, Maurice: Das Mességué Schönheitskräuter Lexikon. Verlag Fritz Molden, München 1980. Pielesz, A., Paluch, J.: Therapeutically active dressings-biomaterials in a study of collagen glycation. Polymers in Medicine 2012, 42(2): 115–120

37 Asgharikhatooni, A., et al.: The effect of Equisetum arvense (Horsetail) ointment on wound healing and pain intensity after episiotomy. A randomized placebo-controlled trial. Iran Red Crescent Medical Journal 2015, 17(3): e25637. doi: 10.5812/ircmj.25637

38 Ploberger, Florian: Das große Buch der westlichen Kräuter aus Sicht der Traditionellen Chinesischen Medizin. Bacopa Verlag, Schiedlberg 2013. Künzle, Pfarrer Johann: Das Große Kräuterheilbuch. Verlag Otto Walter, Olten 1945

39 Vgl. Ozay, Y., et al.: Effects of Equisetum arvense ointment on diabetic wound healing in rats. Wounds 2013, 25(9): 234–241

40 Cantoresi, F., et al.: Improvement of psoriatic onychodystrophy by a water-soluble nail lacquer. Journal of the European Academy of Dermatology and Venerology 2009, 23(7): 832–834

41 Nögel, R.: Relevante Beispiele zur klinischen Bedeutung der Prozessierung chinesischer Arzneimittel (paozhi). Chinesische Medizin 2015, 2: 87–95

42 Chayana, W., et al.: Inhibition of 5α-reductase, IL-6 secretion, and oxidation process of Equisetum debile Roxb. ex Vaucher extract as functional food and nutraceuticals ingredients. Nutrients 2017, 9(10): e1105. doi:10.3390/nu9101105

43 Dabei fanden sich als Hauptbestandteile Hexahydrofarnesyl Aceton, Cis-Geranyl Aceton, Thymol und Trans-Phytol. Dieses Öl war 1:10 verdünnt im Labortest wirksam gegen häufige bakterielle Infektionserreger wie Staphylococcus aureus, Escherichia coli, Klebsiella, Pseudomonas, Salmonella und Pilze wie Aspergillus niger und Candida albicans. Nach Radulovic, N., et al.: Composition and antimicrobial activity of Equisetum arvense L. essential oil. Phytotherapeutic Research 2006, 20(1): 85–88

44 Radulovic, N., et al.: Composition and antimicrobial activity of Equisetum arvense L. essential oil. Phytotherapeutic Research 2006, 20(1): 85–88

45 Wojnicz, D., et al.: Medicinal plants extracts affect virulence factors expression and biofilm formation by the uropathogenic Escherichia coli. Urological Research 2012, 40(6): 683–697

46 Vgl. www.koop-phyto.org/arzneipflanzenlexikon/schachtelhalm.php, zuletzt aufgerufen im November 2018

47 www.ema.europa.eu/documents/herbal-report/final-assessment-report-equisetum-arvense-l-herba_en.pdf, zuletzt aufgerufen im November 2018

48 Vgl. Martinez, G. J., Lujan, M. C.: Medicinal plants used for traditional veterinary in the Sierras de Córdoba (Argentina). An ethnobotanical comparison with human medicinal uses. www.ethnobiomed.com/content/7/1/23

49 Vgl. Dekhang, Tsering Dorjee: A Handbook of Tibetan Medicinal Plants. Men-Tsee-Khang (Tibetan Medical and Astrological Institute of H. H. the Dalai Lama), Dharamsala 2008

50 Lemus, I., et al.: Diuretic activity of an Equisetum bogotense tea (Platero herb). Evaluation in healthy volunteers. Journal of Ethnopharmacology 1996, 54(1): 55–58

51 Pérez Gutiérrez R. M., et al.: Diuretic activity of Mexican equisetum. Journal of Ethnopharmacology 1985, 14(2/3): 269–272

52 Masteikova, R., et al.: An orientational examination of the effects of extracts from mixtures of herbal drugs on selected renal functions. Ceska a Slovenska Farmacie 2007, 56(2): 85–89
53 Kneipp, Sebastian: Meine Wasser-Kur. Severus Verlag, Hamburg 2012. Nachdruck der Originalausgabe von 1922
54 Diese Information hatte ich am 21.02.2015 auf der Homepage der Europäischen Heilmittelbehörde abgerufen unter http://www.ema.europa.eu/docs/en_GB/document_library/Herbal_-_HMPC_assessment_report/2009/12/WC500018418.pdf. Sie wurde inzwischen aufgrund neuer strengerer Bestimmungen gelöscht. Auch das genannte Präparat ist offensichtlich vom Markt verschwunden, obwohl es hier wie sonst selten eine Untersuchung an Patienten zur Wirksamkeit gab. Aus meiner Sicht sehr schade.
55 Grases, F., et al.: Urolithiasis and phytotherapy. International Urology and Nephrology 1994, 26(5): 507–511
56 Schoendorfer, N., et al.: Urox containing concentrated extracts of Crataeva nurvala stem bark, Equisetum arvense stem and Lindera aggregata root, in the treatment of symptoms of overactive bladder and urinary incontinence. A phase 2, randomised, double-blind placebo controlled trial. BMC Complementary and Alternative Medicine 2018, 18(1): 42
57 Tamaki, M., et al.: Assessment of clinical usefulness of Eviprostat for benign prostatic hyperplasia-comparison of Eviprostat tablet with a formulation containing two-times more active ingredients. Hinyokika Kiyo 2008, 54(6): 435–445
58 Cube, Johann Wonnecke von: Hortus Sanitatis, Mainz 1485. Reprint durch Konrad Kölbl, München-Allach 1966
59 Oh, H., et al.: Hepatoprotective and free radical scavenging activities of phenolic petrosins and flavonoids isolated from Equisetum arvense. Journal of Ethnopharmacology 2004, 95(2/3): 421–424
60 Revilla, M. C., et al.: Hypoglycemic effect of Equisetum myriochaetum aerial parts on type 2 diabetic patients. Journal of Ethnopharmacology 2002, 81(1): 117–120
61 Safiyeh, S., et al.: Antidiabetic effect of Equisetum arvense L. (Equisetaceae) in streptozotocin-induced diabetes in male rats. Pakistan Journal of Biological Sciences 2007, 10(10): 1661–1666
62 Zum Beispiel Bessa Pereira, C., et al.: Equisetum arvense hydromethanolic extracts in bone tissue regeneration. In vitro osteoblastic modulation and antibacterial activity. Cell Proliferation 2012, 45(4): 386–96. Costa-Rodrigues, J., et al.: Inhibition of human in vitro osteoclastogenesis by Equisetum arvense. Cell Proliferation 2012, 45(6): 566–576
63 Duke, James A.: The Green Pharmacy. Rodale, London 2003
64 Storl, Wolf-Dieter: George Elkshoulder. Ein Medizinmann der Cheyenne. In: Gottschalk-Batschkus, C. E., Reichert, D. (Hrsg.): Wanderer zwischen den Welten. Schamanismus im neuen Jahrtausend. Reichert Verlag, Murnau 2000
65 Vgl. Spector, T. D., et al.: Choline-stabilized orthosilicic acid supplementation as an adjunct to calcium/vitamin D3 stimulates markers of bone formation in ostopenic females. A randomized, placebo-controlled trial. BMC Musculoskeletal Disorders 2008, 9: 85. doi:10.1186/1471-2474-9-85. Holzer, G., Holzer, L. A.: Silizium und seine Bedeutung für den Knochenstoffwechsel. Schweizer Zeitschrift für Ernährungsmedizin 2011, 1: 34–37
66 Vgl. Martinez, G. J., und Lujan, M. C.: Medicinal plants used for traditional veterinary in the Sierras de Córdoba (Argentina). An ethnobotanical comparison with human medicinal uses. http://www.ethnobiomed.com/content/7/1/23

67 Cavallo, I., et al.: Cueillettes de Mémoires. Histoires d'hommes et de plantes en Bauges et Chartreuse. Jardins du Monde Montagnes 2012
68 Do Monte, F. H., et al.: Antinociceptive and anti-inflammatory properties of the hydroalcoholic extract of stems from Equisetum arvense L. in mice. Pharmacological Research 2004, 49(3): 239–243. www.ema.europa.eu/documents/herbal-report/final-assessment-report-equisetum-arvense-l-herba_en.pdf, abgerufen am 19.12.2018
69 Farinon, M., et al.: Effect of aqueous extract of Giant Horsetail (Equisetum giganteum L.) in antigen-induced arthritis. The Open Rheumatology Journal 2013, 7: 129–133
70 Steinborn, C., et al.: In vitro anti-inflammatory effects of Equisetum arvense are not solely mediated by silica. Planta Medica 2018, 84(8): 519–526. doi 10.1055/s-0043-123075
71 Vgl. Sommer, Markus: Heilpflanzen, ihr Wesen, ihre Wirkung, ihre Anwendung. Aethera, Stuttgart 2018
72 Asgharikhatooni, A., et al.: The effect of Equisetum arvense (Horsetail) ointment on wound healing and pain intensity after episiotomy. A randomized placebo-controlled trial. Iran Red Crescent Medical Journal 2015, 17(3): e25637. doi: 10.5812/ircmj.25637
73 Kour, J., et al.: Amelioration of the cyclophosphamide induced genotoxic damage in mice. Toxicology Reports 2017, 4: 226–233. doi: 10.1016/j.toxrep.2017.05.001
74 Vgl. Bühring, Ursel: Praxis-Lehrbuch der modernen Heilpflanzenkunde. Karl F. Haug Verlag, Stuttgart 2011
75 Calvo, M. I., Cavero, R.Y.: Medicinal plants used for cardiovascular diseases in Navarra and their validation from official sources. Journal of Ethnopharmacology 2014, 157: 268–73. doi: 10.1016/j.jep.2014.09.047
76 Vgl. Stajner, D., et al.: Free radical scavenging activity of three Equisetum species from Fruska gora mountain. Fitoterapia 2006, 77(7/8): 601–604. Correia, H., et al.: Characterisation of polyphenols by HPLC-PAD-ESI/MS and antioxidant activity in Equisetum telmateia. Phytochemical Analysis 2005, 16(5): 380–387. Cetojevic-Simin, D. D., et al.: Antioxidative and antiproliferative activities of different horsetail (Equisetum arvense l.) extracts. Journal of Medicinal Food 2010, 13(2): 452–459
77 Radojevic, I. D., et al.: Great Horsetail (Equisetum telmateia Ehrh.). Active substances content and biological effects. EXCLI Journal 2012, 11: 59–67
78 Li, H., et al.: Cell cycle arrest and cell apoptosis induced by Equisetum hyemale extract in murine leukemia L1210 cells. Journal of Ethnopharmacology 2012, 144 (2): 322–327. doi: 10.1016/j.jep.2012.09.015. Alexandru, V., et al.: Investigation of pro-apoptotic activity of Equisetum arvense L. water extract on human leukemia U 937 cells. Romanian Biotechnological Letters 2007, 12(2): 3139–3147
79 Chen, John K., Chen, Tina T.: Chinese Medical Herbology and Pharmacology. Art of Medicine Press, City of Industry, California 2004
80 Singh, N., et al.: Anxiolytic effects of Equisetum arvense Linn. extracts in mice. Indian Journal of Experimental Biology 2011, 49(5): 352–356. Sarris, J., et al.: Plant-based medicines for anxiety disorders, Part 1. A review of preclinical studies. CNS Drugs 2013, 27(3): 207–219. Dos Santos, J. G. Jr., et al.: Sedative and anticonvulsant effects of hydroalcoholic extract of Equisetum arvense. Fitoterapia 2005, 76(6): 508–513
81 Dos Santos, J. G. Jr., et al.: Cognitive enhancement in aged rats after chronic administration of Equisetum arvense L. with demonstrated antioxidant properties in vitro. Pharmacology, Biochemistry and Behavior 2005, 81(3): 593–600

82 Nadig, Alexandra: Heilpflanzen für Hunde. Kosmos Verlag, Stuttgart 2013

83 Dos Santos Alves, C. F., et al.: Antimicrobial, antitrypanosomal and antibiofilm activity of Equisetum hyemale. Microbial Pathogenesis 2016, 101: 119–125. doi: 10.1016/j.micpath.2016.11.008

84 Vgl. Lans, C., et al.: Ethnoveterinary medicines used for horses in Trinidad and British Columbia, Canada. Journal of Ethnobiology and Ethnomedicine 2006, 2: 31

85 Vgl. zum Beispiel Law, C., Exley, C.: New insight into silica deposition in horsetail (Equisetum arvense). BMC Plant Biology 2011, 11: 112. doi: 10.1186/1471-2229-11-112. Dr. Duke's Phytochemical and Ethnobotanical Databases (zuletzt abgerufen im November 2018). Auger, R., und Laporte-Cru, J.: Flore du domaine atlantique du sud-ouest de la France et des régions des plaines, Centre régional de Documentation pédagogique 1982

86 Wer einmal einen originalen Matchatee versuchen oder eine nach meiner Ansicht sehr meditativ wirkende Teezeremonie erleben möchte, kann dies zum Beispiel in Bern im Länggass-Teeladen tun, www.laenggasstee.ch

87 https://archive.org/stream/floraoFußr01bota#page/80/mode/2up, zuletzt aufgerufen im Oktober 2018

88 www.biodiversitylibrary.org/item/95900#page/108/mode/1up, zuletzt aufgerufen im November 2018

89 Vgl. Jones, Anore: Plants that we eat. Nauriat Niginaqtuat. University of Alaska Press, Fairbanks 2010

90 Vergleiche Marzell, Heinrich: Geschichte und Volkskunde der Deutschen Heilpflanzen. Nachdruck der Originalausgabe Stuttgart 1938, Reichl, St. Goar 2002

91 Nach einem Artikel in der Zeitschrift Phyto-Therapie Austria, 5/13

92 Vgl. https://archive.org/stream/floraoFußr01bota#page/80/mode/2up, zuletzt aufgerufen im November 2018

93 Garcia-Cela, E., et al.: Effect of preharvest anti-fungal compounds on Aspergillus steynii and A. carbonarius under fluctuating and extreme environmental conditions. International Journal of Food Microbiology 2012, 159(2): 167–176. Garcia, D., et al.: Equisetum arvense hydro-alcoholic extract. Phenolic composition and antifungal and antimycotoxigenic effect against Aspergillus flavus and Fusarium verticillioides in stored maize. Journal of the Science of Food and Agriculture 2013, 93(9): 2248–2253. doi:10.1002/jsfa.6033

Danksagung

Mein herzlicher Dank gilt den Zuhörern meiner Vorträge für den Ansporn, dieses Buch über die Schachtelhalme zu schreiben. Wolf-Dieter Storl danke ich ganz herzlich für das ausführliche Vorwort sowie für seine Ermunterung zur fotografischen Erkundung von Pflanzen- und Naturwelten. Urs Hunziker vom AT Verlag ist es zu verdanken, dass ich nicht noch jahrelang an diesem Manuskript herumgebrütet habe. Diane Zilliges möchte ich erneut für das hilfreiche Lektorat danken sowie dem ganzen Team des AT Verlags für die Umsetzung dieser Buchidee, insbesondere Adrian Pabst für das gelungene Layout und die Geduld im Schachtelhalm-Bilderwald. Herzlichen Dank auch an meine Familie für das bereitwillige Austesten mancher Kosmetikzubereitungen oder Küchenrezepte. Rebecca Stalder gilt ein liebes Dankeschön für einen Impuls in Richtung Kosmetikideen, Jürgen Serr danke ich für die Hinweise zur Verwendung verschiedener Schachtelhalmarten in Osteuropa. Ein herzliches Dankeschön auch an Ieva Ancevska aus Lettland und den Dampfbademeistern Egils und Ilga Kuzis für die wunderbare Heildampfbaderfahrung mit Waldschachtelhalm.

Patrick und Michael Schulz danke ich für die Hinweise zu Schachtelhalm-Standorten im Emmental und im Berner Oberland. Sven Dahlke von der Biologischen Station Hiddensee der Universität Greifswald gilt mein herzliches Dankeschön für das freundliche Bereitstellen seiner gelungenen Unterwasseraufnahme einer Armleuchteralge sowie den Naturhistorischen Museen Bern, Basel und dem Urweltmuseum Hauff in Holzmaden für die freundliche Erlaubnis zum Abdruck von Fotografien aus ihren Sammlungen.

Dem schönen Berner Oberland, Aaretal, Allgäu und der Bodenseeregion ist es zu verdanken, dass in ihren Flusslandschaften, Kiesablagerungen oder Feuchtwiesen viele verschiedene Schachtelhalmarten gedeihen können.

Die Autorin

Dr. med. Marianne Ruoff ist Fachärztin für Allgemeinmedizin, Akupunktur, Traditionelle Chinesische Kräutermedizin und Phytotherapie und führt seit 2006 ihre eigene Praxis für Kräuterheilkunde, Akupunktur und TCM in Bern. Sie ist Wildnispädagogin und hält Vorträge und Seminare zu Heilkräutern. Seit vielen Jahren studiert sie Heilweisen und Kräutermedizin insbesondere aus europäischer, chinesischer und indianischer Volkstradition. Oft ist sie unterwegs mit ihrer Fotokamera in Naturlandschaften wie ihrer Heimat, der Schwäbischen Alb, in den Schweizer Alpen oder zum Beispiel in der grönländischen Tundra.

www.naturalmedizin.ch

Stichwortverzeichnis

X

Z